希波克拉底誓言

医神阿波罗、埃斯克雷彼斯、阿克索及天地诸神作证,我发誓:我愿以自身判断力所及,遵守这一誓约。

凡教给我医术的人,我应像尊敬自己的父母一样,尊敬他。作为终身尊重的对象及朋友,授给我医术的恩师一旦发生危急情况,我一定接济他。把恩师的儿女当成我希波克拉底的兄弟姐妹;如果恩师的儿女愿意从医,我一定无条件地传授,更不收取任何费用。对于我所拥有的医术,无论是能以口头表达的还是可书写的,都要传授给我的儿女,传授给恩师的儿女和发誓遵守本誓言的学生;除此三种情况外,不再传给别人。

我愿在我的判断力所及的范围内,尽我的能力,遵守为患者谋利益的道德原则,并杜绝一切堕落及害人的行为。我不得将有害的药品给予他人,也不指导他人服用有害药品,更不答应他人使用有害药物的请求,尤其不给妇女施行堕胎的手术。我志愿以纯洁与神圣的精神终身行医。因我没有治疗结石病的专长,不宜承担此项手术,有需要治疗的,我就将他介绍给治疗结石的专家。

无论到了什么地方,也无论需诊治的患者是男是女,是自由民是奴婢,对他们我一视同仁,为他们谋幸福是我唯一的目的。我要检点自己的行为举止,不做各种害人的劣行,尤其不做诱奸女患者或患者眷属的坏事。在治病过程中,凡我所见所闻,不论与行医业务有否直接关系,凡我认为要保密的事项坚决不予泄漏。

我遵守以上誓言,让天地诸神赐给我生命与医术上的无上光荣;一旦我违背了自己的誓言,请求天地诸神给我最严厉的惩罚!

Hippocrates: The Oath of Medicine

I swear by Apollo, the healer, Asclepius, AKso, and Panacea, and I take to witness all the gods, all the goddesses, to keep according to my ability and my judgment, the following oath and agreement: to consider dear to me, as my parents, him who taught me this art; to live in common with him and, if necessary, to share my goods with him; to look upon his children as my own brothers, to teach them this art.

I will prescribe regimens for the good of my patients according to my ability and my judgment and never do harm to anyone.

I will not give a lethal drug to anyone if I am asked, nor will I advise such a plan, and similarly I will not give a woman a pessary to cause an abortion.

But I will preserve the purity of my life and my arts.

I will not cut for stone, even for patients in whom the disease is manifest; I will leave this operation to be performed by practitioners, specialists in this art.

In every house where I come, I will enter only for the good of my patients, keeping myself far from all intentional ill-doing and all seduction and especially from the pleasures of love with women or with men, be they free or slaves.

All that may come to my knowledge in the exercise of my profession or in daily commerce with men, which ought not to be spread abroad, I will keep secret and will never reveal.

If I keep this oath faithfully, may I enjoy my life and practice my art, respected by all men and in all times; but if I swerve from it or violate it, may the reverse be my lot.

医学生誓言

——国家教委高教司〔1991〕

健康所系,性命相托。

当我步入神圣医学学府的时刻,谨庄严宣誓:

我志愿献身医学,热爱祖国,忠于人民,恪守医德,尊师守纪,刻苦钻研,孜孜不倦,精益求精,全面发展。

我决心竭尽全力除人类之病痛,助健康之完美,维护医术的圣洁和荣誉。救死扶伤,不辞艰辛,执着追求,为祖国医药卫生事业的发展和人类身心健康奋斗终生!

日内瓦宣言

在我被吸收为医学事业中一员时,我严肃地保证将我的一生奉献于为人类服务。

我对我的老师给予他们应该受到的尊敬和感恩。

我将用我的良心和尊严来行使我的职业。

我的患者的健康将是我首先考虑的。

我将尊重患者交给我的秘密。

我将极尽所能来保持医学职业的荣誉和可贵的传统。

我的同道均是我的兄弟。

我不允许宗教、国籍、派别或社会地位来干扰我的职责和我与患者间的关系。

我对人的生命,从其孕育开始,就保持最高的尊重,即使在威胁下,我绝不将我的医学知识用于违反人道主义规范的事情。

我出自内心和以我的荣誉庄严地作此保证!

本书由苏北人民医院新技术项目（FCJS201834）资助出版

内分泌科
规范化培训手册

NEIFENMIKE GUIFANHUA PEIXUN SHOUCE

（第二版）

主　　编　　刘　彦　张真稳　吴　蔚

副主编　　陈　晖　王　艳　邵　剑　冯尚勇

　　　　　宋　斌　徐　刚　吴文靖　孙晓芳

　　　　　闫彩凤

编　　委　　罗　娜　李　影　佘敦敏　李　洁

　　　　　张乃臣　曹　灵　陶俊贤　钱志敏

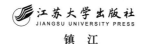

江苏大学出版社
JIANGSU UNIVERSITY PRESS

镇　江

图书在版编目(CIP)数据

内分泌科规范化培训手册 / 刘彦，张真稳，吴蔚主编． — 2 版． — 镇江：江苏大学出版社，2021.3
ISBN 978-7-5684-1592-7

Ⅰ．①内… Ⅱ．①刘… ②张… ③吴… Ⅲ．①内分泌病－诊疗－手册 Ⅳ．①R58-62

中国版本图书馆 CIP 数据核字(2021)第 047593 号

内分泌科规范化培训手册.2 版

主　　编/刘　彦　张真稳　吴　蔚
责任编辑/常　钰
出版发行/江苏大学出版社
地　　址/江苏省镇江市梦溪园巷 30 号(邮编：212003)
电　　话/0511-84446464(传真)
网　　址/http://press.ujs.edu.cn
排　　版/镇江市江东印刷有限责任公司
印　　刷/江苏凤凰数码印务有限公司
开　　本/718 mm×1 000 mm　1/16
印　　张/18
字　　数/347 千字
版　　次/2016 年 9 月第 1 版　2021 年 3 月第 2 版
印　　次/2021 年 3 月第 1 次印刷　累计第 2 次印刷
书　　号/ISBN 978-7-5684-1592-7
定　　价/52.00 元

如有印装质量问题请与本社营销部联系(电话:0511-84440882)

序

实习阶段标志着一个医生执业生涯的开始,也是培养一名合格医生的最重要的阶段之一。一位出类拔萃的医生,既要具备高尚的医德,又要拥有精湛的医术。但医生的培养周期相对较长,成才相对较慢,往往需要一个枯燥而寂寞的过程。很多医学生在这个阶段都会出现各种困惑和犹豫。如何让我们的学生快速而轻松地入门,减少职业疲劳感,体会到医学学习的美感和成就感,从一开始就建立起正确的学习习惯和合理的知识架构,这就是本书编者苦苦思索的问题。

本书的一大特色就是注重教学互动性。苏北人民医院内分泌科几乎所有的临床医生和相关专业人员都参与了编写工作,他们从职业角度对本书的编写体例、内容框架等提出了中肯的意见和建议。另外,编者还征求了进修医生和实习医生的意见,以便本书的内容能更贴合实际需求。

本书的另一大特色是从内分泌科常见病种的病史采集、化验解析、重症患者处理、用药选择、膳食建议、学科发展介绍和自我知识更新等方面,围绕医学生在进入临床后遇到的最常见实际问题,一一做了讲述。其中最出彩的部分是对化验误差的分析和防范方法的讲述,本部分内容简明扼要地告知医学生们如何掌握内分泌科的基础临床知识和实习窍门。

另外,编者在一开始就介绍了希波克拉底誓言。他们在提醒医学生要牢记医学科学是人类最伟大的学科之一,驱除痛苦和病魔、捍卫生命健康和人性尊严才是医学科学最根本的目的。

本书是编者对内分泌科临床工作和教学工作的总结。刘彦副主任医师是一位年轻大夫,2001 年毕业于南京医科大学临床医学专业,同年进入苏北人民医院内分泌科,2008 年获南京医科大学内分泌代谢专业硕士学位,2020 年获南京中医药大学博士学位。她已发表论文 10 余篇,获国家实用新型发明专利三项,主持科研项目两项,2014 年获得"江苏省卫生系统青年岗位能手"称号,连续三年获得"南京医科大学优秀带教老师"称号。张真稳主任医师是苏北人民医院内分泌科主任、糖尿病多学科诊疗中心主任,还担任了中华医学会江苏省糖尿病学分会委员、扬州市内分泌专业委员会主任委员、扬州大学医学院诊断学教研室主任。他从事内分泌代谢临床工作 30 余年，擅长甲状腺、糖尿病、电解质紊乱等内分泌代谢性疾病及疑难危重病的诊断和治疗。他曾主持和参加卫生部、省、市级科研项目 16 项，发表学术论文 70 余篇，获省市新技术引进奖 3 项，市科技进步一、二、三等奖 4 项。他们所在的苏北人民医院内分泌科是江苏省重点专科，长期承担了多个医科大学见习、实习及规范化培训的临床带教工作。

　　《内分泌科规范化培训手册》是一本结构严谨、重点突出、层次分明、编写角度独特、语言通俗易懂、内容实用性强的内分泌专业著作，也是我国医学生实践教育的新的尝试和探索。医务工作者和高校医学生如能细细品味，定能对专业学习起到事半功倍的效果。

（江苏省中西医结合医院副院长，
主任医师，博士生导师）
2020 年 11 月 20 日

再版前言

　　本书主要是写给轮转的规培医生和实习医生看的,希望能帮助他们在进入内分泌科实习前,对内分泌科主要疾病的特点有所了解,快速掌握内分泌科晦涩难懂的专科知识。同时,书中也穿插了一些普内科的知识,希望用一种全新的方式教会实习医生如何在临床工作过程中有效地学习和利用临床资源,不断提高自己的诊疗水平,提高学习兴趣,如何在短暂的实习时间内有效掌握实习大纲上所规定的常见病种的诊疗要点。

　　本书首次出版后,得到了同行专家和读者的认可。经过几年的使用,我们决定对本书进行再版,主要增加了通过出院记录学习内分泌科疑难病种的种类,并对内分泌的推荐期刊文献和微信公众号进行了更新。

　　本书主要包括 6 个章节,分别是内分泌科的病史采集、内分泌科常见病检验解读、内分泌科重症患者处理流程、内分泌科常见病用药解析、内分泌科膳食建议、内分泌科知识更新和检索。附录对内分泌学科的起源、历史发展和当今研究热点进行了介绍。参考文献附在每章之后。

　　再版主要对第三章、第四章和第六章的部分内容进行了修订。第三章主要增加了对超长效胰岛素的相关说明,新型降糖药物 GLP－RA 的治疗新适应症和新型降糖药物 SGL－T2 类药物的应用。第四章主要增加了两小节内容,即第五节高钙危象的出院记录和第六节高钠血症的出院记录。第六章对内分泌领域的主要 SCI 期刊的影响因子进行了更新,同时将一些对实习医生学习内分泌科专科知识关系不密切的微信公众号删去,增加了主流的内分泌科领域的微信学习平台。

　　实习医生可以根据自己的兴趣和要求按图索骥地进行快速阅读。我们尽可能对每个章节进行了独立处理,不看其他章节,也可以基本理解所读章节的内容。建议实习医生在进入内分泌科前可以先阅读第一、二章,有利于更高效的工作和学习,进入内分泌科后再阅读第三、四、五章,出科时后如果对内分泌科感兴趣,可以继续阅读第六章。

现代教育重视医学生能力的培养,特别是科研能力、表达能力、交际能力、规划能力、协作能力等。学生也有很多机会参与这些训练,比如大学生科研计划等。医学院的毕业考试形式也有了很大的改变,PBL 教学方式中的标准化考试已经十分普及,分站式考试、分组抢答、标准化患者(standard patient,SP)都开始应用。在现代医学考试中,计算机病例模拟(CCS)技术、临床客观结构化多站考试(OSCE)、SP 技术被大量引入,成为医学考试的新趋势。对于实习医生而言,培养哪些能力是最重要的? 我们认为,具备以下四种能力是进行临床实习的基础而且十分重要,需要着重培养:

一、有明确的学习目标

大部分本科医学生进入内分泌科学习的时候还没有明确的专业方向,规培生、硕士或博士研究生和七年制的学生要好一些。那么,进入内分泌科学习究竟要学到什么,就需要反复询问自己。这样,在实习中才能做到有的放矢,才不会浪费时间。只有有了明确的标准和目标,才能提高效率和成功率。

二、养成勤于笔耕的习惯

好记性不如烂笔头,这是亘古不变的真理。幼时养成阅读的好习惯,长大后养成勤于笔耕的好习惯,都是帮助我们保持思维顺畅的秘诀。随着计算机技术的日益进步,笔头的含义已经无限制地扩大了。利用微博、微信、博客、QQ、MSN、FaceBook,NoteBook 等,可以随时把自己的想法、感悟记录下来。及时甄别、整理、复习、应用自己的心得体会更为重要。思维导图、坚果云、百度云盘等软件均为笔耕提供了极大的便利和更好的选择。尤其是思维导图,很多复杂的问题,用一张图就可以表达得清清楚楚。比如在新增的第四章第六节高钠血症的出院记录中,我们就用思维导图将 MEN - 1 的所有复杂症状和关系非常明晰地显示出来。不过再高明的软件,再炫酷的技术,离开了勇于独立思考和勤于笔耕的精神内核都会索然无趣。

三、独立思考的能力和创新意识

我国的医学生大都循规蹈矩,不敢怀疑、批判、创新,不太善于自我表现和提出问题。当然,这也是由医学学科本身特殊的使命和特点决定的。但事实上,如果没有独立思考和批判继承的精神,医学只会原地踏步,和飞速发展的社会相比,医学将不断地退步。可喜的是,我们近年来接触的医学生,大多思维活跃,有独立思考和创新的强烈愿望,有自己的判断和想法。希望医学生们能始终保持这种意识,这将对自身能力的提高大有裨益。在对本书进行修订中,我们创新性地邀请检验专业的专家参与工作,她提出了很多新颖的观点和意见,尤其是对内分泌科临床工作中常见的电解质紊乱诊断进行了更深入地探讨。

四、团队合作和分享的意识

在传统医学训练和培养中,我们都希望把年轻医生训练成独立的"牛仔",希望他们能独挡一面。但事实上,在现代医学中,无论是临床工作还是科研工作,均需要团队协作和互助来达成目标。例如,危重患者的救治都是通过一班班医护人员交接实现的,科研工作常常需要基础学科人员、科学家、统计人员等多人的参与和帮助才能成功。所以,学会和别人打交道,学会合作和分享应该成为实习医生的重要课程之一。现代临床科研工作中,小团队负责创新,大团队负责前进的格局已经非常明显。学会与人合作,学会在不同的团队中找准自己的位置,必须在实习阶段就开始训练和学习。

以上这些能力的培养方法在书中都有具体的实例和进一步的解释。

由于篇幅的关系,本书内容不可能包罗万象。实际上,本书并不只是想教会实习医生一两种内分泌科的用药或是一两种内分泌科常见疾病的处理,而是想教会他们如何搭建学习一门专科知识的体系和构架,如何在枯燥的临床工作中更有趣味和更主动地学习。

希望本书再版增加的内容不会让大家有突兀的感觉,也希望本书能起到抛砖引玉的作用,为实习医生规范化培训和快速成长,从而为进一步迈向临床医学家奠定坚实的基础。

编　者
2020 年 12 月

初版前言

　　我们编写本书的初衷是希望参加住院医师规范化培训的人员和实习医生进入内分泌科实习前,对内分泌科主要疾病的特点有所了解,帮助他们快速掌握内分泌科的专科知识。更重要的是,希望用一种全新的方式教会实习生们如何在临床工作过程中更有效地学习,如何充分利用临床资源不断提高自己的诊疗水平,提高学习兴趣,同时在短暂的实习时间里能尽快掌握实习大纲上规定的几个常见病种的诊疗要点。

　　本书主要包括6个章节,分别是:内分泌科的病史采集,内分泌科常见病检验解读,内分泌科重症患者处理流程,内分泌科常见病用药解析,内分泌科膳食建议,内分泌科知识更新和检索。附录对内分泌学科的起源、历史发展和当今研究热点进行了介绍。读者可以根据个人兴趣和要求按图索骥地进行快速阅读。每个章节都进行了独立处理,即使不看其他章节,也基本可以理解所读章节的内容。

　　实习医生在进入内分泌科前可以先阅读第1、2、6章,有利于更高效地工作和学习,进入内分泌科后再阅读第3、4、5章,出科后如果对内分泌科非常感兴趣,可以继续阅读附录。在其他科轮转时,可以尝试应用书中所讲的方法学习新的知识。

　　现代医学教育重视医学生能力的培养,特别是科研能力、表达能力、交际能力、规划能力和协作能力等。学生也有很多机会参与这些训练,比如大学生科研计划等。医学院的毕业考试形式也有了很大的改变,PBL教学方式中的标准化考试已经十分普及,分站式考试、分组抢答、标准化患者(standard patient,SP)都得到应用。在现代医学考试中,计算机病例模拟技术(CCS)、客观结构化多站考试(OSCE)、SP等被大量引入,成为医学考试的新趋势。虽然新技术使医学专业的考试变得多样化和人性化,但临床实习仍是医学专业培养中不可缺少的一环。对于实习生而言,培养哪些能力是最重要的? 我们认为,具备以下三种能力是进行临床实习的基础而且十分重要,需要首先培养:

1. 确定学习目的

大部分本科医学生进入内分泌科学习的时候还没有明确的专业方向,规培生、硕士或博士研究生和七年制的学生要好一些。那么,进入内分泌科学习究竟要学到什么,就需要反复询问自己。这样,在实习中才能做到有的放矢,才不会浪费时间。只有有了明确的标准和目标,才能提高效率和成功率。

2. 养成勤于笔耕的习惯

好记性不如烂笔头,这是亘古不变的真理。幼时养成阅读的好习惯,长大后养成勤于笔耕的好习惯,都是帮助我们保持思维顺畅的秘诀。随着计算机技术的日益进步,笔头的含义已经无限制地扩大了。利用微博、微信、博客、QQ、有道云笔记、印象笔记等软件,可以随时把自己的想法、感悟记录下来。

3. 独立思考和创新的意识

中国的医学生大都循规蹈矩,不敢怀疑、批判、创新,不太善于自我表现和提出问题。当然,这也是由医学学科本身特殊的使命和特点决定的。但事实上,如果没有独立思考和批判继承的精神,医学只会原地踏步,和飞速发展的社会相比,医学将不断地退步。可喜的是,我们近年来接触的医学生,大多思维活跃,有独立思考和创新的强烈愿望,有自己的判断和想法。希望医学生们能始终保持这种意识,这将对自身能力的提高大有裨益。

内分泌科的专科特点决定了内分泌科医生需要具有以下能力:

1. 独立思考和写作的能力

内分泌科很多疾病的病因分析需要逻辑推理和思考。同样的症状,同样的化验结果,却是不同的疾病和转归,这常常让初学内分泌的医学生们感到困惑。另外,内分泌科疾病的诊断非常依赖临床化验。这种情况下,更需要医生有独立思考的能力。同时,善于总结和记录,更利于临床经验的积累。因此,写作能力对内分泌科医生来说非常重要。

2. 制订计划并执行的能力

内分泌科有很多疾病需要进行功能试验加以确诊,这要求医生能够提前制订诊疗计划,有序进行各种功能试验,同时还要考虑到临床实际,说服患者执行各种检查,并保证功能试验的正确实施和过程的良好质控,最终确定诊断。这实际上就是一种规划和执行的能力。

3. 查找文献,不断更新自身知识的能力

内分泌学是一个既古老又年轻的学科。现代内分泌学是一门新兴学科,并且从中分化出多门交叉学科,所以每个医院的内分泌科的人员组成都相对比较年轻。由于分子生物学、免疫学和遗传学的快速发展,加上内分泌代谢疾病的发病率增长很快,现代内分泌学的发展可以用"迅猛"一词形容。目前,只有少部分知识更新可以通过教材获得,大部分需要通过阅读最新文献、参加培训和会议获得。所以,内分泌科医生要能熟练地查找文献,同时能对文献信息的重要性和真伪性做出辨别并加以应用。

以上这些能力的培养方法在书中都有具体的实例和进一步的解释,希望能对医学生的临床规范化培训有所帮助。

由于篇幅的关系,本书不可能包罗万象。实际上,本书的目的是教会实习医生如何在枯燥的临床日常工作中更有趣和更主动地学习。实习医生要承担大量的琐碎的工作任务,比如粘贴化验单,书写出院记录,担任各种操作的助手,查看和询问病房患者等。如何开动脑筋,在繁杂的日常事务中学到切实可用的临床知识,迅速提高实习医生的临床诊疗能力,这才是本书要告诉读者的。但是,它并不能代替真正的实习,因为如何举一反三地灵活应用书上的知识,真正掌握体检的要领,还是需要跟着老师在临床上实践才能真正领会、掌握的。

编　者

2016 年 5 月

目　录

第一章
内分泌科的病史采集

第一节　问诊要点

一、患者识别(general data)

1. 认真核对患者姓名、性别、年龄是否与病历一致

务必要认真核对患者的姓名、性别、年龄和病历或身份证明的一致性,有没有逻辑错误。比如,明明是男患者,怎么病历上登记为女患者? 一定要询问和再核实,千万不要因为工作繁忙、核对麻烦而马虎。在门诊工作中,经常遇到拿错病历的患者,大部分时间医生会很宽容地"将错就错"。但是,一旦发生医疗纠纷,医生会非常被动。如果发现问题后患者不愿意更换病历,医生应该在病历就诊记录上写明情况,并请患者本人签名。

电子病历上姓名和就诊号的核对也很必要。在患者比较多的情况下,如果不进行核对就接诊,很可能出现将 A 患者的处方开在 B 患者的电子病历上的情况。目前,很多三甲医院都取消了传统的纸质处方,患者自己无法核对,就可能出现患者交错钱、拿错药,或是交不到钱的情况,容易引发纠纷。

病房里,实习医生和低年资住院医师常常是第一个接触新患者的医生,养成准确识别患者,在开始检查和治疗之前先核对姓名和性别的习惯会受益终身。三甲医院的病房周转都很快,患者多,住院时间短,医生对患者往往不会非常熟悉,加上经常有床位调整的情况,如果不核对姓名,很可能出现张冠李戴的现象。重视这一点,是临床医师开始正确处理患者的第一步。

案 例

医务处主任在院内培训时总是语重心长地说："不要马虎，一定要让患者把身份证拿出来，逐字核对姓名和性别。"以前，总是觉得这么做有点儿夸张。但是，自从遇到两起因为姓名引发的医疗纠纷后，我们终于明白，主任说的是金玉良言。

一起是患者本人没有医疗保险，冒名顶替使用其哥哥的医保卡入院，由于医务人员同情其经济困难，在发现问题后未予处理。后来，该患者出现了病情恶化而死亡，由于病历中的姓名和本人不同，无法开具有效的死亡证明，而其哥哥的医保账户被医保局注销，导致了一系列问题。

另一起是妻子冒用丈夫的商业保险住院。出院后，商业保险医师审查病历时发现投保人为男性，竟然在医院进行了妇科检查，从而定为骗保不予赔付。最后，这对夫妇反而大闹医院，要求赔偿。

2. 第一时间留下患者本人和联系人的电话

很多大型三甲医院已取消了纸质登记，而完全实现了信息电子化传输和自动采集，护士无须对患者的个人信息进行登记。在诊治过程中，电子打印的腕带替代了护士的三查七对。所以，如果没有在第一时间留下患者及其联系人的电话等信息，可能会带来意想不到的麻烦。当然对于急诊、危重患者，需要根据具体情况进行处理，尽可能缩短核对时间。核对了基本信息后，还需要详细询问患者有没有参加商业保险，或是否参加了特殊的保险类型，比如外地转诊保险、新型农村合作医疗保险等，有没有饮酒，有没有发生车祸，有没有外伤，有没有精神疾病病史等，因为患者有可能在提供病史时故意隐瞒或提供错误病史。如果患者存在上述情况，需要及时向上级医师汇报，取得上级医师的帮助和指点，进一步确定患者病史的真实性，并且进行医患沟通的特殊交代等。

案 例

患者，男性，20岁，独自住院。接待医生接诊后，没有及时留下患者和其联系人的电话。当晚，患者自行离开病房去附近网吧上网，没有告知医生和护士。第二天，上午查房时发现患者仍然未回病房，无法联系到其本人和家人，只能报警失踪，四处寻找未果，第二天下午患者回院后才销案。这件事给医院造成了不必要的恐慌和工作混乱，也有极大的安全隐患。

3. 对患者进行精神状态和类别的评估

问诊之前,医生应确认患者是否有精神异常,语言逻辑是否正确,和医生的对答是否切题。医学生应学会简单的识别精神状态的方法,从而决定所采集到的病史是否可靠,必要时需要向患者家属或陪同人员核实病史。患有精神疾病且未能完全控制的患者常常出现极端想法和偏执想法,难以用正常方式沟通,甚至会造成不良后果,还是尽早交给精神疾病专业医师处理比较好。

此外,还要会迅速识别患者的类别。患者的就诊目的不同,会导致他们对医生的反应不一样。患者来自不同的环境,生活习惯不一样,有的患者对异性医生检查非常敏感,有的患者对生殖器的检查非常抗拒,还有一些患者对询问其职业、工作性质等具体信息抱有反感。所以,遇到特殊的患者还需要用特殊的应对方法。

案　例

在门诊,曾发生过这样一件趣事,非常考验医生的观察力和分析能力。有个20岁出头的小伙子来看肾脏科,由于诊室比较少,内分泌科的女医生和肾脏科的男医生在同一个诊室面对面看病。此时,女医生暂时没有患者,正在低头看书。小伙子和肾脏科医生的对话引起了女医生的注意。肾脏科医生问他有什么不舒服。小伙子答道:"没有啥不舒服。"肾脏科医生有点儿纳闷:"那你来看什么啊?"小伙子看见女医生抬起头来,更是忸怩不安。"我没有什么不舒服,算了,我不看了。"说完转身就出去了。

如果你是内分泌科的女医生,会怎样反应呢?这个女医生做得很好,她走出了诊室,看到刚才那个小伙子没走,还坐在分诊区的凳子上。女医生就坐到分诊护士旁边,暂时没进诊室。果然,和她预料的一样,小伙子来看早泄,看见有女医生觉得非常难堪,就不愿意提供病史。他看到女医生主动出来了,这才肯再进诊室继续就诊。

目前,大部分三甲医院的专科诊室和专家诊室都是一医一患,目的就是为了尽可能保护患者的隐私。在为异性患者进行问诊和检查时,需要特别注意问询的客观性和尊重性。如果要进行外生殖器检查,需要请和患者同性别的同事陪同。

二、主诉(chief complaints,CC)

实习医生经常会遇到这样的尴尬场面:上级医师查房的时候常常会发现一

些新的重要的病史,而这些病史在自己询问时患者没有提供,或者新发现的病史和自己掌握的信息相悖。出现这种情况的原因是,患者提供病史需要一个回忆、自我整理的过程。初次问诊时,患者可能只讲了自己认为重要和必要的信息,经过与医生的交流、提示会回忆起一些重要细节,而实习医生常常是第一个接触患者的医生,加上问诊技巧尚不娴熟,常常不能一次性准确地总结出患者的主诉。

所以,一定要花一些时间了解促使患者前来就医的主要原因,包括促动他来看病的主要不适症状,不适症状出现的时间、持续的时间、发生的诱因、变化的规律,使这种不适症状加重或缓解的因素等。这个过程看似简单,实际比较困难。因为缺乏医学知识背景,很多患者的主诉繁多而凌乱,有些病史会因为患者记忆的原因发生错乱和谬误。这就需要医生反复多次了解整个病史后再分析,自行归纳和提炼。

患者的主要诉求能否得到满足,是此次就诊是否满意的依据。如何迅速、准确地归纳出患者的主诉,并没有什么诀窍,就是多看、多问,不断总结和反思,这需要在临床实践中不断练习。善于学习的医生往往有个习惯,看到确诊后来复诊的患者,总要和他们聊聊天,问他们之前是因为什么不适或原因去就诊,了解他们之前的就诊过程,再比照自己的诊断思路,从而增长经验。

围绕主诉的其他相关阳性症状和细节也需要引起足够的重视。例如,一个患者主诉牙痛前来就诊,医生只是给他拔牙,并没有发现牙痛是由于心肌梗死引发的,在治疗牙痛的过程中患者会突然死亡,或者牙痛是由带状疱疹导致的三叉神经痛,拔了牙后,患者仍然疼痛。

三、现病史(history of present illness,HPI)

现病史指疾病的全过程,是对主诉的进一步补充和详细描述,是病史的主体,应该越详细越好。实习带教老师曾经说过,如果现病史写得让读病历的人觉到好像患者站在面前就成功了。现病史的书写有一些固定的项目,熟记这些项目并按照顺序操作,可以帮助医生在询问现病史的时候不会丢三落四。这些固定项目一般包括:

(1)本次疾病的发生日期、持续时间、缓急。

(2)本次疾病的病因及诱因。

(3)本次疾病的症状特点:部位、性质、时间、程度、加重与缓解因素。

(4)病情发展与演变:主要症状的变化,有无新的症状。

(5)伴随症状:重要阴性症状也应询问。

(6)诊治经过:病名、药名、剂量、疗程。

(7)病后一般情况变化。

如果说描述主诉需要凝练归纳,那么描述现病史则要越详细越好。下面是两例病历,可以看出主诉和现病史的特点与区别。

案 例

E61190,张××,女,54 岁

主诉:进行性加重髋关节疼痛五年,加重两月。

现病史:患者于五年前出现右髋关节疼痛,行走加重,休息后好转。在××人民医院骨科就诊后考虑髋关节炎,予"雷公藤,消炎痛栓"治疗两月后无明显好转,但患者正常活动未受限,未继续就医。去年出现右髋关节疼痛加剧,休息时有明显疼痛,查双侧髋关节 CT 显示:双侧髋关节未见明显骨性病变,右耻骨下肢局部皮质欠光整,考虑陈旧性骨折。在××医院予中药治疗,共服45 剂中药(具体成分不详)后,上述症状有好转,但又出现明显纳差而停用。今年五月开始出现左侧髋关节疼痛,在外院针灸理疗等治疗后无明显好转,来我院门诊查全身骨骼 ECT 显示:多处异常显像。在外院查 PET－CT 显示:胃平滑肌瘤术后,局部未见复发征象,双侧肩胛胸,双侧肋骨,颈 7 左侧横突,胸 4 棘突及骶 1 椎体,右耻骨,双股骨上端多发 FDG 代谢增高灶,考虑骨转移瘤;查骨密度提示严重骨质疏松。在当地医院住院查骨髓检查示部分稀释骨髓象,未见明显异常。考虑转移性骨癌,建议患者实验性化疗,但患者拒绝。患者住院期间予"帕米磷酸二钠"静注一月两次后骨痛无明显好转,加用"吗啡"后出现呕吐,患者自行停药,自行改用诺福丁每日一粒止痛。出院后服用"诺福丁每日一粒",两月后出现胃痛停药,近两月未服用任何止痛药物,双髋关节疼痛明显,以夜间翻身及活动后明显,不能入睡,来我院就诊,为进一步诊治收住入院。病程中,患者有畏寒,无寒战发热,有口干、多饮,半年内体重减轻约 10 余斤。牙齿多个脱落,上牙基本脱落,装假牙,下牙稀疏变小,外套牙套,无恶心、呕吐,精神、食欲较差,睡眠不佳。

这份现病史虽不能算作优秀病历,但是紧紧围绕主诉"进行性加重髋关节疼痛五年,加重两月",将患者近五年所患疾病的发生、发展、诊治的全过程进行了详细描述。事实上,当时医生总共用了一个多小时才问完病史,还查看了患者所有保存的既往病历记载和检查化验,并且结合影像学资料的结果对患者的口述病史进行了对照和校正,仔细地描述了患者起病的时间、疼痛的部位、加重和缓解的因素、就医的过程、所做的检查和治疗、重要的检查结果、所接受治疗的效果、伴随的阳性症状和重要阴性症状。可见,想写一份合格的病历,没有捷径,必须要下苦功夫。最终通过仔细的问诊和查体及后来的检查,推翻了其他医院对该患者做出的"转移性骨肿瘤"诊断,而诊断为"肾小管酸中毒继发代谢性骨病",该患者接受治疗后症状逐渐好转,甚至重新开始跳舞。在这个案例中,正确的问诊方法功不可没。

 案 例

D57252,顾××,男,65岁

代诉:口干多饮六年,被人发现神志不清两小时。

现病史:患者于六年前出现口干多饮多尿,查血糖升高,诊断为2型糖尿病,服用药物史不详。一年余前因血糖明显升高,在当地医院治疗后停用口服降糖药,改用胰岛素治疗。因患者独居,一直自行注射胰岛素,胰岛素名称和具体剂量不详。今早患者活动神志正常,晚餐前患者女儿发现患者未出来吃晚饭,随后发现其倒于房间地上,伴全身出汗,无抽搐,无大小便失禁,急送至我院急诊室。路途中约一个半小时,未做初步处理和急救,来我院急诊室后测血压:248/121 mmHg,查心电图示心肌缺血。测随机血糖0.4 mmol/L,予硝酸甘油静注后血压逐渐降至150/100 mmHg,予50%葡萄糖40 mL静推,以高糖维持后复测血糖:10.8 mmol/L,神志未转清,查头颅CT未见明显异常,请我科会诊后拟诊断为"低血糖昏迷,广泛脑损伤",收住入院。发病前情况不详。

这份现病史写得很好,是在我们内分泌科轮转的一位进修医生写的。

好在什么地方呢?病历中把患者发生低血糖的整个过程和时间节点说得清清楚楚,反映了医生问诊时的思路非常清晰。低血糖昏迷是否能够成功救治,关键在于了解患者的治疗方案、服药种类、发生的原因和低血糖昏迷持续的时间。低血糖发生并持续的时间直接关系到患者脑损伤的预后。同时,对这个患者出现昏迷的其他可能原因,书写病历的医生已经有了鉴别诊断,在现病史中都有了体现,如"无抽搐,无大小便失禁,心电图检查和头颅CT的检查阴性",这些是对心脑血管意外和癫痫等其他易导致昏迷的疾病的简单鉴别。"路途中约一个半小时,未做初步处理",这句话在提醒接诊医生,该患者的预后不良,对患者在急诊室的治疗和检查进行详细到位的描述有利于病房的后继治疗和病情交代。另外,病历中提到患者长期独居,这提示医生其子女对患者平时身体情况并不十分了解,住院后,医生还发现了意想不到的事情,最终患者抢救成功也和医生注意到这个细节有关。

四、既往史(past history,PH)

既往史一般包括以下几个项目:

(1) 预防接种史和传染病史。

(2) 药物及其他过敏史。

(3) 外伤手术史和输血史。

(4) 曾患疾病、既往一般健康情况及慢性疾病。

初进临床的医学生应格外注意以下几点既往史:

1. 输血史

输血史之所以重要,是因为涉及患者入院后医生需不需要在第一时间查丙肝、梅毒、HIV 等项目,特别是患者因为感染、发热入院,就不得不考虑这些问题。年龄较大的患者多年以前的卖血史、手术输血史和丙肝息息相关,因为多年前的血液输注防护水平差,非法采血使得这些患者患有慢性丙肝的可能性明显增大。

2. 药物过敏史

对于药物不良反应,宁可信其有,不可信其无。

先讲一个真实的故事:医生在询问病史时,女患者说自己有时能用青霉素,有时不能用,医生在病历的既往史中就没有记载。可是在护士对其进行青霉素皮试时,女患者明确告知护士她是青霉素过敏。护士询问医生后得到的答复是:该患者青霉素不一定过敏,可以进行皮试。护士对患者做了青霉素皮试后是阴性结果,就按照流程静脉滴注了青霉素类药物,结果患者刚输液不到 10 分钟就发生了胸闷气急等不适,值班医生给予停用药物、吸氧等处理后患者症状缓解,没有任何后遗症。事后,患者进行了长达一年多的多方投诉,投诉管床医生在明知道她青霉素过敏的情况下错误用药,后来经过反复的医疗鉴定,认定医务人员没有医疗责任。但事件旷日持久,给相关的医务人员带来了恶劣的心理影响和困扰。一般而言,如果患者说曾用某种药物后不舒服,特别是能明确说出药物的名字时,他必然对这个药物有着深刻的印象。大部分患者都不是学医的,不可能对药物很敏感,医生需要在这点上尽可能相信他们,同时也是在最大限度地保护自己。在上面的案例中,如果当事的医生在患者的病历上记载了青霉素可疑过敏病史,并在使用青霉素之前进行充分的沟通,也不至于这样被动。

药祸猛于虎!

医学生们大都风华正茂、血气方刚。医学工作需要热情和干劲,也需要小心和谨慎。医生每开出一个处方,每建议一种药物都需深思熟虑。我们越来越体会到,能不用药就不用药,能少用药就少用药。苏北人民医院的内分泌科和皮肤科曾在同一个病区,每年都会收治大量严重的药疹患者,情况惨烈,惨不忍睹。

下图是一个对静脉注射阿奇霉素过敏的患者,原发病是轻微的支气管炎,在外院仅用了三天注射用阿奇霉素,就出现了全身药物性剥脱性皮炎,患者双眼肿胀,不能睁开,面部大片皮肤脱落,手部肿胀变色(图1-1)。这一切都在提醒我们,作为医者,用药需要小心、小心、再小心! 在帮助患者解除痛苦的同时,尽可能不要增加新的痛苦。

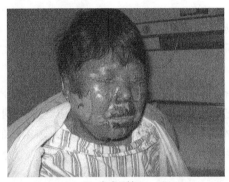

患者面部

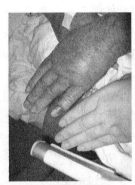

患者的手部
(左边是患者的手,右边是作者的手)

图1-1 药物性全身表皮松解性皮炎患者

以上的注意事项在执业医师临床技能考试中也有反映,在所有的案例分析中都明确注明了问诊时药物过敏史的得分点。

3. 既往史的电子病历拷贝

既往史相对于主诉和现病史,大部分雷同,所以在电子病历里特别容易出现拷贝错误。有过这样一件事,一个普通糖尿病患者入院后,接诊医生使用了之前一个有肾切除病史的患者的病历电子模板,其他都改了,只有既往史没有仔细看。结果这个患者出院后去保险公司报销时出问题了:既往史中记载有一侧肾切除病史,怎么在B超检查单上有双肾存在呢? 保险公司以患者冒名顶替,有骗保倾向拒赔。患者就来找医生了,"我没有做过肾切除啊,怎么会记载肾切除病史呢?"。这才发现,是愚蠢的电子病历拷贝错误。所以,不要轻视不起眼的既往史,每个字都得仔细问、仔细写。

五、系统回顾(review of system,ROS)

系统回顾是住院病历(也就是常说的实习医生写的大病历)中的项目,属于既往史的一部分。这部分内容一般由实习生和低年资住院医师完成,其内容和格式都比较固定。下面是系统回顾的主要内容和用语。

1. 头颅五官 有无视力障碍、耳聋、耳鸣、眩晕、鼻出血、牙痛、牙龈出血及声嘶等。

2. 呼吸系统　咳嗽的性质、程度、频率、与气候变化及体位改变的关系。咳痰的颜色、黏稠度和气味等。咯血的性状、颜色和量。呼吸困难的性质、程度和出现的时间。胸痛的部位、性质及与呼吸、咳嗽、体位的关系,有无发冷、发热、盗汗、食欲不振等。

3. 循环系统　心悸发生的时间与诱因,心前区疼痛的性质、程度及出现和持续的时间,有无放射、放射的部位,引起疼痛发作的诱因和缓解方法。呼吸困难出现的诱因和程度,发作时与体力活动和体位的关系。有无咳嗽、咯血等。水肿出现的部位和时间;尿量多少,昼夜间的改变;有无腹腔积液、肝区疼痛、头痛、头晕、晕厥等。有无风湿热、心脏疾病、高血压、动脉硬化等病史。女性患者应询问妊娠、分娩时有无高血压和心功能不全的情况。

4. 消化系统　有无腹痛、腹泻、食欲改变、嗳气、返酸、腹胀、口腔疾病,及其出现的缓急、程度、持续的时间及进展的情况。上述症状与食物种类、性质的关系及有无精神因素的影响。呕吐的诱因、次数;呕吐物的内容、量、颜色及气味。呕血的量及颜色。腹痛的部位、程度、性质和持续时间,有无规律性,是否向其他部位放射,与饮食、气候及精神因素的关系,按压时疼痛减轻或加重。排便次数,粪便颜色、性状、量和气味。排便时有无腹痛和里急后重,有无发热与皮肤巩膜黄染。体力、体重的改变。

5. 泌尿生殖系统　有无尿痛、尿急、尿频和排尿困难;尿量和夜尿量多少,尿的颜色(洗肉水样或酱油色)、清浊度,有无尿潴留及尿失禁等。有无腹痛,疼痛的部位,有无放射痛。有无咽炎、高血压、水肿、出血等。尿道口或阴道口有无异常分泌物,外生殖器有无溃疡等。

6. 造血系统　皮肤黏膜有无苍白、黄染、出血点、瘀斑、血肿及淋巴结、肝、脾肿大,骨骼痛等。有无乏力、头晕、眼花、耳鸣、烦躁、记忆力减退、心悸、舌痛、吞咽困难、恶心。营养、消化和吸收情况。

7. 内分泌系统及代谢　有无怕热、多汗、乏力、畏寒、头痛、视力障碍、心悸、食欲异常、烦渴、多尿、水肿等;有无肌肉震颤及痉挛。性格、智力、体格、性器官的发育,骨骼、甲状腺、体重、皮肤、毛发的改变。有无产后大出血。

8. 肌肉与骨骼系统　有无肢体肌肉麻木、疼痛、痉挛、萎缩、瘫痪等。有无关节肿痛、运动障碍、外伤、骨折、关节脱位、先天畸形等。

9. 神经系统　有无头痛、失眠、嗜睡、记忆力减退、意识障碍、晕厥、痉挛、瘫痪、视力障碍、感觉及运动异常。

10. 精神状态　有无情绪改变、焦虑、抑郁、幻觉、妄想、定向力障碍等,有时还应了解其思维过程、智力、自知力等。

大部分实习医生和住院医师在写系统回顾时,都是按书拷贝或照抄,但是有没有人想过,为什么要反复抄写,其目的又是什么呢?

中医教徒时,是先教口诀,等学徒背好了经络口诀、常用的草药口诀、寒凉温热、君臣佐使等并熟记于心后才开始教怎样配药抓药、抄方背方,最后才教望闻问切、辨证诊病。西医教学生,首先要教临床思维的方式,先让学生建立思考疾病的思维框架,再在这个框架上填补个案经验,这样在接诊时才不容易遗漏,不容易被第一印象左右而产生判断的偏倚,而这种思维,只有在初学阶段不断重复、强化才能建立。

  案 例

我在本科实习阶段,曾遇到这样一个患者。老太太,70多岁,她在消化科门诊已经辗转就诊了一年多,就看一个毛病:腹泻。每天大便3~5次,成型大便,没有脓血。先后做了胃肠镜、肿瘤指标、腹部CT、大便检查、常规培养等都没有发现问题,用了各种止泻的药物也不行。从西药到中药,吃到后来,胃口都不好了,人也很瘦,走路也越来越没有劲儿。消化科的医生看到她来,头都痛,就打发她去普通门诊看看。当时,我和带教老师在普通门诊,老师正好不在。下午不忙,老太太来了。我一个实习生,不会看病啊,为了拖延时间,等老师来,我就按系统回顾的顺序把她所有的症状问了一遍。老太太感动得不得了,从来没有哪个医生问得这么仔细啊!带教老师回来了,问我有没有问出来是什么病,我老老实实地回答说:“这个老太太的病蛮复杂的,我也不知道是什么病,我都记录下来了。”我的记录上显示,老太太除了腹泻,没有消化道疾病常有的腹痛、便后缓解、里急后重等症状,用了各种止泻药都没有用,但同时伴有阵发性的心悸,有越来越明显的失眠,有肢体的酸痛无力,体重明显减轻等。我的老师笑了,他让老太太去查甲亢指标和心电图。老太太虽然已经做了很多检查,但看我们问得那么仔细,这个检查也不算太贵,没有说什么,就去做了。事后,我听带教老师说,这个老太太还真是甲亢,对因治疗后腹泻就解决了,她满医院找我们俩要表示感谢,可惜我没有再遇见她。现在我成了内分泌科的医生,当然明白了淡漠型甲亢很难诊断出来,误诊率和漏诊率很高。可是,当年居然被一个实习医生和低年资主治医师诊断了出来,靠的是什么,就是全面系统的问诊和思考。

淡漠型甲亢是甲亢的一种特殊类型,该型甲亢的特点:(1)发病较隐匿。(2)以老年人多见,尤其是60岁以上者。(3)临床表现不典型,常以某一系统的表现为突出(尤其是心血管和胃肠道症状),由于年迈伴有其他心脏病,不少患者合并心绞痛,有的甚至发生心肌梗死。心律失常和心力衰竭的发生率可达

50%以上。患者食欲减退伴腹泻发生较多,肌肉萎缩,肌无力。(4)眼病和高代谢症群表现较少,多数甲状腺无明显肿大。(5)全身情况差,体重减轻较明显,甚至出现全身衰竭、恶病质。(6)血清TT_4可以正常,FT_3、FT_4常增高,TSH下降或测不出,^{131}I摄取率增高。容易被漏诊、误诊,需要在临床诊疗中给予特别重视。

六、个人史(personal history,PH)

个人史包括一般生活史料(社会经历)、出生地、居留地、所受教育、爱好、职业、工作条件、习惯与嗜好(如吸烟饮酒史)等。

在我国,个人史一般不被医患双方重视。如果对私生活、职业、工作条件、习惯与嗜好问得太多,患者可能会产生误会或有反感。但事实上,这些细节和疾病诊断有着重要的关系:如果患者是个司机,那么容易得泌尿系结石、慢性胃炎等疾病;如果患者是个渔夫,那么容易得血吸虫病、风湿性关节炎等;如果患者是个白领,那么容易得失眠、神经衰弱、胃溃疡等疾病。

案　例

在血液科轮转期间,我们就曾经凭借个人史的提示,早期确诊了一例以发热待查入院的急性血吸虫病的患者。当时,患者以发热10天入院,门诊抗炎治疗无效,血常规检查中显示白细胞和嗜酸性粒细胞明显升高。我在询问个人史的时候,详细询问了患者的职业特点和近期的活动。患者的妻子提供了重要的病史,患者平时喜欢钓鱼,发病前半个月,患者下水捞鱼摸虾数次。根据这个线索,我们送了一份患者的血样到防疫站,结果电话报告血吸虫环卵沉淀实验检查强阳性,考虑急性血吸虫感染,确诊后患者得到了及时治疗,并痊愈了。血液科的医生当时开心地说:“这是迄今为止,我们科历史上诊断的最快的一例发热待查。”其实并没有什么神奇的地方,只是详细地询问了患者的个人史而已。

吸烟饮酒史是个人史里比较重要的部分。吸烟习惯和许多疾病的发病率增高有关,如肺部的肿瘤、慢性支气管炎、慢性闭塞性血管炎、冠心病、甲亢浸润性突眼等。饮酒则和消化道疾病、胰腺炎等疾病的发病有密切的关系。养成询问重点人群的吸烟饮酒病史,并在病历上详细记录的习惯可以帮助医生规避意想不到的风险。

近年来,我们在门急诊遇到了很多酒后就诊的患者,在为他们诊治的过程中,重视个人史的询问显得尤为重要。

 案 例

患者王某,22 岁,来就诊的原因是龟头部化脓发炎肿胀,疼痛难忍,在泌尿外科就诊后查血糖 22 mmol/L,被建议来内分泌科专科就诊控制血糖。泌尿外科医生已经为他开好了静脉用消炎药,建议他消炎、控制好血糖后行包皮环切术。我接诊的时候,了解了他整个发病情况后,习惯性地询问了饮酒吸烟史,问完之后就有点儿后悔,这还是个孩子,问这些是否有点儿多余。奇怪的是,患者没有马上回答,站在他旁边的舅舅插嘴说:"这个孩子不听话,昨天晚上叫他不要喝酒,他还喝那么多。医生,是不是这个龟头炎和喝酒有关啊?"我看了一眼泌尿外科医生写的病历,正好就开具了头孢曲松。我立刻意识到,我的这个类似于强迫症的习惯救了这个孩子,也帮助泌尿外科医生消除了隐患。征求泌尿外科医生的意见后,我改动了他的抗炎治疗方案,并警告这个患者在治疗期间严禁饮酒和饮用含酒精类的饮料。后来,这个患者的炎症得到控制,血糖控制到正常水平后手术成功。

在上面的案例中,如果医生没有询问饮酒吸烟史,患者很有可能因为在饮酒期间应用头孢类药物发生双硫仑样反应。

 小贴士

1948 年哥本哈根的 Jacobsen 等发现,作为橡胶的硫化催化剂——双硫仑被人体微量吸收后,能引起面部潮红、头痛、腹痛、出汗、心悸、呼吸困难等症状,尤其是在饮酒后症状会更加明显,从而研制出一种戒酒药物——双硫仑。服用该药后,即使饮用少量的酒,身体也会产生严重不适,从而达到戒酒的目的。

双硫仑反应的机理:双硫仑可抑制肝脏中的乙醛脱氢酶,使乙醇在体内氧化为乙醛后,不能再继续分解氧化,导致体内乙醛蓄积而产生一系列反应。某些药物由于含有和双硫仑相类似的甲硫四氮唑基团,所以也会在和乙醇联用时发生双硫仑样反应。

引起双硫仑样反应的常见药物有头孢菌素类和咪唑衍生物。头孢菌素类药物中的头孢哌酮、头孢哌酮—舒巴坦、头孢曲松、头孢唑林(先锋 V 号)、头孢拉啶(先锋 VI 号)、头孢美唑、头孢米诺、拉氧头孢、头孢甲肟、头孢盂多、头孢氨苄(先锋Ⅳ号)、头孢克洛等,其中以头孢哌酮致双硫仑样反应的报告较多。还有患者在使用头孢菌素类药物前后吃酒心巧克力、服用藿香正气水(溶剂中含有40%~50%乙醇),甚至有些患者仅用乙醇处理皮肤后服用头孢类药物也会发生双硫仑样反应。头孢类药物中的头孢噻肟、头孢他啶、头孢磺啶、头孢唑肟、头孢克肟等,因不含甲硫四氮唑基团,在应用期间饮酒一般不会引起双硫仑样反应。

另外,甲硝唑(甲硝唑可抑制乙醇的代谢,服药后饮酒可能出现腹痛、呕吐、头痛等症状)、替硝唑、酮康唑、呋喃唑酮、氯霉素、甲苯磺丁脲、格列本脲、苯乙双胍等均可能在联用乙醇时引起双硫仑样反应。

双硫仑样反应的主要临床症状:面部潮红、眼结膜充血、头颈部血管剧烈搏动或搏动性头痛、头晕、恶心、呕吐、出汗、口干、胸痛、呼吸困难、胸闷、气短、喉头水肿、口唇发绀、心率增快、血压下降、四肢乏力、眼花、嗜睡、幻觉、恍惚,甚至发生过敏性休克。血压可下降至(60~70)/(30~40)mmHg,并伴有意识丧失。容易误诊为急性冠脉综合征、心力衰竭等。其严重程度与应用药物的剂量、饮酒量呈正比。查体时可有血压下降、心率加速及心电图正常或部分改变(如ST-T改变)。老年人、儿童、心脑血管病患者及对乙醇敏感者更为严重。

所以,应用头孢菌素类和咪唑衍生物等药物治疗前后7日内,禁止饮酒(以及含有酒精的饮品)。现在,苏北人民医院急诊的病历或皮试单上都印有"头孢药物应用前后需要禁酒两周"的警告字样,以提醒医生和患者注意。

七、月经生育史(menstrual and childbearing history)

月经生育史和女性的健康息息相关。在内分泌科,中青年女性的月经不调和闭经往往是很多疾病的先兆和最初临床表现。

案　例

有一次,我在审阅一个实习生所写的某泌乳素垂体瘤患者的住院病历时,看到月经生育史这段,我把她找来,问她:"月经生育史,你问过患者吗?"她很老实:"老师,患者不在病房,我没问着,我就用其他人的电子模板照抄了一下,估计她应该没什么问题。"我说:"好的,你再去问一下,现在这个患者在病房,我刚见过她。"一会儿,学生回来了,看着我,有点儿疑惑:"老师,你怎么知道她月经有问题呢？她已经停经半年了！"她当然应该有月经的异常！不然泌乳素垂体瘤的入院诊断就有问题。

月经生育史在病历中的表述形式和意义要搞清楚。"$12\dfrac{7-9}{30}2014.06.30$"指的是：12 岁初潮，平时月经行经天数为 7~9 天，月经周期是 30 天，2014.06.30 是末次正常月经时间。通常的生育史要问"足、早、流、存"，如果病历上写了"1-0-0-1"，是指足月分娩一次，无早产、流产史，存活一个。如果是"1-1-0-2"，就是足月分娩一次，早产一次，无流产史，存活双胞胎。

停经泌乳是绝大部分 PRL 瘤女性患者的最早临床症状。当 PRL 轻度升高时，常引起黄体功能不足，发生反复自然流产，随着血清 PRL 水平的进一步提高，可出现排卵障碍，临床表现为功能性子宫出血、月经稀发或闭经、不孕症等多种表现。而在男性，阳痿和性功能障碍常为 PRL 瘤的最早临床症状，随着 PRL 水平进一步增高，还可能出现乳腺异常发育等。如果一个女性患者没有泌乳停经的临床症状，没有任何月经或生育方面的异常，光凭化验单上的 PRL 水平升高，是不能轻易诊断泌乳素垂体瘤的。如果患者有泌乳而 PRL 正常，需要首先考虑化验的误差或者是其他病因。

八、婚姻史（marital history，MH）

和职业一样，婚姻状况也是大多数患者讳莫如深的，但实际上，很多疾病和家庭生活是否幸福有关。House 医生为什么会深入人心，神于诊断？这和他非常重视患者的生活环境和家庭生活有关。看过美剧 House M. D. 的人都知道，House 医生最爱做的事就是派手下到患者家中调查。事实上，这种行为在中国是非法的，医生不可能实施。而且大部分情况下，医生对患者的行为和习惯是无能为力的，但至少需要询问一下患者是否已婚，离异还是独居。

九、家族史（family history，FH）

家族史对于内分泌科疾病有着举足轻重的作用，糖尿病、高血压都是家族聚集性疾病。很多合并糖尿病肾病、视网膜病变患者的病史都显示出强烈的遗传倾向。有些疾病的家族史甚至可以提醒医生做出正确的诊断，比如 MEN（多发性内分泌腺病）、线粒体糖尿病、肾性尿崩症、低钾血症、中枢性甲状腺激素抵抗综合征等。另外，在完善病史的过程中还需要对患者双亲、兄弟姐妹及子女的健康情况，是否有同类疾病、遗传疾病做一些简单的了解。

十、三种应避免的问诊方式和其他问诊注意点

1. 诱导性提问

这是一种为患者提供带有倾向性特定答案的提问方式,问题的措辞已暗示了期望的答案。因为患者易于默认医生的诱问,而不会轻易否定,如"你的胸痛放射至左手,对吗"。这种情况下,可以问"你哪里不舒服",如果患者答"胸痛",可再进行分步针对性询问,如"胸痛在哪里,疼多长时间,疼痛部位变不变"等一系列问题。

2. 责备性提问

这种提问方式常使患者产生防御和反感心理,不宜使用。如"你为什么吃那么赃的食物呢""你怎么乱吃药呢? 谁让你这么治疗的?"等。

3. 连续提问

提出一系列问题,不容许患者分别回答每一个问题,这样的连续提问可能会使患者对要回答的问题混淆不清。问诊和分项提问都应从通俗易懂的一般性问题开始,紧接着用更具体、更直接的问题深入细问,以便患者集中详细说明。避免无计划的重复提问,因为这样可能会有碍和谐的医患关系或让患者对医生失去信任。

前文说到一定要注意先评估患者的精神状态,如果患者回答问题的可靠性较差,即使详细地问诊也会得到荒谬的结论。

案 例

曾经有一个熟人的母亲来我这里看病,主诉是近期明显消瘦。我对她进行了详细的病史问诊,问她有没有口干多饮,她说有;问她有没有腹痛腹泻,她说有;问她有没有胸闷心慌,她说有;问她有没有黑便,她也回答有……这么多阳性主诉,不得不让我重视。给她做了肠镜、胃镜、全腹部 CT 检查后没有任何阳性发现。到底是啥病啊,怎么主诉这么多,查下来什么也没有啊? 她儿媳妇的一番话提醒了我,"这老太太一直都这样,医生说什么,她就应什么,胃镜、肠镜、CT 不知道查了多少次了"。我询问了神经科医生,才知道这是一种病态性模仿语,又叫神经皮质感觉性失语。常见于优势侧颞顶分水岭区损害,主要累及角回和颞叶后下部,常常和早期老年痴呆有关,后来经过神经科医生的协同诊疗,终于找到了真正的病因,按因治疗后症状明显好转。

其实问诊的最主要任务就是正确采集病史资料,再根据资料归纳书写,形成病史。

一般而言,合格的问诊包括 5 个基本要素:

(1)静听(audition):诚恳而细致地听取患者的叙述。

(2)评价(evaluation):判断各种资料的相关性及重要性。

(3)询问(inquiry):询问出完整的史料,抓住重点,深入追问,尽量引证核实。

(4)观察(observation):观察患者的面部表情、姿势、肢体语言。

(5)理解(understanding):判断患者语言的可靠性,领会患者关注的问题,了解患者对自身疾病的看法及对诊疗的期望值。

第二节　医患沟通的三个法宝

临床实习意味着开始接触真正意义上的患者,虽然在此之前医学生都有过接触患者的经历,但实习阶段需要学会更规范的方法。这里想送给实习医生3 个医患沟通的法宝。

第一个法宝——态度

目前,医生仍然是提供特殊服务的职业。虽然,我们常讲医疗服务不同于普通的售卖商品,但事实上,当自己的技术还没有达到足够自信的时候,态度在某些时候决定了一切。但是,这里说的态度不是刻意迎奉。

我的研究生导师对医患之间的接触是这样要求的:有时是治愈,常常是帮助,总是去安慰。面对患者的病痛,耐心地听完他的主诉是最基本的要求。耐心和细心是从事这个职业的最首要和最基本的要求。如果在实习阶段,发现做到这些很困难,那么非常有必要重新考虑你的职业选择。因为,接下来的经年累月的工作会让你的心情烦躁不安,让你仅有的一点儿耐心消耗殆尽。在内分泌科,这种要求尤其突出。内分泌科的患者有一半以上属于高龄患者,而这些高龄患者中又有不少伴有健忘、固执、思维混乱、植物神经功能紊乱等,这对医生的耐心和细心是一个巨大的挑战。

第二个法宝——自信

到医院前来就诊的患者的背景不同、需求不同、职业不同、性格不同,常常会提出五花八门的要求。实习医生应该做到不卑不亢,充满自信。在接触患者的时候,完全没有必要为有些患者的轻视而不快。对患者提出的不现实和不礼貌的要求,可以明确而有礼貌地拒绝。对指导老师不正确的指令,要勇于提出质疑。不盲从是自信心的最好表现。学会自信而灵活地对待各种患者更是医学生逐渐成长为一个合格医生的标志。

第三个法宝——同理心

学会应用同理心,正确处理医患关系是实习阶段的重要课程之一。同理心又叫作换位思考,即透过对自己的认识来认识他人。同理心,是情商(EQ)的一个重要组成部分。同理心并非同情心,也不是一味地附和。现代理论认为,情商有5个方面,分别是自我情绪认知、自我情绪控制、自我激励、同理心和人际关系处理。在医院这个特定环境中,实习医生有必要学习如何体会他人的情绪和想法,理解他人的立场和感受,并站在他人的角度思考和处理问题。这种方法有利于让医学生学会客观地看待和处理问题,同时保持自身情绪的稳定,避免自身情感的伤害,说出的话容易让对方接受。

第三节　内分泌科医患沟通技巧

一、如何回答患者的棘手问题

在内分泌科,大部分患者是从不知道自己的病情到逐渐熟知自身情况的,甚至有部分患者通过自身学习能够在某些医学知识的掌握方面超过医护人员,我们称之为学习型患者。初到内分泌科的医学生必须了解这点,所以在和患者交流的时候,一定要保持谨慎和尊重。在回答一些判断性的问题时,比如:

"这个药会不会伤肝啊?"

"这个检查是不是使我头昏的原因啊?"

"我全身发冷,是不是挂的水有问题啊?"

实习医生不要惊慌失措地说不知道,而是要首先判断患者的生命体征是否平稳,对答是否正常,情绪是否激动,然后再决定采用什么对策。

如果患者病情平稳,可以先看一下是什么药,做的什么检查,挂的什么水,问一下药是什么时候吃的,吃了多少剂量,检查是什么时候做的,挂的水挂了多长时间,看一下药水还剩多少,是什么颜色,然后向患者解释需要向上级医师汇报,再给予答复。

如果病情突变,立即按内分泌科的重症患者处理流程开始救助,同时汇报上级医师并寻求同事的帮助。

在现代医学院的各种考试考核中,标准患者(standard patient,SP)被大量采用。这些 SP 在考核中经常给医学生们出难题,其中比较多的难题就出在沟通上。

SP 都接受过正规的医学训练,有相关的医学知识背景,同时也有着丰富的社会经验,大都带证上岗。我们科的带教医生参加过各个医科大学的中期考核,见识过 SP 的厉害。有一次,我们的学生刚开始问病史,SP 就傲慢地说:"叫你们老师来!"当时学生完全没有准备,一时语塞,没有办法再继续进行问诊,出现了冷场,分数自然也受到了影响。SP 这样说其实是为了考查考生的应变能力。在临床实践中也经常遇到这种患者,他们轻视年轻医生和实习轮转医生。你可以这样回答他:"我现在是您的管床医生,我先询问一下您的病史和情况,如果有我不能解决的问题,我一定向我的上级医生汇报,您看这样行吗?"这样处理估计没有人会说不行。

还有一个 SP 模拟前置胎盘出血的产科患者,从进诊室开始模拟。从问诊到查体,一直到就诊结束,SP 和医学生进行了全过程的互动。结束后,除了考官点评外,还特别请 SP 发言。这个 SP 说得非常好:"你们的医学生真的非常厉害,水平也很高,问得很仔细,查得很认真,诊断也很准确。但是一个前置胎盘出血的产科孕妇一直在出血,如果医生能够让她早点儿躺下来,在上、下检查床时扶她一把,尽快处理可能会更好。"其实这些都是医学人文方面的技巧,如果我们的学生在学习过程中就注意体会并加以操练,一定会对今后的医患沟通起到很好的作用。

二、如何让肢体语言助你沟通

良好的沟通除了借助语言和亲切的态度外,另一个重要方面是肢体语言。非语言的沟通非常重要,但常常不被医学生们重视。患者由于患有各种病痛,大多心情烦闷,情绪不好,如果医生的肢体语言表达出不耐烦和不体贴,就会影响沟通的效果。可惜,目前大多数医学院并没有开设对肢体语言进行专门的培训和训练的课程。

案 例

血液科轮转期间,我们的年轻医师曾经有过一次和患者家属不成功的沟通经历。下午快下班的时候,来了一个外伤的孩子,他患有血友病,外伤后出现了深部血肿和失血性休克症状,病情非常危重。上级医师和年轻医师一起看了患者后,让年轻医师写一下病历。年轻医师想着赶紧问完病史,写完病历才能下班,心里有点儿着急。偏偏在询问病史的时候,患者由于血压低,精神很差,不愿意说话,问了几遍他都不回答。旁边的爸爸和爷爷连忙说:"孩子现在不舒服,你能不能过会儿再问。"年轻医师虽然没有再说什么,但是很不情愿地拿着病历夹离开了病房,进了办公室,随手就把病历夹扔在办公室的桌子上。当时,病房的门正对着办公室,这一举动被患者的爸爸和爷爷看到了。谁知道就是这么一个很随意的动作,让患者的爸爸和爷爷勃然大怒,嚷着要投诉年轻医师,说年轻医师态度极差。当时,年轻医师委屈得很:"我怎么态度不好了,这家人太不可理喻了!"事隔多年,我们再次回顾这件事,那个看似随意的肢体语言明确地告诉了患者的家属,医生对他们很不耐烦,很不欢迎。所以,作为一个医生,学会使用肢体语言传达信息是非常必要的。它可以帮你读懂患者和患者家属的态度,表达你的态度,减少患者及家属的焦虑和敌意,拉近你和患者的距离。

广义的肢体语言包括身体的动作和面部表情;狭义的肢体语言只包括身体与四肢动作所表达的意义。当我们闭上眼睛和别人交谈时,即使全神贯注地倾听,还是会发现自己很难体会对方的真正意图。而当睁开眼睛后,一切又回到正轨,我们又开始能够轻松掌握对方的意图,理解对方说话的真正含义。为什么会这样呢?研究发现:人与人之间传递信息其实不只是说话那么简单,眼神、手势、动作均参与其中。我们会不自主地用肢体语言表达自己的意图,也通过观察对方的肢体语言轻松接受别人的意图。

一般来说,肢体语言分为6种:(1)广域信号,包括举止和身体摆放的方式。(2)身体语言,在沉默无语时用身体躯干表达的情感。(3)微观动作,手指、鼻子等微观部位做出来的动作,小到瞳孔的放大与收缩。(4)面部动作,也就是面部表情。(5)空间行为,即与别人的距离。(6)触觉,拥抱、握手、接吻等接触性动作。为了更好地和患者及其家属沟通,医生必须尽可能多地了解和掌握这些肢体语言,充分发掘它们的意义,利用这些有用的信息,对沟通对象做更全面、更透彻的分析。

在倾听患者诉说不适的时候,医生应该怎样应用肢体语言呢?

首先是视线,交谈时应该怎样看患者。有很多医生,在整个诊疗过程中不是埋头看病历,奋笔疾书,就是在看电脑,从诊疗开始到结束都没有看患者一眼。这样合不合适呢?医生的视线是紧盯着患者,还是埋头看桌子?到底医生的视线应该放在哪里?

我们的临床体会是,和患者初次接触的时候,在环境允许的情况下,尽量让患者坐在医生身边(病重卧床除外)。保证室内有足够的光线,一开始需要看一下患者的容貌,观察对方脸色,可以坦然地和他对视。一般来说,视线的落点以双眼的连接线以下到下巴为限,左右以肩宽以内较为合适。这样容易让对方感觉舒服和放松。写病历的时候,当然需结合当时的情况做适当的调整,但医生需要不时地看一下患者并配合点头,表明在认真听对方说话。

图 1-2 中护士的交谈姿势让对方很放松，双方可以促膝谈心。

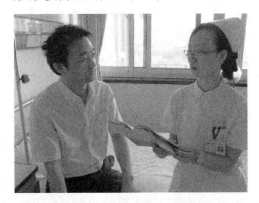

图 1-2　医患间正确的谈话姿势

第二，交谈时的倾听姿势。这个无言的姿势非常重要！如果医生在倾听患者诉说不适的时候，上身向后仰靠在椅背上，双手在胸前交叉，可能会引起对方的厌恶。因为这个姿态表示"盛气凌人"。如果再有身高的区别，在谈话时双手在胸前交叉，会给对方更大的压力（图 1-3）。这样的沟通过程可能会影响患者的表达。

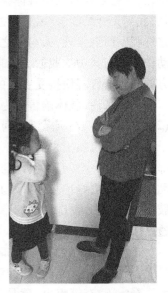

另外，如果在倾听时弯腰驼背，这是没有自信的表现，会让患者产生不信任感。因此，正确的交谈姿势是双肩放松，腰部挺直，正面面对患者。但如果条件不允许，也可从面部稍稍倾向侧坐在身边的患者。尽量不要手脚交叉，因为这种动作可成为破坏对方谈话兴致的致命伤。一般来说，身体稍稍前倾的姿势最能博得对方的好感和引起对方诉说的愿望。

图 1-3　不合适的谈话姿势

同时，医学生们还需要了解一些对方肢体语言中透露出来的特殊信号。患者如果出现以下的姿势时应引起注意：

（1）回避：患者刚开始的时候是开放式的姿势，点头赞同或者微笑，之后身体稍稍侧转，不再正对医生，或者懒散地坐在椅子上，双腿交叉。

（2）挫败感和焦虑：此时多表现为障碍式姿势，比如手臂交叉，开始交叉双腿，开始有摩擦脸部的动作，开始摆弄珠宝、衣服或者钢笔。

（3）不耐烦：不停地看表，掌心向下放在桌面上，开始整理东西。

（4）厌倦:打哈欠或者因为控制打哈欠而流泪,重复做某些相同的姿势和动作。

（5）隐忍:两人交谈时,如果其中的一方不赞同对方的态度或观点而又不便发表异议时,他会用手拽、捏自己衣服上的线头或捋着衣缝,低头,眼睛盯视着地板。表示这种消极情绪的行为还包括抠墙、抠桌子的边缝等,如果四周没有可触摸的东西,他还会抠自己身上的任何一件东西,比如袖口、指甲、包等。

看到这些小动作的时候,其实就是患者正在用肢体语言发出无声的抗议,医生应该考虑换个话题,或者干脆停止这次对话。

高明的医生还需要学会用最佳的肢体语言来配合患者的情绪,让患者愿意更多地、更真实地透露信息。这个时候,医生就必须掌握各种肢体语言的奥妙,并能灵活运用。著名的精神分析学家弗洛伊德就曾经发现,有个患者在有声有色地讲述她的婚姻是如何幸福时,却下意识地将订婚戒指在手指上不停地滑上滑下,医生根据她的肢体语言耐心询问,患者终于讲出了自己生活中的苦闷和种种的不如意。很显然,肢体语言透露了这个患者无声的体语与有声语之间的矛盾。

"Everybody lies!"这是 *House M. D.* 中主角的口头禅。在医患沟通中,确实要警惕患者可能提供虚假病史,有时候可能并不是患者的本意,但由于一些特殊的原因,他们常会隐瞒或说谎。研究者认为:在所有的语言表达之中,书面语言是最有时间推敲和修改的,因而也就可能是可信度最低的,也是最容易撒谎的一种方式。口语可斟酌和修改的时间要少一些,因为自觉控制的机会相对少,因而可靠程度就可能比书面语大一些,当然,口语也有足够的余地让人撒谎。至于肢体语言,最不易受意识控制,甚至完全在无意之中就露出了真相,因而可靠性也就最大。

　案　例

在一次问诊中,我们遇见一个因不孕不育来看月经不调的患者,问及月经生育史时,患者停顿了一下,看了一下陪同她来的男士后回答:从来没有怀孕或流产过。看到她的这些细微动作,医生没有继续提出疑问。等男士因故离开诊室后,医生再次询问她时,她才说出以前曾有过堕胎病史,这个男士刚与她结婚,对此并不知情,她也不愿提及。如果医生对患者的肢体语言不敏感、不了解,就可能会采集到错误的病史。

第三,和患者或家属交谈的时候需要注意谈话距离。

研究显示,最亲密的人彼此间可以接近到 15～45 cm;有私交的朋友间,彼此可以接近到 45 cm～1.2 m;一般公共场所的陌生人之间沟通时,彼此间的距离通常维持在1.2～3.6 m。此种因情感亲疏而出现的人际距离的变化,在心理学上称为人际距离。那么,第一次见面的医患的距离是多少比较合适呢?根据我们的观察,医患交流多是先保持一定的距离,通过简单的交谈后距离才有所缩短。等患者和医生比较熟悉了,谈话的距离也会比较靠近。患者常常会主动缩短这个距离,而医生则需要学会保持这个距离。

当患者就诊或住院有人陪同,两人站立形成的夹角为60°～90°时,表明了他们的关系松散,也表明了对第三者的邀请,也就是说,第三者随时可以进入空出的一角,加入谈话。如果再有第四个人加入他们的谈话,他们便会站成一个方形;如果第五个人也加入,他们可能会站成一个半圆形(图1-4),或呈另一个三角形。因此,这种谈话时形成的站立角度可以说明谈话性质,是属于一般性的社交谈话。这种欢迎其他人加入谈话的角度和谈话姿势所显示的信号,我们称之为开放式指示信号。如果他们在面对面的交谈,说明关系非常密切,如果要打断他们,需要致歉,才不至于让患者及家属有被冒犯的感觉。

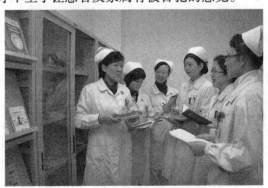

图1-4　开放式谈话站立方式

三、如何让患者同意做体格检查

临床实践证明,中国99.9%的患者不会拒绝医师的体检,但前提是患者熟悉进行体检的医师,曾经见过或进行过问诊。拒绝检查通常发生在医患第一次见面时,还有一些发生在患者或家属处于特殊场合和情绪中。所以,学会快速和陌生的患者熟悉起来是保证医学生们能学到更多实践知识的客观前提。

良好的个人修养和彬彬有礼的态度是让患者自觉主动配合的前提。医务人员还需要理解每个患者都有自我保护的强烈意识。如果问完病史,医师准备开始体检的时候,和患者说一声"您好,我准备给您做一下简单的体检,好吗?",这样会稍稍减轻患者的不安,获得患者的认可和配合。为异性患者体检时,特别是检查外生殖器的时候,最好让和患者同性别的同事到场,或是让其家属在场。我们科的张主任每次对性发育异常或是需要检查乳腺或外生殖器的女患者进行体格检查时,都要叫上女医生或女护士同去,正是这种谨慎小心使得他从医 30 余年从未有过医疗纠纷和投诉。

手法轻柔熟练是查体顺利进行的保证。如果遇到亚急性甲状腺炎的患者,可能会因为医师用力偏大引起明显的疼痛而拒绝进一步的查体。如果遇到腹膜炎的患者,也可能出于怕痛的本能,不愿意让医师碰他的肚子。

四、鼓励患者参与安全管理

加强沟通的最终目的是保障患者安全,目前,三甲医院评审和医院 JCI 评鉴标准中已经将"鼓励患者参与安全管理"放在重要的位置。事实上,在前几年的临床实践中我们已经开始应用这个原理,只是当时还不知道"鼓励患者参与安全管理"这个概念。应用这种方法,我们还避免了一次重大医疗事故。

案　例

在血液科轮转的时候,我在每次输血前都会主动问一下患者的血型,告知他今天输什么样的血,输多少血。大多数老患者都知道自己的血型,可以通过他们的反馈再次进行核对。一天,有一名患者入院后进行的血型检查结果是 A 型,我习惯性地在输血前告诉患者:"您今天下午要输 2 个单位的 A 型浓缩红细胞(现在叫少白悬浮红细胞)。"患者有点儿奇怪:"我是 B 型血啊。"我也奇怪,难道看错了?把病历拿来一看,真是 A 型,再次询问患者仍是一样的答案。这个患者并没有做过骨髓移植,并且多次输过血,应该没有可能出现血型的突然改变啊。我如实向上级医师进行了汇报,他指示我立即暂停输血医嘱,调出该患者的既往病历。老病历上血型化验单分明是 B 型 RH 阳性血型。为了慎重起见,我们再次抽血送标本到血站化验,并电话告知了血站。不一会儿,血站站长拿着化验单气喘吁吁地跑来了,上次的血型化验出错了。看着他一脸的汗,大家也能够知道如果这血输下去将是什么样的后果。

第四节　内分泌科专科体检

过硬的体格检查能力是衡量一个医生是否合格的金标准。当医生年资越高,越会发现准确熟练地进行体格检查的重要性。在从医生涯中,医生们需要经常参加社会人员的体检、军检、各种义诊和保健工作。这些场合下并没有各种辅助的大型仪器,但仍然需要我们对就诊的人员进行迅速而准确的体检和诊断。所以,不断提高自身的体检技巧和水平是非常有必要的。我们科医师都曾经因为对口支援的要求去高邮、盐城建湖等地的二级医院工作过一段时间,结果发现,这些医院里的医师对患者体格检查的水平甚至超过三甲医院的医师。实际上,在大医院待的时间越长,医师越容易依赖化验和高档仪器的检查,造成体格检查基本功的退化。

实习医生们要想掌握熟练而准确的体检手法,必须牢记一句话:"无他,唯手熟尔。"在成为专科医师之前,强化系统体检的概念更为重要。本书主要强调了内分泌专科的一些重要体格检查的技巧和注意点,但千万不能因此忽视全身的系统体格检查。在学习的过程中,更是需要养成正确的习惯和掌握正确的方法,才能尽快上手,尽可能避免体检过程中的疏漏和差错。

 案 例

一名外籍糖尿病患者,因上吐下泻入院,入院后查血糖升高较为明显,尿中酮体阳性。管床医师考虑急性胃肠炎,但糖尿病酮症酸中毒也不能排除,由于血糖明显升高便请内分泌科急会诊。因为患者不懂中文,简单的外语交流也不能提供重要信息,这时候体格检查就成了最重要的诊断依据。我们对他进行了常规的体格检查,发现患者的全腹有明显压痛反跳痛,肠鸣音亢进,建议患者暂时禁食,立刻行腹部 CT 检查,结果确诊为急性肠梗阻。如果体格检查不过关,这个患者的急性肠梗阻就可能被误诊或漏诊,酿成大祸。我们医院的老一辈主任基本都是查体高手,比如血液科的邓惟德主任被我们私下里尊称为"B 超手",原因就是他摸患者的脾脏大小,常常比 B 超还准。

一、检查生命体征,评估患者的一般情况

首先确认患者的生命体征非常重要!在多次 SP 参与的技能考核中都考到此点,而且在临床实践中确实有重要的意义。如果患者一般情况很差,病情危重,医师还在慢慢地有条不紊地问诊和查体,非常容易出现纠纷和事故。当然,这么说并不是让医师遇到危重患者就惊慌失措,失去章法,而是指在患者出现生命体征不稳定的情况时,一定要争分夺秒地重点询问病史并进行必要的体格检查,以尽快地确定诊断方向,开始抢救。

案　例

急诊患者,男性,42岁,由家属搀扶着走进急诊内科诊室。患者主诉在家时突然出现胸闷,喘气困难,前后约半小时。急诊医师只用了1分钟就完成了简单的问诊和测血压等重点体格检查,同时打电话让抢救室送平车来,将患者转移到抢救室。后来发生的事情让在场的每个医务人员都后怕了很久。这个患者刚在抢救室的床上躺下,就出现了神志不清、晕厥和抽搐的症状,心电监测显示室颤,诊断考虑急性心肌梗死伴阿—斯综合征。在抢救室医师协同电除颤3次后,患者神智转清,送心脏科进一步治疗,当天行急诊PCI手术,两支冠状动脉支架植入,后痊愈出院。如果当时急诊医师慢慢地问病史、体格检查,这个患者在普通诊室里发生室颤和晕厥,后果可能就不是这个皆大欢喜的结局了。

现在国内越来越多的医科大学开始用SP对医学生的模拟诊疗做考核。应该说,这是考试越来越尊重实践的表现。

案　例

有一次,SP扮演一个急性化脓性胆管炎患者,高热,腹痛,休克早期。在实习医生进行详细问诊和查体的过程中,SP反复抱怨他头晕乏力,表现出对问诊的不耐烦。但是实习医生并没有理解这点,只是按照自己的思路一一地问下去。其实,他只需要让SP患者在诊疗床上躺下来,一边查体,一边问就可以完全控制局面。

第二次,SP扮演一个中孕前置胎盘出血患者,无腹痛,有出血。实习医生同样没有首先判断一下患者是否能长时间坐在那里接受问诊,问诊过程中SP不停地不耐烦地打断他说:"医生,你问了半天,我还在出血,出的还蛮多的,要不要紧啊?"这时候,实习医生还在喋喋不休地问产前建卡的事情。结果可想而知,这个考点很难得到高分。

所以,开始详细的问诊和查体之前,务必首先判断患者的病情是否容许医生有条不紊地问诊和检查。如果生命体征不稳定,首先让患者平卧,没有床,躺在地上也可以,并就近寻求帮助和抢救的医疗器械,一边抢救,一边补充询问病史和进一步体格检查。现在,执业医师考试大纲中做了明确规定,询问病史和体格检查有一定的时间限制,这充分表明了考试越来越贴近临床实践。而且如果在询问病史和查体过程中没有体现人文关怀,一定得不到满分。

二、清点和准备检查器械

如果患者情况容许,在开始查体前,医师需要充分准备和清点器械。一般来说,内科医师使用的器械主要有血压计、听诊器、一次性压舌板、小电筒、叩诊锤、棉签等。特殊的检查还需要准备特殊的检查器具,比如嗅觉、味觉测试用具,如果需要检查眼底,眼底镜也是常规携带的工具。内分泌科医师根据需要,有时还要携带检查神经感觉的尼龙丝、测腰围腹围的皮尺、查患者振动阈值的音叉等。

我院大内科朱海杭主任的口袋里,总是装着三个小记录本和一个装着化验单及简单检查器械的小包。这样可以提高检查效率,不至于要用什么再临时去找。在特殊情况下,使用患者携带的竹筷、牙刷等代替压舌板,也能够起到检查作用。

三、开始检查前,请记住先洗手

开始体格检查前,医师最好进行一下自我介绍并再次核对患者,如果是病房患者,可简单介绍一下病区中该患者的负责医师,有不舒服的情况可找谁求助,病房中紧急按钮的位置等。这种简短的交谈常常会迅速融洽医患关系。在简短交流的同时,医师需要在同一时间迅速观察患者的发育、营养情况、面容表情和意识,交流是否正常等一般状态。

检查之前用流动水洗手或用速干消毒液洗手是尊重患者的表现,也是避免医源性交叉感染的重要措施。每次在病房检查完后的洗手可以回到办公室或在护士吧台进行,不然容易让患者感觉医师嫌他脏或是有其他的想法。但如果是连续检查患者,就必须查完一个,即用速干消毒液洗手。洗完手后不能把冰冷、湿漉漉的手直接放在患者身上。所以,一般最高效的流程是:洗完手后擦干搓手,同时和患者打招呼,观察患者,自我介绍一下,介绍完了,观察好了,手也搓热了,正好开始体格检查。

严格执行手卫生的要求,不是为了取悦患者,而是为了保护患者和我们自己。有个著名的主持人在文章中写道:"我带孩子去医院看病。医生看病,前面数十个孩子一个个摸下来,没有洗一次手,然后就把手摸上了我孩子的肚子,我一阵恶心。"作为医师,应该理解她的感受,为了医护人员自身的健康,为了避免交叉感染,必须按院内感染防控的要求在对患者进行体格检查后规范地洗手。医院里一般都提供多种洗手的方式,可以用流动水加皂液,也可以用速干消毒液。关键是,要熟练掌握七步洗手法(图1-5)。

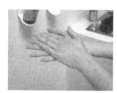
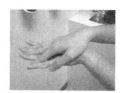
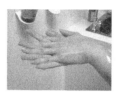

第一步 内
掌心相对,手指并拢相互摩擦

第二步 外
手心对手背沿指缝相互搓擦

第三步 夹
掌心相对,双手交叉沿指缝
相互摩擦

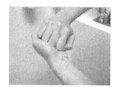
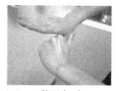
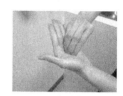

第四步 弓
双手指交锁,指背在对侧掌心

第五步 大
一手握另一手大拇指旋转搓擦,
交换进行

第六、七步 立腕
指尖在对侧掌心前后擦洗,
揉搓双侧腕部

图1-5 七步洗手法

四、常规生命体征的测量

1. 体温(temperature,T)测量 一般病房里成人测量腋温,5~10分钟。

2. 脉搏(pulse,P)计数 触诊桡动脉至少30秒。可用双手同时触诊双侧桡动脉,检查对称性。

3. 呼吸频率(respiratory rate,R)计数 至少30秒。正常人每分钟呼吸16~18次,即每30秒计数8~9次。在计数呼吸频率时,需要注意呼吸是否规律,这在危重患者尤为重要。在内分泌科最常见到的呼吸异常是糖尿病酮症酸中毒导致的深大呼吸,患者常出现呼吸频率加快,但节律还是正常的。

4. 血压(blood pressure,BP)的测量方法和步骤 测右上肢血压(在某些情况下需要测量双侧血压,特别是患者血压很低,但一般情况良好时;既往有大动脉病变、大动脉炎、做过大血管手术病史的患者必须测量双侧血压)。

(1)被检查者安静休息片刻(危重情况下除外),取坐位或仰卧位。但需要注意:正常情况下坐位和卧位血压是相近的,但有些特殊病理情况下会出现坐位和卧位血压相差较大。如果坐位和卧位收缩压相差大于30 mmHg,同时患者有从卧位变为坐位时出现头晕甚至晕厥等症状,应考虑体位性低血压,需要分别测量坐位和卧位血压。

(2)右手臂外展45°,并与右心房在同一水平。

(3)袖带中部对着肱动脉,缚于上臂,袖带下缘距肘窝2~3 cm,不可过紧或过松。

(4)听诊器体件放于肘部肱动脉上。(请注意,不要把听诊器听诊头塞入袖带,这样会加大袖带的压力,影响检查结果)向袖带打气,待肱动脉搏动消失,再将汞柱升高 $2.6 \sim 4.0\,\text{kPa}(20 \sim 30\,\text{mmHg})$ 后,缓慢放出袖带中的气,使汞柱缓慢下降(以 2 mm/s 速度),听到的第一个声音所示的压力值为收缩压。

(5)动脉音消失或明显减弱时的压力为舒张压,如声音消失距离明显变调相差 $2.6\,\text{kPa}(20\,\text{mmHg})$ 以上,则应将此两压力同时记录。

(6)如果患者病情和时间允许,可以连续测量 $2 \sim 3$ 次。最好测量一下双侧血压,如有显著差异,需要再次询问病史,如果排除患者曾有血管手术史要考虑动脉狭窄性病变。

(7)测血压时还要注意听有没有交替脉和奇脉,这两种脉搏在测血压的时候都非常明显。

内分泌专科医师在给因电解质紊乱入院的患者测血压的时候,还可以同时查一下 Trousseau 征:将血压计缚于前臂,充气至收缩压以上 20 mmHg 持续 3 分钟,使前臂血供减少就可以促发腕痉挛。Trousseau 征是低钙血症的诱发试验,同样的阳性结果还会发生在碱中毒、严重低镁血症、低钾血症和高钾血症患者身上。

 案 例

一位手足抽搐的年轻女性,检查了外周血后发现严重低镁低钙,病情非常危重。护士在为其上心电监护的时候,患者坚决不同意使用监测血压的袖带。因为一绑上袖带,她的手就会抽搐得更厉害,这事实上就是低镁低钙患者加压后诱发发作的典型表现。从另一个角度出发,如果在测血压时,发现患者突然出现手部的抽搐而没有意识的改变,需要立即进行血电解质的检查。

五、头面颈部的检查

头面颈部的检查应观察患者头部外形、毛发分布、异常运动、特殊面容等。内分泌科的有些疾病,只要看一眼,就可以做出诊断。例如生长激素垂体瘤导致的肢端肥大症面容,甲状腺功能减退症的黏液性水肿面容等。有些继发性糖尿病患者就是这么被内分泌科的医师"看"出来的。

案 例

患者,女,54岁,来内分泌门诊看糖尿病,前后吃了好几种药,血糖仍不稳定,持续偏高。内分泌科医师发现患者有肢端肥大症面容。询问病史后,患者说近年来有双足尺码不断增大的病史。检查后确诊为生长激素垂体瘤。因为该患者属于早期,手术后血糖、血压均恢复正常,也不用再服降糖药。

图1-6是肢端肥大症患者的照片,你可以细细体会一下他的眉骨、鼻尖、嘴唇和手的特点。

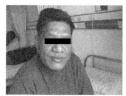
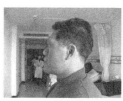

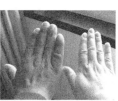

正面照　　　　　　　侧面照　　　　　患者左手　　患者右手与正常人右手比较

图1-6　肢端肥大症患者

案 例

图1-7中的肢端肥大症患者被整整误诊了十年,一直被当作肥胖症、2型糖尿病在当地医院治疗,直到出现行走后胸闷气急到我院来做心脏检查才被确诊,垂体瘤已经有4cm并且包绕血管。手术后该患者体重减轻了20斤,胸闷气急明显好转。

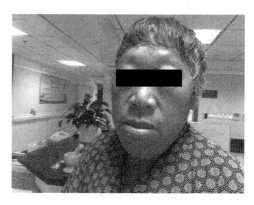

图1-7　肢端肥大症患者正面照

甲状腺机能减退症患者的黏液性水肿面容也很有特殊性（图1-8）。

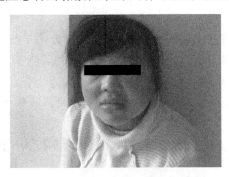

图1-8　甲状腺功能减退患者面容

毛发对于内分泌科疾病的诊断有着特殊的意义。性激素的改变多伴随体毛的改变，毛发过多、过少、分布异常在内分泌科一些典型病例身上都能看到。毛发过多，多见于雄激素或类雄激素作用的激素过高的疾病，如多囊卵巢综合征、皮质醇增多症；毛发过少，特别是腋毛和阴毛过于稀少，可见于肾上腺皮质功能减退、垂体功能受损，如席汉氏综合征等；毛发分布异常多指女性出现男性的胡须样毛发，外阴部毛发分布异常，女性患者的阴毛呈现男性的菱形分布。

当然，一些特殊的药物也可能造成毛发的改变，比如部分化疗药物会导致脱发，有些重金属中毒后也会出现毛发脱失。

六、眼部的检查

在内分泌专科检查中，甲状腺功能亢进的眼征检查非常重要。

1. 判断突眼度

良性突眼一般突眼度在18 mm以内，浸润性突眼在18 mm以上（突眼度的测量需要用专门的测定尺，如果没有测定尺也可以用两根直尺配合进行）。浸润性突眼还有眼球疼痛、眼阜水肿等伴随症状。表1-1中的分级标准实用而重要。一般而言，出现3级及以上的眼征，即要考虑浸润性突眼的诊断。得分越高，说明病情的活动程度越明显。

表1-1　美国甲状腺学会ATA七级分级法

级别	眼部表现
0	无症状和体征
1	无症状，体征上有上睑挛缩，Stellwag征，VonGrafe征等
2	有症状和体征，软组织受累
3	突眼 > 18 mm

续表

级别	眼部表现
4	眼外肌受累
5	角膜受累
6	视力丧失(视神经受累)

2. 典型眼征的检查

(1)被检查者取坐位或仰卧位。

(2)VonGrafe 征阳性为眼球下转,眼睑不能相应下垂而露出眼白。

(3)Stellwag 征阳性指瞬目减少。正常人需要通过眨眼来使角膜被湿润,但甲亢患者眨眼次数变少,显得炯炯有神。

(4)Mobius 征阳性,检查者置食指于被检查者眼前 1 m 处,指尖向上,然后迅速移至眼前 20 cm,观察双侧瞳孔由大变小则为调节反射。若手指缓慢移至眼前 20 cm,观察两眼内聚情况,如果能够内聚,则为辐辏反射阴性;不能够内聚,为辐辏反射阳性。

(5)Joffory 征阳性,是指双眼上视无额纹出现。

3. 瞳孔的检查

一名内分泌科医师经常需要和昏迷患者打交道,因此特别需要掌握瞳孔的检查方法和意义,同时也需要学会如何检查糖尿病患者的眼底。正常人的瞳孔直径为 3~4 mm,瞳孔扩大多见于外伤、颈交感神经刺激、青光眼绝对期、视神经萎缩、药物影响(如阿托品等药物)等;瞳孔缩小多见于虹膜炎症、有机磷中毒、吗啡中毒等。双侧瞳孔散大伴有对光反射迟钝常显示濒危状态,双侧瞳孔不等大提示脑疝、中脑病变等可能。

七、触诊头颈部淋巴结群

头颈部淋巴结群主要有 8 组:耳前淋巴结、耳后淋巴结、枕后淋巴结、颌下淋巴结、颏下淋巴结、颈前淋巴结浅组、颈后淋巴结和锁骨上淋巴结。这 8 组淋巴结的肿大常常提示不同部位的感染,因此对它们的触诊非常重要。

 案 例

患者,2 岁,高热三天不退。患者母亲对患儿进行了全身淋巴结的体检。在儿科就诊时,告诉儿科医生患儿枕后和耳后淋巴结明显肿大,为儿科医生提供了有价值的参考。医生诊断为幼儿急疹,后出疹痊愈。

八、甲状腺的检查

甲状腺的检查重要的是视诊、触诊和听诊。

正常人的甲状腺不突出（图 1-9），如果视诊发现甲状腺肿大，需要结合触诊判定肿大的分度。目前，甲状腺肿大分为 3 度：不能看出甲状腺肿，但能触及甲状腺者为 Ⅰ°肿大；既能看到甲状腺肿，又能触及肿大的甲状腺，且甲状腺在胸锁乳突肌内缘为 Ⅱ°肿大；甲状腺肿超出胸锁乳突肌外缘为Ⅲ°肿大。

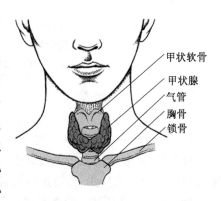

图 1-9 甲状腺周围简化解剖示意图

甲状软骨
甲状腺
气管
胸骨
锁骨

双手触诊法：让患者取坐位，医师一般站在患者的背后。医师将双手拇指放在患者双侧胸锁乳突肌后方，食指从胸骨上切迹向上触摸甲状腺的峡部，检查右侧叶时让被检查者头偏向右侧，右手拇指在胸锁乳突肌后缘向前内侧轻推，左手二、三、四指从甲状软骨左侧向对侧轻推，右手二、三、四指指腹在甲状软骨右侧触摸。检查左侧叶时用相反手法进行。

单手触诊法：让患者取坐位，医师站在患者的面前。医师将拇指放在患者胸骨上切迹向上触摸到甲状软骨，如医师用右手单手检查，右拇指施压于左叶甲状软骨，将气管推向对侧，左手二、三、四指在对侧胸锁乳突肌后缘向前推挤甲状腺左叶，右手拇指在胸锁乳突肌前缘触诊，受检者需配合吞咽动作。而检查甲状腺右叶需用左拇指检查。让患者做吞咽动作，检查甲状腺性质、硬度、对称性及有无肿大、压痛、结节和震颤等。

甲状腺触诊的同时需要触诊气管位置。应用三指法：用食指和环指夹着气管两侧，中指触及气管，通过三指之间的距离是否对称判断气管是否移位。如果甲状腺肿大伴有气管移位一定要考虑气管受压的可能。

听诊甲状腺杂音：当触诊发现甲状腺肿大时，用钟形听诊器头轻轻放置在肿大甲状腺侧叶上，如听到连续低调的静脉嗡鸣声，为甲状腺血管杂音，有助于甲亢的诊断。

小贴士

对患者进行甲状腺触诊时务必注意手法轻柔,亚急性甲状腺炎患者的甲状腺往往可以触及明显的痛性结节,手法过重可能导致患者拒绝体格检查,而过重的挤压某些重症甲亢患者的甲状腺甚至可能诱发甲亢危象。

九、胸部检查

进行胸部检查时一定要让患者充分显露胸部。有的患者主诉胸痛,但并不一定是心脏科或内分泌科疾病引起,有可能是疱疹、外伤等。

案　例

有一次,我到一个朋友家给她母亲看病,老人86岁了,一直叫胸痛,又不愿意上医院。我让她解开衣服,一看,只见右胸部大片的瘀斑,再仔细询问病史,才知道老人独自在家的时候跌了一跤,为了避免家人责怪,一直不肯说实话。如果我没有坚持让她解开衣服检查,如何能确定这被隐藏的外伤史呢?

在体格检查时,为了让患者感到舒适,应确保室内温度合适;为了尊重患者的隐私权,应在相对私密的空间里进行检查。如果是异性患者,最好叫上合适的第三方在旁陪同,避免患者尴尬。

十、乳腺和腋窝淋巴结的检查

自查乳腺和定期检查乳房是早期发现乳腺癌的最好方法,每个医学生都需要熟练掌握乳腺和腋窝淋巴结的触诊。检查乳腺的最佳时间一般在月经来潮后第7~10天,因为月经前和月经期间乳腺有明显肿胀,触诊也容易出现触痛和不适,易误以为出现肿块。停经后妇女及妊娠期妇女是患乳腺疾病的高危人群,每月应选固定一天做自我检查。

正确的乳腺检查手法:指腹触摸,同时要三指并拢,不要抓捏(图1-10)。

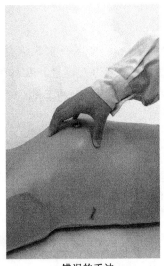
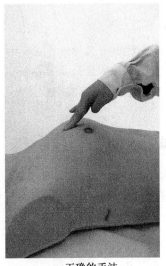

错误的手法　　　　　　　　正确的手法

图 1-10　乳腺的检查手法

乳腺的检查步骤:让受检者充分显露双侧乳房,分别于坐位(或站立位)、身体前倾、双臂高举过头观察双侧乳房。自我检查可以站在镜子前,双臂上举,观察乳房的形状、大小、局部皮肤颜色和质感。图 1-11 显示的是乳腺皮肤橘皮样外观。用手指掌面以适当压力触诊乳房,按外上、外下、内下、内上区域的顺序触诊,最后是触诊乳晕及乳头,注意乳头溢液;触诊完一侧,再触诊另一侧。检查一侧腋窝,触诊一侧腋窝 5 群淋巴结,再检查另一侧。

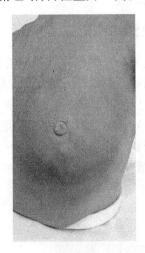

图 1-11　乳头凹陷,乳腺表面橘皮样外观

乳腺的自我检查步骤：举起右侧上肢，用左手指腹缓慢、稳定、仔细地触摸右侧乳房，顺时针或逆时针，慢慢检查，不要遗漏任何部位。最后轻轻挤压乳头，看有没有分泌物。用同样的方法检查对侧乳房。（图1-12）

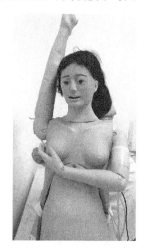

图1-12　乳腺的自我检查触诊示意图

如果自我检查发现异常的肿块、压痛、局部淋巴结肿大、乳头有溢液，一定不能忽视，需要到医院进一步检查。图1-13可见右侧乳头挤压后有血性溢液。

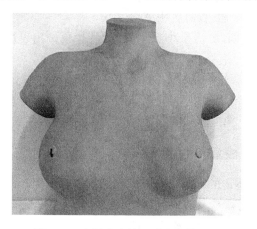

图1-13　右侧乳头挤压后有血性溢液

平卧位的自我检查方法：待检查侧上肢举过头放在枕头上，可以用薄垫放在待检查侧的肩下再进行触诊。这种位置可使乳房平坦，易于检查。（图1-14）

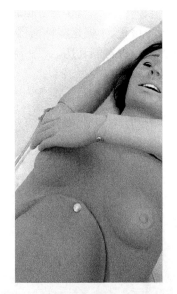

图 1-14　乳腺的平卧位自我检查

如果遇到性异常发育的女性患者,在检查乳腺的时候要判断分期并在病历中记录乳腺发育情况。

乳腺的发育分期标准,Tanner 分期。

Ⅰ期:青春前期乳腺,仅见乳头突出。

Ⅱ期:乳腺萌芽期,乳房呈小丘状隆起,乳晕范围内可触及乳核,乳头乳晕增大。

Ⅲ期:乳房和乳头进一步增大,但仍处于同一丘状平面,乳晕开始着色。

Ⅳ期:乳房进一步增大,乳头乳晕形成第二个丘状隆起,高于原丘状乳腺。

Ⅴ期:成熟乳房,第二丘状隆起平复,仅乳头突出。

十一、心脏的检查

无论是糖尿病还是甲状腺疾病,都和心脏有密切的联系。糖尿病规范诊治不断强调糖尿病和心脏病是等危症,糖尿病足病和心脏病更是等危症。所以,内分泌科医师有必要掌握心脏的检查方法。

心功能直接和病情预后的判断和医疗风险有关,从糖尿病和心脏病是等危症这个角度而言,内分泌科的重症患者和心脏科一样多。已经有多起关于心源性猝死后引起医疗纠纷的报告,临床医师一定要吸取教训。另外,心音的改变、心脏新杂音的出现、奔马律、交替脉等重要的体征,均是目前常规仪器检查不能发现的,所以,不要把所有诊断的权利都交给心电图和心脏彩超。

1. 粗略估计颈静脉压

在不能进行颈静脉压力测试的科室,学会评估颈静脉压,尤其对评估补液时心功能承受能力有很大的临床价值。正常人去枕平卧时颈静脉是充盈的,但在坐位或半坐位时是瘪陷的。嘱受检者仰卧(危重患者不能配合时,可取坐位或半坐位检查),医生站在他右边头侧,若观察到颈静脉瘪陷,提示低血容量状态;如果受检者坐位或半坐位时颈静脉明显充盈、怒张或搏动,需要考虑右心衰、缩窄性心包炎、心包积液、上腔静脉阻塞综合征等。如果看到颈部血管的明显搏动(初学者可能分不清动脉和静脉,不要紧,颈部动脉的搏动一般都不明显,所以只要看到有明显搏动,几乎都为异常),需要考虑甲亢、高血压、主动脉瓣关闭不全、严重贫血等可能。

2. 心脏的检查

无论是考试还是临床接诊患者,需要听诊的内容有心率、心律、心音、额外心音、杂音、心包摩擦音。所以开始听诊前,先确定是否携带了带有秒针的手表和切实好用的听诊器。

用右手全手掌触诊心尖搏动,只要触及震颤,就要考虑器质性心脏病,同时可以结合听诊来进一步确定。

临床医师通常采用的听诊检查姿势是,左手摸着患者的脉搏,右手持听诊器听诊心尖区,同时,眼睛瞄着手表秒针计时。这样能在最短时间内计算出心率,听诊心跳节律,发现是否有吸停脉、脉搏短绌等异常体征。

听诊时如果发现杂音,就需要听完 5 个听诊区。初学者应该多练习所有的瓣膜区听诊,通常顺序是二尖瓣区(又叫心尖区,第五肋间和左锁骨中线交点内侧 0.5 cm)→肺动脉瓣区(胸骨左缘第 2 肋间隙)→主动脉瓣区(胸骨右缘第 2 肋间隙)→主动脉瓣第二听诊区(胸骨左缘第 3、4 肋间隙)→三尖瓣区(胸骨左缘第 4、5 肋间隙或胸骨体下端稍偏左)。

在听诊典型甲亢患者时,通常可以发现心率明显增快,部分患者有心房颤动。房颤的听诊要点:心律绝对不齐,第一心音强弱不等,脉搏短绌;在二尖瓣区常可以听到柔和、吹风样、强度 2/6 级的收缩期杂音,但较为局限,杂音时间短,不传导,通常为功能性。如果对甲亢患者听诊时发现吹风样杂音呈高调,杂音粗糙,强度在 3/6 级以上,持续时间长,向左腋下传导,需要建议其检查超声心动图排除心瓣膜病。

另外,在听诊甲亢患者的时候,需要特别注意的是,当临床症状非常典型,甲状腺功能指标明显异常,但在听诊时却发现患者心率正常甚至偏慢,需考虑是否发生了传导阻滞,是否合并心力衰竭等情况。

案 例

患者,男,20多岁,甲亢患者。患者来就诊时,接诊医师并不知道他合并了急性格林巴利综合征,只是觉得甲亢病情严重,心率偏慢反而不正常,所以建议其立即入院。患者家人不以为然。医师在病历上如实进行了记录并让其为拒绝住院签字。两天后,该患者在公交车上呼吸心搏骤停,后虽经过全力抢救,但成了无法脱离呼吸机的植物人。之后,患者家属提出了多方诉讼。由于内分泌科医师在此前已经认真告知了患者及其家属病情和可能发生的风险,并在病历上进行了详细记载,从而避免了一场医疗纠纷。

反之亦然,如果一个没有用药治疗的甲减患者来就诊,体格检查发现其心率偏快,一定不要忘记进一步检查超声心动图排除心包积液的可能。

十二、腹部的检查

内分泌专科检查中对腹部检查非常重视。原因有二,一是很多糖尿病患者合并胆道感染、肝脓肿,需要正确的腹部检查才能早期确定。二是糖尿病酮症酸中毒的患者有一部分以腹痛症状起病,需要通过腹部检查进行鉴别诊断。

腹部的检查和胸部一样,首先要解开衣物,显露皮肤。

1. 腹部的视诊

观察腹部皮肤有无紫纹、皮疹,腰腹部有无带状疱疹、紫癜、手术瘢痕。仔细观察腹部皮肤皱褶处(通常指腰带部位、腹股沟等处)有无异常色素沉着,这对诊断原发性肾上腺皮质功能减退症(Addison's disease)有重要意义。在《以高血钾危象起病的Addison病一例》中就提到了在Addison病早期诊断中这一体征的重要性,因为在肾上腺结核导致的Addison病被确诊时,肾上腺功能往往已经被破坏了90%以上,此时的治疗并不能起到挽救残存的肾上腺皮质功能的作用。

腹部的紫纹和各种手术瘢痕可以告诉我们很多信息。皮质醇增多症(库欣综合征)的典型临床表现是皮肤出现紫纹,对第一次就诊的肥胖糖尿病患者一定要检查有无腹部紫纹,因为皮质醇增多症患者的第一主诉往往是血糖、血压升高。但是,紫纹并不是皮质醇增多症的专利,单纯性肥胖患者也会在腹部出现紫纹(图1-15),所以往往需要通过地塞米松抑制试验进一步确定是否为皮质醇增多症。

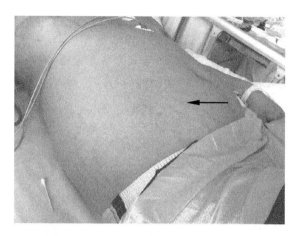

图 1-15　单纯性肥胖患者的腹部和腋下紫纹（左侧棉签起比对紫纹长度作用）

特定部位的手术瘢痕既可帮助医生了解患者的既往史，也可从侧面了解患者的记忆力，有利于核准病史的准确性。

案　例

如果患者有病态性模仿语的问题，通过简单的查体就能看出来。一位患有病态性模仿语的老太太前来就诊，医师在检查腹部的时候，问她："开过刀吗？"她回答："开过刀的。"医师继续问："开过什么刀？"老太太回答很含糊。如果继续问："开过阑尾吗？"老太太很肯定地回答："开过阑尾。"如果再继续问："开过胆囊吗？"老太太还是很配合地回答："开过胆囊的。"这时候，医师就知道她的主诉没有任何价值，只是一种病态性模仿语，因为她的腹部告诉我们，她没有做过任何腹部手术。

2. 腹部的触诊

腹部触诊要解决的问题：确定有无腹肌紧张；确定腹部疼痛部位；腹部脏器的触诊；有无腹腔积液；有无肿块。

触诊检查的原则：先触诊健康部位，逐渐移至病变部位；先检查压痛，再检查反跳痛；先检查浅表部位，再检查深部器官。

十三、四肢和肌力的检查

内分泌科专科检查的重点是双下肢，需要检查的内容有：

1．视诊

（1）观察四肢是否对称，下肢皮肤有无溃疡、水肿、结节、出血点，有无静脉曲张。如果看到图1-16中的皮肤改变，一定要首先考虑自身免疫疾病。

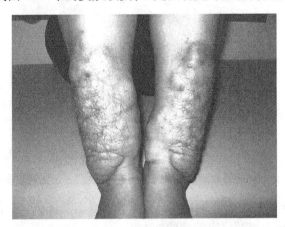

图1-16　甲亢伴有胫前黏液性水肿的患者

（2）观察膝关节有无红肿。

（3）观察踝关节及足趾（有无红肿、杵状趾等）。

2．触诊

（1）触诊双侧腹股沟淋巴结。

（2）触诊膝关节有无压痛和浮髌试验。

（3）检查膝关节活动（屈、伸）。

（4）检查下肢肌张力及肌力。

（5）检查髋关节活动（屈髋、内旋、外旋）。

（6）触诊双侧足背动脉。

（7）用右手食指按压踝或胫前3秒钟，观察有无可凹性水肿。

（8）足部感觉，可用10 g尼龙丝进行检查。

十四、急性脑卒中和神经系统检查

内分泌科医师需要苦练各种病理征的检查，因为糖尿病患者在一生中出现脑血管意外的可能性很大。急性缺血性脑卒中的及早确诊十分重要。时间等于生命！发现得越早，大脑的损伤就可以减少到最小。研究表明，4.5小时是急性缺血性脑卒中治疗的黄金时间，也就是说，如果发病到确诊并治疗超出4.5小时，结局大相径庭。而很多糖尿病合并缺血性脑卒中患者的早期症状常常可以通过最简单的问诊和查体发现，常早于头颅CT或MRI检查的阳性表现。

1．STR 简易检查法

S(smile)：对着镜子或别人笑一下。异常为口角歪斜，鼻唇沟不对称，流口水。

T(talk)：说一句简单句子，检查有无条理，是否连贯，如：今天，天气真好。异常为吐字不清，前后语序错乱，不能发音。

R(raise)：水平向前举起双手，掌心向上，五指并拢，持续 10 秒钟。异常为不能持续双手齐举，一手不由自主下落或是五个手指不由自主分开。

还有一些学者建议加上 T(tongue)，同时检查舌头，要求受检者伸出舌头，如舌头弯曲或偏向一边，就是中风征兆。事实上，只要 STR 中有一条异常，足以建议立刻送往医院就医。

STR 法是老百姓都应该掌握的简单的中风体检方法，医学生们还应该进一步了解和掌握专业的神经系统检查方法和技巧。神经系统检查包括脑神经检查、运动功能检查、感觉功能检查、神经反射检查。但其中很多检查需要患者在意识清醒的状态下配合完成，所以进行神经系统体格检查之前需要先判断患者的意识状态，确定患者对外界刺激的反应状态。

2．颅神经检查

糖尿病患者容易合并颅神经病变，常导致动眼神经麻痹和面神经麻痹。

动眼神经主要管眼球运动，糖尿病患者如果出现动眼神经麻痹通常表现为：眼球运动受限，只能外展，不能向内、向下、向上运动，上睑下垂，调节反射消失。

糖尿病合并 Bell's 麻痹较为常见，即糖尿病合并面神经麻痹。面神经主管面部表情肌和舌前 2/3 味觉功能。面神经损害可分为周围性损害和中枢性损害。一侧周围性面神经损害(周围性面瘫)表现为：病侧额纹减少，眼裂增大，鼻唇沟变浅；不能皱额、闭眼；微笑或露齿时口角歪向健侧，鼓腮帮及吹口哨时病变侧漏气。中枢性面神经损害(中枢性面瘫)表现为：皱额、闭眼不受影响，病侧鼻唇沟变浅，微笑或露齿时口角歪向健侧，鼓腮帮及吹口哨时病变侧漏气。面神经功能的检查还包括味觉的检查，但临床上应用较少，对于高度怀疑面神经麻痹的患者，还可以评估一下味觉的变化。

 小贴士

12 对颅神经的口诀歌

一嗅二视三动眼，四滑五叉六外展。
七面八听九舌咽，迷走副带舌下全。

3. 肌力的检查和分级

肌力分级通常采用六级分级法。

0 级：完全瘫痪，测不到肌肉收缩。

1 级：仅测到肌肉收缩，但不能产生动作。

2 级：肢体在床面上能水平移动，但不能抵抗自身重力，不能抬离床面。

3 级：肢体能抵抗自身重力，抬离床面，但不能抵抗外界阻力。

4 级：能部分对抗外界阻力作用。

5 级：正常肌力。

对各种急慢性低钾血症、糖尿病合并急性脑血管意外的患者都需要评估肌力和肌张力，结合化验和检查结果确定病情的急缓和严重程度。

4. 病理征的检查

神经反射常用的检查包括浅反射、深反射、病理反射、脑膜刺激征。对于内分泌科医师来说，最常用的是病理反射和脑膜刺激征的检查。

不同版本的《诊断学》对于病理反射包括的内容描述有些差异，如《诊断学》（第五版，人民卫生出版社，2006 年）中病理反射包括 Babinski 征、Oppenheim 征、Gordon 征、Chaddock 征，《诊断学》（第六版，人民卫生出版社，2009 年）中关于病理反射的内容改为 Babinski 征、Oppenheim 征、Gordon 征、Hoffman 征，而八年制的《临床诊断学》（第二版，人民卫生出版社，2010 年）中病理反射只写了 Babinski 征、Oppenheim 征，将 Hoffman 征放入深反射部分。但不管何种病理征的检查，均需要在临床实践中反复练习方能真正掌握。

（1）Babinski 征：用竹签或棉签沿受检者足底外侧缘，由后向前划至小趾近根部并转向内侧，阳性反应为拇趾背伸，余趾呈扇形展开。病理征一般出现在锥体束病变患者和 1 岁半以内的婴儿身上。如果孩子逐渐长大，而病理征不消失，也是一种异常。

（2）Oppenheim 征：检查者用拇指及示指沿受检者胫骨前缘用力由上向下滑压，阳性反应为足部拇趾背伸，余趾呈扇形展开。临床实践中，医生们常常用食指和中指夹住受检者的胫骨前缘用力由上向下滑压，这样操作更为方便。

（3）Gordon 征：检查者用手以一定力量挤压受检者腓肠肌，阳性反应为足部的拇趾背伸，余趾呈扇形展开。

（4）Hoffman 征：检查者左手持受检者腕部，右手以中指和示指夹住受检者的中指并向上提，使得受检者的腕部处于轻度过伸状态，以拇指迅速弹刮受检者的中指指甲，引起其余四指的掌屈反应为阳性。Hoffman 征阳性常和颈椎病变有关，定位在颈椎 7 节 ~ 胸椎 1 节。

（5）脑膜刺激征（meningeal irritation sign）包括颈项强直、布氏征和克氏征。

脑膜受激惹的体征,常见于各种脑膜炎、蛛网膜下腔出血及各种原因导致的颅内压增高。

① 颈项强直检查:受检者取仰卧位,双下肢自然伸直,检查者站其右侧。去枕头,让受检者放松,用手托起其枕部,先左右晃动,再使颈部前屈,测试其抵抗力。被动屈颈时抵抗力增强,排除颈椎病变和颈部局部肌肉病变后可考虑颈项强直。

② Kernig 征检查:受检者仰卧,先将其一侧髋、膝关节屈成直角,再用手抬高受检同侧小腿,伸膝。正常人可将膝关节伸达 135°以上。阳性表现为伸膝受限且伴疼痛和屈肌痉挛。

③ Brudzinski 征检查:受检者仰卧,双下肢自然伸直,检查者站其右侧。检查者左手托受检者枕部,右手置其胸前,然后使头部前屈。阳性表现为当头部前屈时,两侧膝关节和髋关节屈曲。

十五、外生殖器的检查

性发育异常疾病是内分泌科疾病的一个重要内容,因此外生殖器检查就十分必要。但由于发病率低,检查专科性强,患者的就诊率很低,甚至一些低年资的内分泌专科医师都不能完全正确掌握其体检要点。事实上,这一专科检查有重要的临床意义。外生殖器的检查在某种程度上会提示医生是否有必要进行染色体、性激素、皮质醇等费时费钱的检查。

首先需要向患者解释该项体格检查的必要性,消除顾虑,保护隐私。医生也要学会自我保护,检查异性患者时,最好有其家属在场。特别是检查女性患者,需请女性同事陪同。然后需要确认患者膀胱已排空,请受检者取仰卧位。

1. 男性外生殖器的检查

(1) 视诊阴毛、阴囊、阴茎、冠状沟、龟头、包皮。

男性阴毛一般呈菱形分布,从阴茎根部到耻骨联合。

男性外阴的 Tanner 分期:

Ⅰ期:青春前期外阴,睾丸、阴囊、阴茎呈幼童状。

Ⅱ期:睾丸、阴囊增大,阴茎皮肤质地略粗糙,并开始发红。

Ⅲ期:阴茎开始生长,首先是长度增加,之后增粗,睾丸、阴囊继续增大。

Ⅳ期:阴茎的长度和直径继续增大,龟头也开始变粗,轮廓明显,睾丸、阴囊继续增大。阴囊皮肤色素沉着。

Ⅴ期:睾丸、阴囊、阴茎的形状和大小均呈成熟男性改变,阴茎此后停止生长。

阴茎长短因人而异,但一般成人正常长度为(13.3 ± 1.6) cm。如果 18 岁以上的男性阴茎过短和幼稚型,需要考虑性发育延迟。如果9岁以前的男童出现外生殖器的发育,则要考虑性早熟。

男性尿道外口的视诊:检查尿道口时,医生需要将两指夹住龟头,轻轻挤压龟头使尿道张开,观察尿道口有无红肿、分泌物和溃疡。对糖尿病合并感染,但感染灶不明确的男性患者一定要进行此项检查,并需要翻开包皮检查。

阴囊(scrotum)的检查:观察阴囊的皮肤有无皮疹、红肿、渗出、破溃、水肿。糖尿病患者容易出现会阴部湿疹,奇痒,此时需要检查阴囊的皮肤。严重低蛋白血症时,常有阴囊水肿,伴有下肢明显浮肿,提示病情危重。如双侧阴囊大小不对称,需考虑阴囊疝和鞘膜积液的可能。

(2) 触诊双侧睾丸、附睾、精索。

胎儿第七个月时睾丸下降于腹股沟内,出生前不久由腹股沟移入阴囊。约10%男婴出生时睾丸未降,但在生后第一年末其百分率降到1.7%～3.0%。睾丸不降的结果会导致隐睾。正常成年男性的双侧睾丸都在阴囊内,如果男性幼儿因为第二性征发育不良或缺如就诊,首先需要检查双侧阴囊内有无睾丸。

附睾位于睾丸的后外侧,急性炎症时与睾丸分界不清,肿痛明显;慢性炎症则会明显肿大而压痛较轻;如果质地硬且有结节感,需要考虑附睾结核。

2. 女性外生殖器的检查

(1) 视诊阴毛、阴阜、大小阴唇、阴蒂。

阴阜位于耻骨联合前,为脂肪垫,性成熟后阴阜上覆盖有阴毛,女性呈倒三角形分布。如发现阴毛稀疏,需进一步询问患者是否曾有产后出血和产后的闭经无乳,如有这些病史,需要考虑性腺轴的异常,如Sheehan综合征。如发现阴毛浓密,呈菱形男性分布,需要考虑雄激素异常合成增多的疾病,如先天性肾上腺皮质增生症(congenital adrenal hyperplasia,CAH)、肾上腺皮质功能亢进等。

(2) 触诊前庭大腺。

前庭大腺位于阴道口两侧的皮下,如黄豆大,开口于小阴唇和处女膜的沟内,有炎症时会有局部红肿、触痛和挤压后脓液溢出。

对于低年资医师和实习医生来说,分辨女性的尿道口和阴道口是一件有困难但很重要的事。为女性患者导尿的时候,经常有医学生导不出尿来,上级医师过去一看,导尿管插在阴道口里了。如果患者取仰卧位,可以首先看到大阴唇,性成熟后上面表面有阴毛,常自然合拢遮盖外阴,经产妇则自然分开。拨开大阴唇,可见自上而下的是阴蒂、尿道口、阴道口。阴蒂是小阴唇和大阴唇前联合的连接隆起,无开口。尿道口小而圆,常被小阴唇和大阴唇遮盖。阴道口在最下面。医学生们要珍惜所有的妇科检查带教、导尿见习和操作的机会,尽快熟悉正常女性的外阴检查。

参考文献

［1］ 陈文彬,潘祥林:《诊断学》第七版,人民卫生出版社,2011 年。

［2］ 宁光:《内分泌学高级教程》,人民军医出版社,2011 年。

［3］ 国家药典委员会:《中华人民共和国药典.2005 年版二部》,化学工业出版社,2005 年。

［4］ 朱利君:《双硫仑反应的发生机制及急诊治疗》,《检验医学与临床》,2014 年第 11 期。

［5］ 上官丹罡,等:《150 例头孢哌酮不良反应文献分析》,《中国医院药学杂志》,2014 年第 23 期。

［6］ 高素荣:《失语症》第二版,北京大学医学出版社,2006 年。

［7］ 罗颖嘉,等:《提高诊断学问诊教学质量的对策研究》,《中国高等医学教育》,2010 年第 2 期。

［8］ 黄正接,等:《"同理心"在医学生临床实习教学中的实践与成效》,《中华医学教育杂志》,2013 年第 4 期。

［9］ Egnew T R, Schaad D C. Medical Trainee Perceptions of Medical School Education About Suffering：A Pilot Study. Journal of Palliative Medicine, 2009.

［10］ 梁乃新,等:《充分利用多媒体技术提高标准化病人问诊综合技能》,《中华医学教育杂志》,2012 年第 3 期。

［11］ 邹和建,等:《应用标准化病人考试的操作规范与步骤》,《中华医学教育杂志》,2009 年第 1 期。

［12］ Nasca T J, et al. The Next GME Accreditation System：Rationale and Benefits. The New England Journal of Medicine,2012.

［13］ 杜平,等:《浅析肢体语言在康复医学教学中应用》,《中国康复理论与实践》,2012 年 6 月第 6 期。

［14］ 梁万年,李航:《医患关系的沟通(二)》,《中国全科医学》,2013 年第 8 期。

［15］ 〔美〕乔·纳瓦罗,马文·卡尔林斯:《FBI 教你破解身体语言》,王丽译,吉林文史出版社,2009 年。

［16］ 〔英〕亚伦·皮斯,芭芭拉·皮斯:《身体语言密码》,王甜甜,黄佼译,中国城市出版社,2007 年。

［17］ Edward. The Hidden Dimension：An Anthropologist Examines Human's Use of Space in Public and in Private. Double Day/Anchor Books,1966.

［18］　Edward. The Silent Language. A Fawceff Premier Book, 1959.

［19］　Mourits MP1, et al. Clinical Activity Score as A Guide in the Management of Patients with Graves' Ophthalmopathy. Clinical Endocrinology, 1997.

［20］　陈家伦:《临床内分泌学》,上海科学技术出版社,2011 年。

［21］　刘彦,等:《以高血钾危象起病的 Addison 病 1 例》,《实用医学杂志》,2013 年第 19 期。

［22］　Hacke W,et al. Thrombolysis with Alteplase 3 to 4.5 Hours After Acute Ischemic Stroke. The New England Journal of Medicine,2008.

［23］　Zubair K M. Guidelines for Stroke Center Development. Stroke,2001.

［24］　Kojima Y, et al. Laparoscopic Orchiectomy and Subsequent Internal Ring Closure for Extra-abdominal Testicular Nubbin in Children. Urology,2009.

第二章
内分泌科常见病检验解读

医学生进入临床实习,刚开始可能会手足无措,不知道干些什么;到每个科轮转的时间又很短,常常看不到患者诊疗过程的全貌;老师都很忙,医学生想深入学习又没有人手把手地指导。所以,医学生常常沦为贴化验单、跑腿的小学徒(现在,有的医院实现了化验单集中打印,连这个过程都简化了)。

但是,医学生不能满足于把化验单贴好就结束了。在这个过程中,需要认真搞懂典型病例检查化验结果的意义,弄明白为什么上级医师要开具这些化验和检查,仔细研究上级医师的查房意见和医嘱,结合病程记录中的解释和说明,多问几个为什么。这样回头再看教科书就容易理解了,就能融会贯通,将理论与实践结合起来。

本书只对内分泌科的常见检验项目如血液、尿液、同位素的检查方法和结果进行介绍和分析,暂不包括心电图、CT、MRI、彩超等器械检查。书中所列检验项目的参考值均以苏北人民医院中心化验室的参考值为例。

在内分泌科,各种临床化验对疾病诊断治疗的重要性远远超出其他临床科室。换句话说,内分泌科非常依赖临床各种化验和功能试验。那么,实习医学生和年轻医生怎样才能在日常枯燥的工作中,学到各种实验室化验所包含的知识和迅速提高自身的诊疗水平呢? 下面将对内分泌科几种常见疾病的化验结果进行解读。

第一节　内分泌共性检验解读

在内分泌科,很多检查项目是共性检查,如血常规、肝功能、肾功能、血脂分析、心肌酶谱、心肌损伤标志物、尿常规等。作为医生,不仅需要了解本科的特殊化验,还要了解共性化验及它们的价值和意义;不仅要了解每项化验的样本采集要求,还要熟悉自己化验室的正常参考值,才能避免漏诊,尽可能减少患者的痛苦和经济负担,同时提高诊断水平。

一、血常规

血常规检查中血细胞分析内容最详细,共有 24 项,主要分为红细胞、白细胞、血小板 3 个部分。

样本采集要求:在空腹或饱腹状态下抽取全血,急诊可抽取末梢血。

1. 红细胞的检验

(1) 检验项目和参考值

R1:红细胞 $(3.5 \sim 5.5) \times 10^{12}/L$

R2:血红蛋白 $110 \sim 160$ g/L

R3:红细胞压积 $32 \sim 46$ g/L

R4:红细胞平均体积 $82 \sim 92$ fl

R5:平均血红蛋白量 $27 \sim 33$ pg

R6:平均血红蛋白浓度 $320 \sim 370$ g/L

R7:红细胞分布宽度 $11.6\% \sim 15\%$

(2) 临床意义

● R1:红细胞(red blood cell,RBC)

RBC 是血液中数量最多的血细胞,无核,无线粒体,呈双凹圆碟形,以糖酵解获得能量维持细胞活动。2004 年我国红细胞测定参考值为成年男性:$(4.0 \sim 5.5) \times 10^{12}/L$,女性:$(3.5 \sim 5.0) \times 10^{12}/L$,新生儿:$(6.0 \sim 7.0) \times 10^{12}/L$。可以看出,出生时红细胞计数最高,出生后 3 个月至 15 岁,红细胞计数会因为生长发育迅速出现造血原料相对不足而生理性减少 $10\% \sim 20\%$,进入青春期后逐渐升高接近正常成人水平。

红细胞计数常见两种异常情况,数量增多,或数量减少。

成年男性红细胞计数 $>6.0 \times 10^{12}/L$,女性红细胞计数 $>5.5 \times 10^{12}/L$ 时,如多次复查均增高,要考虑红细胞增多。

在内分泌科红细胞增多常见于:

① 相对性增多,比如脱水、尿崩症、糖尿病酮症酸中毒、慢性肾上腺皮质功能减退、甲亢危象等。甲亢出汗较多情况下,由于血容量减少,红细胞计数相对增多,但红细胞数量实际没有增加。这种情况多为暂时性,可以通过复查和结合 HCT 进行确定。

② 绝对性增多,比如慢性缺氧、合并先天性心脏病、高原病等。

③ 骨髓增生活跃,如库欣综合征中皮质醇刺激骨髓导致红细胞计数明显升高,同时还要警惕各种肿瘤,如肝癌、肾癌也常出现红细胞计数增多。

如果排除上述因素,两次复查血常规发现红细胞计数 $>7.0 \times 10^{12}/L$,应考虑血液科的真性红细胞增多症,这时要请血液科会诊。

红细胞计数减少有生理性减少和病理性减少。孕妇和老年人都会有生理性减少。病理性减少即常说的贫血,原因繁多,需要同时结合血红蛋白进行分析(详见下文)。

● R2:血红蛋白(hemoglobin,HB)

HB 是红细胞内的主要蛋白质,红细胞是通过 HB 运输氧气和二氧化碳的。HB 合成过程中必须有铁、叶酸、维生素 B_{12},氨基酸等参与,受爆式促进激活物(BPA)、促红细胞生成素(EPO)和性激素等的调节。病理性增多主要见于真性红细胞增多症、高原症、库欣综合征等,病理性减少主要见于各种原因的贫血。

健康人体内的红细胞计数(10^6/μL)和血红蛋白(g/dL)的比值一般是 3:1,这个比值有助于简易且初步判断红细胞和血红蛋白是否同步协调变化及贫血的原因。

案 例 慢性支气管炎患者的血常规结果

图 2-1 中红细胞:5.64×10^{12}/L = 5.64×10^6/μL,血红蛋白:175 g/L = 1.75 g/dL,那么 5.64÷1.75 =3.22。虽然红细胞总数和血红蛋白的比值看上去接近正常值,但事实上红细胞和血红蛋白绝对值增多了,而且红细胞数量增多得更明显。这是一个慢性支气管炎患者的血常规检验报告单。所以,如果红细胞/血红蛋白的数值越大,可能提示患者慢性缺氧越明显。当然并不适用于所有患者,有些慢支患者很消瘦,机体代偿作用差,也会出现血红蛋白没有明显升高的情况,需要具体情况具体分析。

需要注意的是,新近输过血、有过急慢性失血的患者,或者月经刚结束的女性患者,也可能会有上述变化。需要医师在采集患者病史的交流中进一步排除。

苏北人民医院临床医学检测中心报告单　XN1000

姓　名:×××　ID　号: 0000329560　样本种类: 末梢血　样本编号: 常 11
性　别: 男　病　区: 904A病区　临床诊断:
年　龄: 42 岁　病床号: 39　送检医师:×××　备　注:

	检验项目	结果	参考值		检验项目	结果	参考值
1	红细胞	5.64	4.3-5.8 10^12/L	13	嗜碱细胞百分比	0.2	0-1
2	血红蛋白	175	130-175 g/L	14	中性粒细胞	11.34	↑ 2.1-7.7 10^9/L
3	红细胞压积	50.30	↑ 40.0-50.0	15	淋巴细胞	0.77	↓ 0.8-4 10^9/L
4	红细胞平均体积	89.2	82-100 fL	16	单核细胞	0.96	↑ 0.1-0.8 10^9/L
5	平均血红蛋白量	31.0	27-34 pg	17	嗜酸细胞	0.09	0.05-0.5 10^9/L
6	平均血红蛋白浓度	348	316-354 g/L	18	嗜碱细胞	0.03	0-0.2 10^9/L
7	红细胞分布宽度	17.5	↑ 11.6-15.5	19	血小板	143	125-350 10^9/L
8	白细胞	13.19	↑ 3.5-9.5 10^9/L	20	平均血小板体积	11.4	↑ 7.4-11 fL
9	中性粒细胞百分比	86.0	↑ 50-70	21	血小板压积	0.160	0.158-0.425 mL/L
10	淋巴细胞百分比	5.8	↓ 20-40	22	血小板分布宽度	14.5	10-16.5 %
11	单核细胞百分比	7.3	3-8	23	红细胞分布宽度	55	35-55 fL
12	嗜酸细胞百分比	0.7	0.5-5	24	大型血小板比率	0.365	0.13-0.43

标本采集时间: 2016-04-16 03:30　标本接受时间: 2016-04-16 04:13　报告时间: 2016-4-16 04:16
本报告仅对所检测样本负责　检验者:×××　审核者:×××

图 2-1　慢性支气管炎患者的血常规结果

案 例 小细胞低色素贫血患者的血常规结果

图 2-2 中红细胞:$3.99 \times 10^{12}/L = 3.99 \times 10^6/\mu L$, 血红蛋白:$102\,g/L = 1.02\,g/dL$, 那么 $3.99 \div 1.02 = 3.91$。相对于红细胞, 血红蛋白明显减少, 首先应考虑小细胞低色素贫血。如果患者在出现贫血的时候, 这个值明显低于3, 说明红细胞相对减少更多, 首先应考虑大细胞性贫血。

苏北人民医院临床医学检测中心报告单　　急诊血液

姓　名:×××　　ID　号:　0100079345　　样本种类:　末梢血　　样本编号:　常 216
性　别:　女　　病　区:　　　　　　　　临床诊断:
年　龄:　20 岁　病床号:　　　　　　　送检医师:×××　　　备　注:

检验项目	结果	参考值	检验项目	结果	参考值
1 红细胞	3.99	3.8-5.1 10^12/L	14 中性粒细胞	2.68	2.1-7.7 10^9/L
2 血红蛋白	102	↓115-150 g/L	15 淋巴细胞	1.80	0.8-4 10^9/L
3 红细胞压积	34.20	↓35.0-45.0	16 单核细胞	0.62	0.1-0.8 10^9/L
4 红细胞平均体积	85.7	82-100 fL	17 嗜酸细胞	0.13	0.05-0.5 10^9/L
5 平均血红蛋白量	25.6	↓27-34 pg	18 嗜碱细胞	0.03	0-0.2 10^9/L
6 平均血红蛋白浓度	298	↓316-354 g/L	19 血小板	271	125-350 10^9/L
7 红细胞分布宽度	14.9	11.6-15 %	20 平均血小板体积	11.6	↑7.4-11 fL
8 白细胞	5.27	3.5-9.5 10^9/L	21 血小板压积	0.320	0.158-0.425 mL/L
9 中性粒细胞百分比	50.9	50-70	22 血小板分布宽度	13.6	10-16.5 %
10 淋巴细胞百分比	34.2	20-40	23 红细胞分布宽度	45	35-55 fl
11 单核细胞百分比	11.8	↑3-8	24 大型血小板比率	0.363	0.13-0.43
12 嗜酸细胞百分比	2.5	0.5-5	25 C反应蛋白 (末梢血)	1.0	0-5mg/L
13 嗜碱细胞百分比	0.6	0-1			

标本采集时间: 2016-04-05 17:05　　标本接受时间: 2016-04-05 17:11　　报告时间: 2016-4-5　17:25
本报告仅对所检测样本负责　　　　　　　　　　　　检验者:×××　　审核者:×××

图 2-2　疑似小细胞低色素贫血患者的血常规结果

● R3:红细胞压积(hematocrit, HCT)

HCT 指抗凝全血经离心沉淀后, 测得下沉的红细胞在全血中所占容积的百分比, 即红细胞在血液中所占容积的比值, 可以反映血液浓缩情况和贫血程度。在脱水和各种原因导致的红细胞增多的情况下, HCT 会明显升高。在纠正电解质紊乱的诊治过程中, HCT 有着重要的临床意义。在内分泌科的酮症酸中毒患者的诊治中, HCT 对判断有无脱水、补液是否充分有重要的辅助作用。各种贫血情况下, HCT 会降低。HCT、RBC、HB 三者结合, 可以计算出三种常用的红细胞平均指数 MCV、MCH、MCHC, 进一步判断贫血原因。

● R4:红细胞平均体积(mean corpuscular volume, MCV)

MCV 指红细胞(RBC)的平均体积。用 RBC 计数除以红细胞容积得到, 直接反映单个 RBC 的大小。

● R5：平均血红蛋白量（mean corpuscular hemoglobin，MCH）

MCH 指每个红细胞内所含血红蛋白的平均量，可由血红蛋白量除以红细胞计数得到。

● R6：平均血红蛋白浓度（mean corpuscular hemoglobin concentration，MCHC）

MCHC 指平均每升 RBC 中所含血红蛋白浓度。如果能结合上述多种指标，就能进行更准确的贫血分析（表 2-1）。

表 2-1　MCV、MCH、MCHC 对贫血原因分析的意义

名称	MCV(fl)	MCH(pg)	MCHC(g/L)	贫血原因
正细胞性贫血	正常	正常	正常	再障贫血，急性失血性贫血，溶血性贫血
大细胞性贫血	>100	>32	正常	巨幼红细胞性贫血
小细胞性贫血	<80	<26	正常	慢性病性贫血
小细胞低色素贫血	<80	<23	<300	缺铁性贫血，铁幼粒细胞贫血，血红蛋白病等

● R7：红细胞分布宽度（red blood cell volume distribution width，RDW）

RDW 反映外周红细胞体积异质性的参数。Bassman 曾提出应用 MCV 和 RDW 两项参数可帮助更好地鉴别贫血原因。RDW 可用于鉴别缺铁性贫血和轻型地中海性贫血（前者 RDW 升高，后者大都正常）；对缺铁性贫血的治疗和疗效监测有临床意义（治疗好转后 RDW 仍高，间接说明体内储存铁不足）。

2. 白细胞的常规检验

（1）检验项目和参考值

W1：白细胞(4.0~10)×10⁹/L

W2：中性粒细胞(2.1~7.7)×10⁹/L，中性粒细胞百分比50%~70%

W3：淋巴细胞(0.8~4.0)×10⁹/L，淋巴细胞百分比20%~40%

W4：单核细胞(0.1~0.8)×10⁹/L，单核细胞百分比3%~8%

W5：嗜酸性粒细胞(0.05~0.5)×10⁹/L，嗜酸性粒细胞百分比0.5%~5%

W6：嗜碱性粒细胞(0~0.2)×10⁹/L，嗜碱性粒细胞百分比0~1%

（2）临床意义

● W1：白细胞（white blood cell，WBC）

WBC 共有5种主要类型，其中3种因胞质中含有嗜色颗粒，分为中性粒细胞、嗜酸性粒细胞和嗜碱性粒细胞，另两种为单核细胞和淋巴细胞。除了淋巴细胞外，所有的白细胞都有变形运动，可以穿过毛细血管壁，具有趋化性。WBC 主

要执行免疫、防御功能。新生儿最高,后逐渐减少。在感染、应激、情绪变化、剧烈运动等情况下均会升高,在血液系统疾病、放射损伤等情况下会出现明显减少。

● W2:中性粒细胞(neutrophile granulocyte,NE)

正常 NE 都是分 2~3 叶的有核粒细胞,不分叶或分叶很多的少见,如果外周血中出现不分叶核粒细胞(如杆状核粒细胞、早幼粒细胞、中幼粒细胞、晚幼粒细胞)的百分率超过 5%,称核左移。有时在化验单的右上角会见到化验师写的"**核左移**",这就是提示中性粒细胞有严重病理变化,需要特别注意! 因为它出现常伴随着严重化脓性感染、急性失血、急性中毒、急性溶血性反应等情况。如果 WBC 总数增高或正常,同时合并核左移,多提示重症感染、类白反应等。相对地,核右移指外周血中出现分叶 5 叶以上的核粒细胞的百分率超过 3%。核右移常伴有白细胞总数下降,见于巨幼贫、恶性贫血、炎症恢复期。

下面是一个 2 型糖尿病合并严重感染出现核左移的患者的血细胞分析的化验单(图 2-3),可以看到白细胞总数、中性粒细胞绝对数和比例都明显升高。镜检显示:粒细胞核左移。

苏北人民医院临床医学检测中心报告单 HST-XE2100

姓　　名:×××　　ID　号:0000328119　样本种类:全血　　样本编号:常 9139
性　　别:男　　病　区:504病区　　临床诊断:
年　　龄:30 岁　　病 床 号:30　　送检医师:×××　　备　注:核左移

	检验项目	结果	参考范围		检验项目	结果	参考范围
1	红细胞	3.72	↓4.3-5.8 10^12/L	18	嗜碱细胞	0.13	0-0.2 10^9/L
2	血红蛋白	108	↓130-175 g/L	19	血小板	129	125-350 10^9/L
3	红细胞压积	31.80	↓40.0-50.0	20	平均血小板体积	11.3	↑7.4-11 fL
4	红细胞平均体积	85.5	82-100 fL	21	血小板压积	0.150	0.158-0.425 mL/L
5	平均血红蛋白量	29.0	27-34 pg	22	血小板分布宽度	17.8	↑10-16.5 %
6	平均血红蛋白浓度	340	316-354 g/L	23	红细胞分布宽度	46	35-55 fl
7	红细胞分布宽度	14.5	11.6-15 %	24	大型血小板比率	0.375	0.13-0.43
8	白细胞	42.75	↑3.5-9.5 10^9/L				
9	中性粒细胞百分比	85.6	↑50-70				
10	淋巴细胞百分比	10.0	↓20-40				
11	单核细胞百分比	4.0	3-8				
12	嗜酸细胞百分比	0.1	↓0.5-5				
13	嗜碱细胞百分比	0.3	0-1				
14	中性粒细胞	36.59	↑2.1-7.7 10^9/L				
15	淋巴细胞	4.28	↑0.8-4 10^9/L				
16	单核细胞	1.71	↑0.1-0.8 10^9/L				
17	嗜酸细胞	0.04	↓0.05-0.5 10^9/L				

标本采集时间:2016-06-14 05:45　　标本接受时间:2016-06-14 08:11　　报告时间:2016-06-14 10:44
本报告仅对所检测样本负责　　　　　　　　检验者:×××　　审核者:×××

图 2-3　核左移患者的血细胞分析

● W3:淋巴细胞(lymphocyte,Ly)

Ly 绝大部分为小淋巴细胞,主要和免疫应答相关。Ly 在人体内的作用尚没有完全明确,目前主要观点认为,T 淋巴细胞主要与细胞免疫有关,B 淋巴细胞主要与体液免疫有关。一般化验单中并没有将淋巴细胞分类,如果需要进一步分析淋巴细胞的分群,还需要应用流式细胞分析的方法。

- W4:单核细胞(monocyte,Mon)

Mon 是组织血液中巨噬细胞的前体细胞,比中性粒细胞有更强的吞噬能力,但数量和趋化速度都比不上中性粒细胞,炎症晚期才能见到单核细胞。传染性单核细胞增多症中,除了单核细胞明显增多外,还有异常淋巴细胞明显增多,同时可以测定 EB 病毒抗体和嗜异性抗体(IgM 抗体),后者发病 5 天后就可呈阳性,3～4 周达高峰。

- W5:嗜酸性粒细胞(eosinophil granulocyte,E)

该类白细胞的计数有昼夜周期性波动,清晨减少,午夜增多,推测和糖皮质激素水平呈负相关。这个变化特点非常有趣,在临床上,可以观察库欣综合征患者的该项检查是否有明显下降,也可以对肾上腺皮质功能不全患者补充糖皮质激素是否充分起到提示作用。

该种粒细胞无杀菌作用,常常和过敏反应与寄生虫相关。在第一章第一节中曾提到一例以发热待查入院,最后诊断为急性血吸虫病的患者。当时,该患者的入院血常规检查中显示嗜酸性粒细胞明显升高,再结合他的个人史,这些信息提示了医师们,所以早期考虑到了急性寄生虫病的可能。

- W6:嗜碱性粒细胞(basophilic granulocyte,B)

该类白细胞的胞质中存在肝素、组胺、嗜酸性粒细胞趋化因子 A、过敏性慢物质等多种生物活性物质,能够限制嗜酸性粒细胞在过敏反应中的作用。

3. 血小板的常规检验

(1)检验项目和参考值

P1:血小板(100～300)×10^9/L

P2:平均血小板体积 7.4～11 fl

P3:血小板压积 0.158～0.425 mL/L

P4:血小板分布宽度 10%～16.5%

P5:大型血小板比率 0.13～0.43

(2)临床意义

- P1:血小板(platelet,P)

血小板的重要临床意义在于维持血管壁的完整性和参与止血凝血过程。临床上,当血小板计数低于 100×10^9/L,我们就称为血小板减少。血小板下降至 50×10^9/L 及以下,患者的毛细血管脆性会明显升高,微小创伤或血压升高就会导致毛细血管的破裂,出现皮下出血点。当血小板计数继续下降至 25×10^9/L

及以下,往往会收到化验室的危急值报告,因为此时患者极其易出现黏膜、消化道出血,甚至颅内出血。内分泌科的甲亢患者、糖尿病合并重症感染患者都会有不同程度的血小板减少,主要为免疫破坏,但一般不会降至这么低。但是甲亢或甲减容易合并自身免疫性血小板减少症,这时,血小板的免疫破坏会非常严重,血小板的数值也会非常低。

血小板计数高于 $400 \times 10^9/L$,称为血小板增多,这时需要进一步向患者核实有无脾脏切除病史。如果没有相关的手术病史,同时排除感染等导致的反应性增多的可能,就需要考虑原发性血小板增多症的可能。

● P2:平均血小板体积(mean platelet volume,MPV)

MPV 指单个血小板的平均容积,必须结合血小板计数分析。MPV 增加是造血功能恢复的首要表现。如果随着血小板数持续下降,MPV 也明显下降,是骨髓造血功能衰竭的指标之一。

● P3:血小板压积(plateletcrit,PCT)

PCT 指抗凝全血经离心沉淀后,测得下沉的血小板在全血中所占容积的百分比。在内分泌科疾病中很少被关注。

● P4:血小板分布宽度(platelet distribution width,PDW)

PDW 反映血小板容积大小的离散度。如果 PDW 升高,说明血小板大小悬殊,明显增多可见于急性髓系白血病、巨幼细胞贫血、慢性粒细胞白血病、脾切除等。

● P5:大型血小板比率(large cubage platelet ratio,P-LCR)

通常血小板直径为 $2 \sim 3\ \mu m$,巨大的血小板直径可达 $20 \sim 50\ \mu m$。大型血小板比率增加多表示骨髓巨核细胞增生旺盛,如特发性血小板减少性紫癜、急性失血后等。

二、大生化检验组合

常规生化检验项目一般包括肝功能、肾功能、血糖、血电解质、血脂分析 5 个板块,共 37 项检验项目。下面逐项了解一下这些生化临床检测的意义。

样本采集要求:最好空腹 8 小时以上、静止、坐卧位抽取全血。应避免标本溶血。

1. 肝功能检验

(1) 检验项目和参考值

白蛋白:35 ~ 55 g/L

总蛋白:60 ~ 80 g/L

球蛋白:20 ~ 30 g/L

白球比值:1.1～2.5

前白蛋白:150～400 mg/L

直接胆红素:1.7～7.8 μmol/L

总胆红素:5.7～23.5 μmol/L

间接胆红素:0～20 μmol/L

总胆汁酸:0～10 μmol/L

谷草转氨酶:0～50 U/L

谷丙转氨酶:0～50 U/L

乳酸脱氢酶:109～245 U/L

碱性磷酸酶:25～150 U/L

γ-谷氨酰转肽酶:0～50 U/L

谷草转氨酶同工酶:0～17 U/L

腺苷脱氨酶:0～25 U/L

（2）临床意义

这么多项目其实可以归纳成 3 个板块:反映肝脏合成功能的项目;反映肝脏分解排泄代谢功能的项目;反映肝脏细胞损伤破坏程度的项目。

① 反映肝脏合成功能的项目

白蛋白、总蛋白、球蛋白、白球比值和前白蛋白反映了肝脏合成功能。

白蛋白＋球蛋白＝总蛋白,白蛋白/球蛋白＝白球比值。白蛋白又称血浆清蛋白,由肝脏合成,半寿期为 15～19 天,是维持血液胶体渗透压的重要成分,随年龄增加而增加。血浆白蛋白少于 25 g/L 称为低白蛋白血症。如果出现白蛋白和总蛋白水平低下,再排除丢失和稀释的可能,需要考虑慢性肝损害和肝实质细胞的合成、储备功能下降。球蛋白是多种蛋白质的混合物,包括补体、免疫球蛋白等。球蛋白高于 35 g/L 称高球蛋白血症。一般而言,血浆白蛋白水平降低和球蛋白水平升高是比较常见的病理情况,高白蛋白血症和低球蛋白血症并没有具体规定和进一步的研究。

常见的几种异常:

总蛋白、白蛋白、球蛋白均增高:多见于各种原因导致的血液浓缩,如休克、脱水等;肾上腺皮质功能减退,如 Addison 病等。

总蛋白及白蛋白减少,球蛋白增高:多见于各种肝病,如肝炎、肝硬化、肝癌等;蛋白丢失性疾病,肾病综合征,严重烧伤;营养不良;重症结核,甲亢,各种恶性肿瘤等。

总蛋白及球蛋白增高,白蛋白降低:多见于慢性肝病,且球蛋白增高程度和肝病严重程度相关;多发性骨髓瘤;原发性巨球蛋白血症;自身免疫性疾病;慢性炎症和慢性感染性疾病。

白球比值(A/G)倒置:白蛋白减少,球蛋白增高均可引起 A/G 倒置,见于严重肝功能损伤和 M 蛋白血症。

前白蛋白(prealbumin,PAB)又称血清前白蛋白,由肝细胞合成,是一种载体蛋白,能运输甲状腺素和维生素 A。PAB 比白蛋白能更早期反映肝细胞损害,降低常见于营养不良、慢性感染、晚期恶性肿瘤、肝胆系统疾病,对早期肝炎、急性重症肝炎有特殊诊断意义。明显增高常见于霍奇金病。

② 反映肝脏分解排泌代谢功能的项目

直接胆红素、间接胆红素、总胆红素和总胆汁酸等指标反映了肝脏分解排泌代谢的功能。

要了解直接胆红素、总胆红素、间接胆红素的临床意义,首先要了解胆红素的生理代谢过程:衰老红细胞经单核—巨噬细胞系统破坏,分解产生胆红素,每天约250 mg,这种来源的胆红素占总胆红素的80% ~85%。还有少部分旁路胆红素,由含亚铁血红素的酶破坏骨髓幼稚红细胞后产生,这种来源的胆红素占总胆红素的15% ~20%。这些胆红素在血液中和血清白蛋白结合,此时的胆红素不溶于水,成为非结合胆红素,又称间接胆红素或游离胆红素。间接胆红素在血循环中经过肝血窦时和白蛋白分离,被肝细胞摄取,通过一系列的生化反应,与葡萄糖醛酸结合,成为可溶于水的结合胆红素,又称直接胆红素。这时的结合胆红素能够通过肝细胞膜表面,排入小胆管,随胆汁排入肠道,水解还原后形成尿胆素原和尿胆素。它们大部分随粪便排出体外,20%被肠道吸收,通过肝肠循环重新转变为直接胆红素。如果明显升高,还可以通过肾小球滤过膜直接排入尿中。由此可见,代谢的过程是 IBIL→DBIL→尿胆原。

● 直接胆红素(direct bilirubin,DBIL)

胆红素是衰老红细胞在肝、脾、骨髓的单核—巨噬细胞系统中破坏分解的产物。直接胆红素实际是指结合胆红素,呈水溶性,能够通过肝细胞膜表面,排入小胆管,随胆汁排入肠道,水解还原后形成尿胆素原和尿胆素,大部分随粪便排出,20%被肠道吸收,通过肝肠循环重新转变为直接胆红素。如果明显升高,还可以通过肾小球滤过膜直接排入尿中。

● 间接胆红素(indirect bilirubin,IBIL)

IBIL 称非结合胆红素,也有人称为游离胆红素,因为不能通过肝细胞膜和肾小球滤过膜而停留在血液中。通常测定的间接胆红素指的是总胆红素形成结合胆红素后,循环中稳定存在的间接胆红素的浓度,实际是一个动态平衡的过程。

● 总胆红素(serum total bilirubin,STB)

总胆红素等于直接胆红素与间接胆红素的总和。一般来说,$17.1\ \mu mol/L <$

STB < 34.2 μmol/L 为隐性黄疸；34.2 μmol/L < STB < 171 μmol/L 为轻度黄疸；171 μmol/L < STB < 342 μmol/L 为中度黄疸；STB > 342 μmol/L 为高度黄疸。内分泌科医师常常遇见甲亢合并黄疸的患者，判定黄疸程度和分析黄疸原因，对判断病情和评价治疗疗效都很有实用价值。STB 增高，IBIL 增高，首先考虑溶血性黄疸；STB 增高，DBIL 增高，首先考虑胆汁淤积性黄疸、阻塞性黄疸；STB 增高，DBIL、IBIL 增高，首先考虑肝细胞性黄疸，如病毒性肝炎、药物或中毒性肝炎等。

　　了解了胆红素的代谢途径，就可以理解为什么溶血性黄疸首先表现的是 IBIL 明显升高，很快 DBIL 也增高。在溶血性黄疸中，肝功能正常，后面的结合也增强了，代谢过程得以向下进行。所以对于疾病的发展和过程中的化验变化，要结合病理生理的知识才能够深刻理解。而诊断疾病的时候也要前后结合，分析整个诊疗过程的资料才能得出正确的结论。

 案　例　胰腺癌导致阻塞性黄疸患者的肝功能检验

　　图 2-4 中可见，这个患者总胆红素、直接胆红素明显升高，间接胆红素轻度升高，首先考虑阻塞性黄疸。后来证实这个患者为胰头癌压迫胆总管导致黄疸，而且阻黄已经影响到了肝功能，导致了瘀胆性肝损伤。

苏北人民医院临床医学检测中心报告单　　生化MODULAR

姓　　名：×××　　ID　　号：0000223337　　样本种类：血清　　样本编号：常 138
性　　别：男　　病　　区：308病区　　临床诊断：
年　　龄：77 岁　　病床号：40　　送检医师：×××　　备　　注：

	检验项目	结果	参考值		检验项目	结果	参考值
1	白蛋白	35.0	35~55 g/L	15	尿素氮	4.52	1.7~8.3 mmol/L
2	总蛋白	52.3	↓60~80 g/L	16	肌酐	84.0	44~133 umol/L
3	球蛋白	17.3	↓20~30 g/L	17	二氧化碳	23.5	20~29 mmol/L
4	白球比值	2.0	1.1~2.5	18	钙	2.18	2.05~2.55mmol/L
5	直接胆红素	307.5	↑1.7~7.8 umol/L	19	钾	3.67	3.5~5.5 mmol/L
6	总胆红素	359.7	↑5.7~23.5 umol/L	20	钠	140.0	135~150 mmol/L
7	间接胆红素	52.2	↑0~20 umol/L	21	氯	102.0	96~108 mmol/L
8	谷草转氨酶	42	0~50 U/L	22	总胆汁酸	117.5	↑0.0~10.0 umol/L
9	谷丙转氨酶	68	0~50 U/L	23	视黄醇结合蛋白	8	↓25~69 mg/L
10	乳酸脱氢酶	262	↑109~246 U/L	24	谷草转氨酶同工酶	16.1	0~17 U/L
11	碱性磷酸酶	256	↑25~150 U/L	25	C-反应蛋白	11.87	↑0~10 mg/L
12	r谷氨酰转肽酶	407	↑0~50 U/L	26	胱抑素C	1.40	0.54~1.55 mg/L
13	葡萄糖	4.63	3.89~6.11 mmol/L	27	腺苷脱氨酶	6	0~25 U/L
14	尿酸	246	143~463 umol/L	28	补体C1q	175	159~233 mg/L

标本采集时间：2015-04-01 04:48　　标本接受时间：2015-04-01 07:22　　报告时间：2015-4-1　　10:58
本报告仅对所检测样本负责　　　　　　　　　　　　　　检验者：×××　　　　　审核者：×××

图 2-4　胰腺癌导致阻塞性黄疸患者的肝功能结果

- 总胆汁酸(total bile acid,TPA)

TPA 在肝脏合成,随胆汁分泌入肠道,被肠道细菌分解后由小肠重吸收,经门静脉入肝,被肝细胞摄取重新合成胆汁酸,少量进入血循环。TPA 能非常灵敏地反映肝细胞合成、摄取、分泌功能,与胆道排泄功能有关。

③ 反映肝脏细胞损伤破坏程度的项目

谷草转氨酶、谷丙转氨酶、谷草转氨酶同工酶、乳酸脱氢酶、碱性磷酸酶、γ-谷氨酰转肽酶和腺苷脱氨酶是反映肝脏细胞损伤破坏程度的酶指标。

- 谷 草 转 氨 酶 (aspartate aminotransferase, AST, 旧 称 glutamic-oxaloacetic transaminase,GOT)

AST 主要分布在心肌,其次在肝脏的肝细胞线粒体、骨骼肌和肾脏组织里。在急性重症肝炎时,会出现 AST 明显升高,常提示预后不良。AST 在急性心梗中也有经典变化,急性心梗后 6~8 小时 AST 升高,18~24 小时达高峰,可达到正常值的 4~10 倍,4~5 天后恢复。

- 谷丙转氨酶(alanine aminotransferase,ALT,旧称 glutamic-pyruvic transaminase,GPT)。

ALT 主要分布在肝细胞非线粒体中。正常情况下,ALT 和 AST 在血清中的含量都很低,肝细胞轻度和中度损伤时,ALT 和 AST 均升高,但以 ALT 升高为主,ALT/AST>1。发生严重肝细胞损伤累及线粒体时,AST 也明显升高,ALT 与 AST 的比值可以逆转。在急性重症肝炎时,病程初期出现 ALT 和 AST 升高,ALT/AST<1,随病情恶化,出现黄疸进行性加重,ALT 和 AST 反而降低,称"胆酶分离",提示肝细胞严重坏死,预后不良。

- 谷草转氨酶同工酶(isoenzyme of AST)

肝细胞中有两种谷草转氨酶同工酶,一种是存在于胞质中的上清液 ASTs,一种是存在于肝细胞线粒体中的线粒体 ASTm。轻、中度急性肝炎出现 AST 升高,以 ASTs 升高为主;重症肝炎、爆发性肝炎,酒精性肝病等出现 AST 升高,以 ASTm 升高为主。

- 乳酸脱氢酶(lactate dehydrogenase,LDH)

LDH 是一种糖酵解酶,广泛存在人体各种组织内,对疾病的诊断敏感性高,但特异性差。在心肌、骨骼肌、肾脏中含量最高,其次为肝脏、脾脏、胰腺、肺脏和肿瘤组织。低钾血症、低钙抽搐的患者出现 LDH 明显升高,一定要警惕心肌和骨骼肌的损害。

- 碱性磷酸酶(alkaline phosphatase,ALP)

血清中的 ALP 大部分来自肝脏和骨骼。胆道疾病时由于 ALP 生成增加,排泄减少,导致血清中 ALP 水平升高。当 ALP 和直接胆红素均明显升高,而 ALT

和 AST 仅轻度升高,首先考虑胆汁淤积性黄疸。在骨骼疾病中 ALP 也会升高。详见表 2-2。

表 2-2 碱性磷酸酶升高和疾病相关意义

	ALP 轻度升高	ALP 中度升高	ALP 重度升高
肝胆疾病	病毒性肝炎 酒精性肝硬化	肝占位性病变 (如肉芽肿,肝脓肿,肝转移癌)	阻塞性黄疸 胆汁性肝硬化 肝内胆汁淤积
骨骼疾病	—	佝偻病 骨转移癌 甲旁亢	纤维性骨病 骨肉瘤
其他情况	愈合性骨折 生长中儿童 后期妊娠	—	—

● γ-谷氨酰转肽酶(γ-glutamyl trans peptidase, γ-GGT)

血清中 γ-GGT 主要来自肝胆系统,当肝内合成亢进或胆汁排出受阻时,血清中 γ-GGT 升高。γ-GGT 对原发性胆汁性肝硬化、硬化性胆管炎,肝癌导致的淤胆及酒精性肝硬化非常敏感。这里有必要提一下原发性胆汁性肝硬化,这是一种自身免疫性疾病,较为少见,其特征为肝内细小胆管的慢性非化脓性破坏性炎症,有长期持续性肝内胆汁淤积,大多数患者最终发展为肝硬化、门静脉高压和肝功能失代偿。临床上病情隐匿,如不能及时发现和正确治疗,最终易导致胆汁性肝硬化,而最早能够提示我们这种疾病的指标就是 γ-GGT,可通过进一步检测血清抗线粒体抗体-M_2 型(AMA-M_2)抗体进行确诊。

同时,γ-GGT 在肝硬化稳定期正常,在进展活动期升高。酗酒者明显升高,戒酒后可随之下降,可作为酒精性肝损伤和戒酒的监测指标。

● 腺苷脱氨酶(adenosine deaminase, ADA)

ADA 是一种与机体细胞免疫活性有重要关系的核酸代谢酶。测定血液、体液中的 ADA 及其同工酶水平对某些疾病的诊断、鉴别诊断、治疗及免疫功能的研究日益受到临床重视。ADA 活性是反映肝损伤的敏感指标,与 ALT 或 γ-GGT 等组成肝酶谱能较全面地反映肝脏病的酶学改变。胸腔积液中的 ADA 活性增高有助于结核的诊断。

2. 肾功能检验

(1)检验项目和参考值

尿酸:143 ~ 463 μmol/L

尿素氮:1.7 ~ 8.3 mmol/L

肌酐:44 ~ 133 μmol/L

视黄醇结合蛋白:25 ~ 69 mg/L

胱抑素 C:0.54 ~ 1.55 mg/L

（2）临床意义

● 尿酸(uricacid,UA)

人体内核酸代谢后产生的嘌呤会在肝脏中氧化为 2,6,8-三氧嘌呤,又称为尿酸。2/3 的 UA 经肾脏随尿液排出体外,1/3 通过粪便和汗液排出,所以 UA 是一种代谢最终产物。血 UA 增高,多见于痛风、急性或慢性肾小球肾炎、急慢性肾功能不全、甲状腺功能减低、多发性骨髓瘤、白血病等。血 UA 减低,见于恶性贫血、Fanconi 综合征、使用阿司匹林后、先天性黄嘌呤氧化酶和嘌呤核苷磷酸化酶缺乏等。

● 尿素氮(blood urea nitrogen,BUN)

BUN 是蛋白质代谢的终产物,主要经肾小球滤过随尿排出,可以初步反映肾小球功能。BUN 增高见于器质性肾损害,肾前性少尿,蛋白质分解或摄入过多,提示透析是否充分。但该指标常和饮食有关,需结合其他指标综合分析,避免诱发不必要的恐慌。

● 血清肌酐(serum creatine,Scr)

血清肌酐由外源性和内源性两类组成,是肾小球实质损害的特异性指标。当肾小球滤过率下降至正常人的 1/3 时,血清肌酐开始上升,故 Scr 不能早期诊断肾损害。糖尿病患者在 Scr > 100 μmol/L 的时候就应该开始重视,并进一步查内生肌酐清除率,而不是等到 Scr > 133 μmol/L 才开始采取措施。甲亢的患者多数血清肌酐较正常人低,如果病程中出现血清肌酐进行性上升,即使在正常范围内,也要警惕肾功能减退和损伤。

● 视黄醇结合蛋白(retinal-binding protein,RBP)

RBP 是一种低分子量的亲脂载体蛋白,由肝细胞内质网合成,从肝脏运送维生素 A 至视网膜上皮组织,由肾小球滤过后,在近端肾小管重吸收并被分解成氨基酸供机体合成利用。血中 RBP 升高,主要见于肾小球滤过功能下降、急慢性肾衰。血中 RBP 下降,可反映肾小管重吸收功能障碍,早期提示机体营养状况不良。

● 胱抑素 C(cystatin C,cysC)

cysC 是一种低分子量的非糖基化碱性蛋白,能自由通过肾小球,在近曲小管几乎全部重吸收并被分解。cysC 的水平不受饮食、身高、体重、年龄、恶性肿瘤的影响,是能够反映肾小球滤过率的一个敏感而特异的指标。可以用于早期诊断糖尿病肾病、高血压肾病、其他肾小球损伤性疾病,故临床上已有人开始推荐其作为判断肾小球功能的指标。

3．血糖检验

（1）检验项目和参考值

空腹静脉血浆血糖：3.89～6.11mmol/L

（2）临床意义

血糖结果的解析详见第二章第二节糖尿病常用检验解读。

4．血电解质检验

（1）检验项目和参考值

二氧化碳：20～29 mmol/L

镁：0.5～1.08 mmol/L

钙：2.05～2.55 mmol/L

磷：0.6～1.6 mmol/L

钾：3.5～5.5 mmol/L

钠：135～150 mmol/L

氯：96～108 mmol/L

（2）临床意义

电解质部分的解析详见第二章第五节低钾血症的检验解读。

5．血脂检验

（1）检验项目和参考值

甘油三酯：0.56～1.70 mmol/L

总胆固醇：2.8～5.9 mmol/L

高密度脂蛋白胆固醇：0.90～1.55 mmol/L

低密度脂蛋白胆固醇：2.07～3.36 mmol/L

脂蛋白(a)：0～300 mg/L

载脂蛋白 A1：1.2～1.6 g/L

载脂蛋白 B：0.6～1.2 g/L

APOA1/B：1.5～2.7

（2）临床意义

● 甘油三酯(triglyceride,TG)

脂类是机体能量来源，也是动脉粥样硬化的危险因素之一。在糖尿病、冠心病、甲减、肾病综合征、高脂饮食、原发性高脂血症、吸烟等患者中均有 TG 升高，在严重肝病、吸收不良、甲亢、肾上腺皮质功能减退症等患者中会出现 TG 降低。过高的 TG 会导致急性胰腺炎的发生。血浆甘油三酯的升高实际上反映了 CM

(乳糜微粒)和 VLDL(极低密度脂蛋白)浓度的升高。根据 2001 年美国 ATPⅢ 诊断标准,重复化验 TG > 2.3 mmol/L 可以诊断为高甘油三酯血症。2007 年《中国成人血脂异常防治指南》中建议 TG ≥ 1.7 mol/L 即需考虑血甘油三酯升高。控制 TG 的水平对内分泌科糖尿病患者具有重要的临床意义。

- 总胆固醇(total cholesterol, TC)

TC 包括胆固醇酯和游离胆固醇。影响 TC 的因素非常多,如饮食、家族、性别、年龄、精神、工作性质、药物等,所以它只能作为疾病的参考标准。根据 2001 年美国 ATPⅢ 诊断标准,重复化验 TC > 6.2 mmol/L 可以诊断为高胆固醇血症。2007 年《中国成人血脂异常防治指南》中建议 TC ≥ 5.18 mmol/L,即要考虑高胆固醇血症。

- 高密度脂蛋白(high density lipoprotein, HDL)

HDL 是血清里颗粒密度最大的一组脂蛋白,对防治动脉粥样硬化、预防冠心病的发生有重要意义。另外,慢性肝炎、原发性胆汁性肝硬化患者也可能出现 HDL 升高。而冠心病、糖尿病、慢性肾衰、肾病综合征等患者可出现 HDL 下降。根据 2001 年美国 ATPⅢ 诊断标准,重复化验 HDL < 1.0 mmol/L 可以诊断为低 HDL 血症。

- 低密度脂蛋白(low density lipoprotein, LDL)

LDL 是富含胆固醇的脂蛋白,其水平升高可导致动脉粥样斑块的形成,可用于判断发生冠心病的危险性。在甲减、肾病综合征、肥胖症、长期使用糖皮质激素患者中均有升高,而在甲亢、吸收不良、肝硬化患者中常常降低。

- 脂蛋白(a)[lipoprotein(a), LP(a)]

LP(a)的结构和 LDL 相似,可以携带大量胆固醇结合于血管壁上,有促进动脉粥样斑块形成的作用,主要由遗传因素决定。黑种人的 LP(a)水平明显高于白种人和黄种人。在急性缺血性心脑血管疾病、急性感染应激情况下都能升高,在糖尿病肾病、肾病综合征、除肝癌外的恶性肿瘤等疾病中也会升高。在肝脏疾病时因合成减少而下降。

- 载脂蛋白 A1(apolipoprotein A1, APOA1)

APOA1 是一种脂蛋白中的蛋白部分,是 HDL 的主要结构蛋白,大部分在肝脏合成,少量在小肠合成。其水平和冠心病发病率呈负相关。在糖尿病、急性心梗、慢性肝病等患者中常常降低。

- 载脂蛋白 B(apolipoprotein B, APOB)

APOB 是 LDL 的主要结构蛋白,其水平和冠心病发病率呈正相关。在预测冠心病的危险性方面优于 LDL、CHO。在糖尿病、肾病综合征、甲减、高 β-载脂蛋白血症等患者中常常升高,而在营养不良、低 β-载脂蛋白血症、甲亢、恶性肿瘤等患者中常常降低。

● APOA1/B:1.5~2.7

病理情况下胆固醇含量可能变化,所以 HDL 和 LDL 的测定并不能代替 APOA1 和 APOB 的测定。APOA1 与 APOB 的比值可作为判断动脉粥样硬化的指标。该比值越低,冠心病发病率越高。

三、心肌酶谱

心肌酶谱测定一般有 3 种,分别是急诊心肌酶谱、心肌损伤标志物和床旁心肌损伤标志物。

1. 急诊心肌酶谱

(1)样本采集要求:无须空腹,注意避免溶血。

(2)检测项目和参考值

肌钙蛋白:0~0.034 ng/mL

肌红蛋白:0~61.5 ng/mL

肌酸磷酸同工酶:0~2.03 ng/mL

2. 心肌损伤标志物

(1)样本采集要求:尽可能空腹,注意避免溶血。

(2)检测项目和参考值

谷草转氨酶:0~50 U/L

乳酸脱氢酶:109~246 U/L

肌酸激酶:25~180 U/L

肌酸激酶同工酶:6~18 U/L

α-羟丁酸脱氢酶:78~180 U/L

超敏 C 反应蛋白:0~3 mg/L

谷草转氨酶同工酶:0~17 U/L

3. 床旁心肌损伤标志物

(1)样本采集要求:尽可能空腹,注意避免溶血。

(2)检测项目和参考值

TnI:0~0.5 ng/mL

CK-MB:0~5.0 ng/mL

Myo:0~80 ng/mL

心肌酶谱是心肌中多种酶的总称,心肌损伤或者坏死后这些酶会不同程度地释放到血清中。因此,临床上抽血查出这些酶异常升高,可以提示心肌损害的存在。这 3 种不同的心肌酶谱的检查内容看起来复杂，其实如表 2-3 所示，可以看到，无论是急诊心肌酶谱还是床旁心肌损伤标志物，都不约而同地选择了 3 种生物标志物，即肌钙蛋白、肌红蛋白、肌酸磷酸同工酶，说明这 3 种生物标志物对于急性心肌损伤的特异性最高。

表 2-3　3 种常见心肌酶谱的细项检查一览表

急诊心肌酶谱	心肌损伤标志物	床旁心肌损伤标志物
肌钙蛋白（Tn）	谷草转氨酶	心肌肌钙蛋白（TnI）
肌红蛋白（Myo）	谷草转氨酶同工酶	Myo
肌酸磷酸同工酶（CK-MB）	乳酸脱氢酶	CK-MB
	肌酸激酶	
	肌酸激酶同工酶	
	α-羟丁酸脱氢酶	
	超敏 C 反应蛋白	

4．心肌酶谱的临床意义

● 肌钙蛋白（Troponin，Tn）

Tn 是存在于心肌细胞和骨骼肌细胞中的，和肌细胞收缩功能相关的一组蛋白，其中心肌肌钙蛋白称为 cTn（cardiac troponin）。cTn 包括 TnT、TnI、TnC，其中 TnT 和 TnI 是心肌特有的抗原，所以当心肌损伤或坏死时，cTn 从心肌纤维上降解下来，导致血清 cTn 水平增高。无论是 cTn，还是 cTn 的组分之一，TnI 都可以视为心肌急性损伤的特异性标志，且非常灵敏。对急性心肌梗死、不稳定型心绞痛、围手术期心肌损伤等疾病的诊断、病情监测、疗效观察及预后评估都有较高的价值，尤其对于小灶性、微小心梗的诊断更有价值。急性心梗发生时，无论是 TnT 还是 TnI 升高时间均为 3 ~ 6 小时，达峰值时间为 10 ~ 24 小时，恢复时间 TnT 为 10 ~ 15 天，TnI 为 5 ~ 7 天。

● 肌红蛋白（myoglobulin，Mb）

Mb 是一种氧结合蛋白，是用于监测心肌损伤的最敏感标志物之一。急性心肌梗死（AMI）发生后 3 小时 Mb 就开始升高，达峰值时间为 6 ~ 12 小时，恢复时间为 18 ~ 30 小时，所以可以协助诊断超急性期 AMI 和再梗死。但需要注意的是，严重骨骼肌损伤，如挤压综合征、肾功能衰竭、心功能衰竭、某些肌病时肌红蛋白均可能升高。因而应注意与急性心肌梗死进行鉴别诊断。

● 肌酸磷酸激酶（creatine phosphate kinase，CPK）

CPK 主要分布在骨骼肌和心肌，其次为脑组织，存在于细胞的胞质和线粒体中。CPK 有 3 种同工酶，其中 CK-MB 主要分布于心肌中，急性心梗时 CK-MB 在起病 3 ~ 6 小时内升高，12 ~ 24 小时内达高峰，2 ~ 3 天恢复。

这 3 种指标中,cTn 是目前诊断心肌损伤灵敏性和特异性最好的生化标志物。其中 CK-MB、Mb 为早期标志物,在急性心肌梗死发生 6 小时内即升高。cTn 则是确诊标志物,在急性心肌梗死发生后 6 ~ 12 小时升高。所以,一旦怀疑急性冠脉综合征或者急性心肌梗死,均应监测心肌损伤标志物。CK-MB、Mb 的恢复时间短,均为 3 天左右,故在疾病发生后该指标不能用于回顾性分析,但在临床需要了解急性心梗的患者疗程中有无再梗死或梗死范围有无扩大时,CK-MB、Mb 是较好的指标,因为这两个指标持续不变或者下降后又上升均提示有新梗死或者梗死范围扩大。

四、尿常规

尿常规全称为尿液分析 + 尿沉渣定量,共有 21 项。尿常规的检查对内分泌科疾病的诊治有着极其重要的作用。

1. 样本采集要求

可以在空腹或饱腹状态下留取尿液,最好避免剧烈活动,女性患者需避开月经期。医生在开具尿常规检查之前最好详细询问患者有无尿路刺激症状,有无用药史,有无特殊病史,女性患者是否在月经期。

2. 常用检验项目和参考值

酸碱度:5 ~ 9

尿比重:1.003 ~ 1.030

颜色:淡黄色

透明度:透明

亚硝酸盐:阴性

葡萄糖:阴性

隐血:阴性

蛋白质:阴性

胆红素:阴性

尿胆原:阴性

酮体:阴性

红细胞:0 ~ 17/μL

白细胞:0 ~ 28/μL

透明管型:0 ~ 2/LPF

病理性管型:0/LPF

结晶检查:少量

酵母菌:阴性

精子:阴性

非鳞状上皮细胞:0~6/μL

黏液丝:0~4/μL

鳞状上皮细胞:0~28/μL

3. 临床意义

（1）尿液的一般性状检测

正常新鲜尿液为清澈透明,淡黄色。每升尿中含血多于1mL,尿液就会呈淡红色洗肉水样,即临床上医师常说的肉眼血尿。如果出血量少于1mL,尿液虽然不能显示红色,但在镜下可以看到较多的红细胞,称为镜下血尿。溶血等因素导致血红蛋白或肌红蛋白出现在尿中,可使尿色呈深茶色或酱油色。尿中含有大量直接胆红素,会呈豆油样。尿中如混有淋巴液会呈稀牛奶样,称乳糜尿。普通糖尿病患者因为渗透性利尿,尿多而清澈。当糖尿病患者合并尿路感染时,大量脓细胞会使尿液呈现白色浑浊样。当糖尿病患者合并急性并发症,如酮症酸中毒时,尿液可有烂苹果味。

影响尿液酸碱度的因素很多,和饮食、药物、疾病均有关。pH升高,即尿液偏碱常见于肾小管性酸中毒。

尿比重的检查在内分泌科有独特的意义,成人晨尿比重最高,一般大于1.020。糖尿病、肾前性少尿、肾病综合征等疾病均有尿比重增高现象;慢性肾衰、尿崩症等均有尿比重降低现象。

（2）尿液的化学检测

化学检测包括亚硝酸盐、葡萄糖、隐血、蛋白质、胆红素、尿胆原、酮体等项目。

① 亚硝酸盐

泌尿系统存在革兰氏阴性杆菌时,可以将尿中蛋白质代谢产物硝酸盐还原为亚硝酸盐,因此测定尿液中是否存在亚硝酸盐,就可以快速间接地知道泌尿系统细菌感染的情况。临床上尿路感染发生率很高,并且有时为无症状的感染,在糖尿病女性患者中尤其如此。诊断尿路感染需要做尿细菌培养,这需要很长时间和一定条件,用尿亚硝酸盐定量检测就能迅速对泌尿系统感染进行筛查。

② 尿糖

正常人尿中可有微量葡萄糖,定量不超过5.0 mmol/24 h尿。但孕妇会因肾糖阈下降而出现尿糖阳性,所以当一个没有糖尿病病史的孕妇检查尿常规出现尿糖阳性时,千万不要急着下结论是妊娠糖尿病。

糖尿病患者血糖升高超过8.8 mmol/L,无肾损害时尿糖明显增加。一般而言,尿糖越多,说明血糖越高。但是当肾脏受损,或血糖在短时间内急剧升高时,常常会出现尿糖不多甚至正常,但血糖明显升高的情况。

一些损伤肾小管重吸收的疾病,如慢性肾炎、肾病综合征、范可尼综合征、间质性肾炎等虽然无血糖升高或血糖轻度升高,均会出现尿糖阳性。严重应激状态下,如急性心梗、脑出血、脑外伤等,也会因为肾上腺素或胰高血糖素分泌过多、延脑血糖中枢受刺激出现暂时的尿糖阳性。

在内分泌科,学习过糖尿病的诊断标准,就可以知道,诊断标准中并没有提到尿糖。也就是说,尿中有糖不一定是糖尿病,糖尿病不一定尿中有糖。

③ 尿隐血

出现血红蛋白尿或是肌红蛋白尿时,尿隐血实验一般呈现阳性。尿隐血实验明显阳性首先要考虑溶血性贫血,如果是正在输血的患者一定要首先想到血型不合的可能。疟疾等疾病也可以产生血红蛋白尿,虽然目前疟疾的发病率较以前明显降低,但仍需要了解。

④ 尿蛋白

尿蛋白定性实验阳性或定量实验超过150 mg/24h,称为蛋白尿。由于很多生理情况下会导致暂时性蛋白尿,所以,在解读尿蛋白增多时,必须要询问有无剧烈运动、发热、寒冷、精神紧张、交感神经兴奋、妊娠等可能的原因。在重复检测,排除上述原因后,持续性蛋白尿才首先考虑病理性蛋白尿。对于糖尿病患者特别要避免一看到尿蛋白阳性,就立刻下结论是糖尿病肾病,因为即使为病理性蛋白尿,也有一部分是非糖尿病肾病(NDKD)。研究表明,如果糖尿病病史很短,少于5年,出现大量蛋白尿、低蛋白血症等临床表现的肾病综合征,同时没有眼底病变的表现,特别需要考虑排除糖尿病合并非糖尿病肾病的可能。大量蛋白尿可通过尿圆盘电泳等进一步分析是选择性蛋白尿还是非选择性蛋白尿。

⑤ 尿胆红素,尿胆原

在前文的生化检查部分,说到结合胆红素,也就是直接胆红素的代谢过程。在这个过程中,尿胆红素、尿胆原均和直接胆红素相关,因为非结合性胆红素不溶于水,不能通过肾小球滤过膜进入尿中。尿胆红素升高就是指血中直接胆红素的浓度升高,可通过肾小球滤过膜排出,所以能够在尿中被监测到。故所有导致血中直接胆红素(结合胆红素)升高的疾病,如肝细胞性黄疸、阻塞性黄疸,几乎都会导致尿胆红素升高,只有肾脏排泄有问题时除外。

同时,尿胆原是由直接胆红素(结合胆红素)排入胆管,经肠道转化吸收而来,过程中有任何阻塞,都会导致尿胆原减少。所以如果尿胆原明显升高,必然是源头出了问题,如溶血性黄疸,而任何导致这条转化排泄通路障碍的疾病,都会使得血中直接胆红素升高的同时,尿胆原明显减少。

⑥ 尿酮体

尿酮体实际上是测定丙酮和乙酰乙酸,在糖尿病酮症酸中毒的诊断中有重要意义。但是在非糖尿病患者中,如妊娠剧吐、高热、严重呕吐、腹泻、长期饥饿、过分节食、肝硬化等患者也会出现尿酮体阳性。一旦出现,意味着糖利用异常,都需要临床医师加以重视和分析。目前,在糖尿病限食治疗过程中,尿酮体也被应用于评价限食效果和程度的指标。

 案 例

患者,女,36 岁,因"高热一周"入院。该患者没有糖尿病病史,因高热在门诊就诊抗炎治疗一周无效收入院。入院当天晚上,患者独自一人留在病区,没有家属陪护,凌晨病情变化,抢救无效死亡。临床诊断为重症病毒性心肌炎。回顾其有限的检查和检验,该患者的血常规检查没有白细胞的明显升高,血糖正常,仅有尿常规中酮体阳性。由于当时的医师对非糖尿病患者的尿酮体阳性的临床意义没有足够的重视,没有进一步详细地询问病史,也没有进行心电图、心肌酶谱、电解质等项目的紧急检查,使医师对其预后和突然病情变化没有充分的预见和估计。

(3) 尿的显微镜检测项目

① 红细胞

尿沉渣中镜检红细胞大于 3 个/HP 称为镜下血尿。镜下红细胞明显增多时,还可以进一步查"尿异常红细胞形态",对红细胞的形态进行分析。多形性红细胞 >50%,考虑为肾小球源性血尿;多形性红细胞 <50%,考虑为非肾小球源性血尿。如果是均一性的,首先考虑膀胱尿道的疾病,如结石、感染、肿瘤、结核等。

在老年患者,一旦出现无痛性间断性血尿,一定要排除有无膀胱癌的可能。在内分泌科,临床医师常常要求患者在监测血糖的同时,检查尿液,这不是为了看有无尿糖,而是为了观察有无尿蛋白,有无白细胞的升高,有无异常增多的红细胞。当患者出现无症状的白细胞升高或红细胞升高时,千万不能轻易放过,需要进一步检查,避免漏诊肿瘤。

② 白细胞

如镜下出现大量白细胞,提示泌尿系统感染。需要注意的是,成年女性生殖系统炎症时,常有阴道分泌物混入尿中。这时,除了有尿沉渣镜下白细胞明显增多外,还会伴有大量扁平上皮细胞。

③ 透明管型（hyalinecast）

由蛋白质、细胞或碎片在肾小管、集合管中凝固而成的圆柱形蛋白聚体。正常人偶见，在肾病综合征、慢性肾炎、恶性高血压、心力衰竭等患者中多见。

④ 病理性管型

病理性管型一般指尿中出现颗粒管型、细胞管型、脂肪管型、蜡样管型等。这些管型的出现都意味着器质性肾病的可能。

⑤ 结晶检查

尿经过离心沉淀后，在显微镜下观察到各种形态的盐类结晶。出现结晶增多，大都提示患者饮水量明显减少，如常伴有红细胞应警惕结石的可能。

⑥ 酵母菌

正常尿液中酵母菌检测应该为阴性，如出现酵母菌应首先询问留取尿液的过程，女性患者需排除霉菌性阴道炎。如无特殊不适，应该复查。

⑦ 精子检查

部分男性患者会出现尿中精子阳性。如果看到尿液检查中出现精子阳性，需要确认患者性别，如果是女性患者，需要再次核对。

⑧ 非鳞状上皮细胞

主要来自肾小管上皮细胞，膀胱的移行上皮细胞。在肾移植术后观察有无排斥反应有临床意义。如果明显增多且有异型，需要警惕膀胱癌的可能。

⑨ 黏液丝

多指尿中絮状固体成分，包括尿纤维蛋白降解产物、尿酶等。如出现进行性升高，常常提示肾小球病变的加重，提示肾小球内局部凝血，微血栓形成和纤溶变化。但这部分研究尚不详细和明确，且在监测过程中常会干扰管型的判定。

⑩ 鳞状上皮细胞

鳞状上皮细胞又称复层扁平上皮，来自近尿道外口段，呈大而扁平的多角形、圆形或椭圆形。尿中如出现大量鳞状上皮细胞且伴有白细胞、脓细胞，多提示尿道炎。

第二节　糖尿病常用检验解读

糖尿病患者经常检查的项目有空腹静脉血浆血糖、电脑血糖监测（空腹）、餐后 2 小时血糖、OGTT 试验、糖化血红蛋白、GAD 抗体、ICA 抗体、IAA 抗体、IA-2A 抗体、C 肽释放实验、空腹血清 C 肽、血清胰岛素、尿常规和尿微量白蛋白等。

一、空腹静脉血浆血糖(fasting blood glucose/sugar,FBG/FBS)

1. 样本采集要求

FBG 是指隔夜禁食 8~10 小时,未进任何食物(饮少量清水除外)后,早晨空腹采血所检测的静脉血浆血糖值。

2. 常用参考值 3.89~6.11 mmol/L

3. 临床意义

该项检查是最普遍的糖尿病诊断手段之一,如果两次空腹血浆血糖值 ≥7.0 mmol/L,即使没有症状也可以诊断为糖尿病。事实上,当健康人群体检时发现空腹血浆血糖高于 5.6 mmol/L,就需要引起医生的注意(2003 年 11 月国际糖尿病专家委员会已经建议将 IFG 的诊断范围改为 5.6~6.9 mmol/L),应该建议其进一步查餐后 2 小时血糖或 OGTT。

 案 例

患者,男,70 岁。因足跟部红肿疼痛就诊于骨科,骨科医生为其开具了静脉血的血糖检查,结果显示血糖 11.3 mmol/L。骨科医生考虑不能排除糖尿病足病,让其来内分泌科就诊,内分泌科医师就为其开具了降糖药物。患者回家后自行购买了血糖仪,未服药前自行复查血糖均示正常,就没有吃药,再次来内分泌科门诊。医师仔细询问后,发现其没有任何临床症状,且当时的 11.3 mmol/L 血糖检查结果是餐后 1 小时左右做的,不能作为诊断糖尿病的依据,需要复查。交代了检查事项后,为其复查了空腹血糖、糖化血红蛋白、餐后 2 小时血糖,均正常。最后,建议其暂时不用任何降糖药物,但需要在足部感染控制后进一步查 OGTT。

在这里提醒医学生们,在今后的行医生涯中做出初次诊断糖尿病的时候一定要慎重!特别是患者在外院或本院已经行相关检查后发现血糖升高,但无任何自觉症状或症状不明显时,应该对患者进行解释标本采集要求后再次复查。

二、电脑血糖监测(空腹)

空腹时末梢快速血糖是末梢毛细血管全血的血糖数值。

1. 样本采集要求

检查前 6~8 小时不得进食(饮少量清水除外),由经过培训的人员使用检验合格的快速血糖仪测定末梢全血的血糖。

2. 常用参考值　3.89~6.11 mmol/L

3. 临床意义

末梢毛细血管全血血糖和血浆血糖有良好的相关性,但仅作为血糖监测的常规手段。也可用于大组人群中的糖尿病筛查,但容易误诊、漏诊。不能作为糖尿病的诊断指标和排除指标。

末梢快速血糖的临床参考意义是最让内分泌科医师头痛的,作为自我监测的有力手段,末梢快速血糖目前不仅由实验室技师实施,还可以由患者自行检查。但血糖仪良莠不齐,检测的过程和方法是否规范,试纸是否过期等都是可能影响检测结果的因素,都需要临床医师在判断结果时综合考虑,绝不能轻易用快速血糖的结果进行糖尿病的诊断。所以在门诊的时候,需要不厌其烦地询问来就诊要求复查血糖的患者,是否已经确诊糖尿病。如果没有确诊过糖尿病,只是来要求做体检排除糖尿病的患者,还是直接查空腹静脉血浆血糖比较好。对于自我监测的患者提供的末梢快速血糖数值,医师需要建议复检,要求其将血糖仪、血糖试纸带来供医师检查是否过期,有无操作错误。

由于末梢快速血糖结果的快捷性和便于床旁监测,在对急诊昏迷就诊的患者需要排除低血糖昏迷或高血糖昏迷等情况下仍有着重要的临床意义。

 案　例

患者,男,70岁,2型糖尿病患者,来门诊时非常惊慌,要求立即住院,诉其在家中反复监测血糖均在20 mmol/L以上。医师仔细询问了患者,发现其没有不适症状,也没有饮食和药品的改变,所以让他在门诊再次检测血糖。检测后,发现血糖正常。让其将自用的血糖仪带来后发现试纸过期了,老人舍不得丢弃,仍然继续使用,导致检测结果出现了重大误差。

三、餐后2小时血浆血糖(postprandial blood glucose/sugar, PBG/PBS)

这里的餐后血糖指的是非糖负荷餐后血糖,指患者正常进餐,一般在15~30分钟吃完,从进餐第一口开始计时,2小时后的血浆血糖。

1. 样本采集要求

需要询问患者近期的饮食是否正常,并进行计时后再测定。

2. 常用参考值　< 7.8 mmol/L

3. 临床意义

在患者有口干消瘦等明显症状的情况下,可以和空腹血糖一起测定,避免漏诊以餐后血糖升高为最早症状的糖尿病患者。对糖尿病患者而言,测定餐后血糖,可以帮助医生确定治疗策略,是否需要增加用餐时的降糖药物。

四、OGTT 试验(oral glucose tolerance test,OGTT)

OGTT 试验又称糖耐量试验,是进行糖尿病确诊的手段之一。

1. 样本采集要求

(1)告知患者试验前 3 日每日摄入碳水化合物不少于 150 g,试验前停用影响 OGTT 结果的药物 3 ~ 7 天,如避孕药、利尿剂、β-肾上腺能阻滞剂、苯妥英钠、烟酸。服用糖皮质激素者需停药至少 1 个月后行 OGTT 检查,如不能停药者不做 OGTT 检查;有严重应激,已经发生高血糖危象的患者不能进行 OGTT 检查。

(2)早餐空腹采血,要求同空腹静脉血浆血糖检测,取血后于 5 分钟内服完溶于 250 ~ 300 mL 水中的无水葡萄糖 75 g(含 1 分子结晶水葡萄糖,则为 82.5 g)。试验过程中不能喝任何饮料,不能进食、不吸烟、不做剧烈运动,无须卧床。从口服第一口糖水时计时,于服糖后 30 分钟、1 小时、2 小时及 3 小时取血(也可仅抽取空腹及 2 小时血)。

2. 常用参考值　空腹 3.89 ~ 6.11 mmol/L

3. 临床意义

OGTT 试验可协助进行糖尿病的诊断。根据 WHO 标准,糖尿病症状 + 任意时间血浆葡萄糖水平≥11.1 mmol/L(200 mg/dL),或空腹血浆葡萄糖(FPG)水平≥7.0 mmol/L(126 mg/dL),或口服葡萄糖耐量试验(OGTT)中,2 小时 PG 水平≥11.1 mmol/L(200 mg/dL),可以诊断为糖尿病。

但仍要注意,应用 OGTT 诊断新发糖尿病患者需要非常慎重。一次血糖值达到糖尿病诊断标准者,必须在另一日按诊断标准内 3 个标准之一复测核实。如复测未达糖尿病诊断标准,则需随访复查。急性感染、创伤、循环或其他应激情况下可出现暂时的血糖增高,不能依此诊断为糖尿病,需在应激过后复查。

流行病学调查最好进行 OGTT。应用 OGTT 试验结果对儿童糖尿病进行诊断时,诊断标准与成人一致。但孕妇的妊娠糖尿病的诊断标准要低一些,根据 IADPSG 标准 GDM 的诊断标准 OGTT 检查结果中,FBG≥5.1 mmol/L,1 小时 PBG≥10.0 mmol/L,2 小时 PBG≥8.5 mmol/L,三项中有一项达到,就需要考虑诊断 GDM。

五、糖化血红蛋白(glycosylated hemoglobin,HbA1)

HbA1 是红细胞内的血红蛋白与己糖结合的产物。本试验不受临时血糖浓度波动的影响,因而可反映取血前 2～3 个月血糖的平均水平。根据结合的成分不同,HbA1 又分为 HbA1a(和磷酰葡萄糖结合)、HbA1b(和果糖结合)、HbA1c(和葡萄糖结合),其中 HbA1c 的含量最高,占 60%～80%,是目前临床最常检测的部分。

1. 样本采集要求

由于糖化血红蛋白比较稳定,与进食关系不大,可以饱腹采血,但贫血对糖化血红蛋白的测定有影响。进行该项检查之前需要询问患者有无贫血病史,有无严重肾性贫血,近期有无献血,女性患者需要避开月经期。

2. 常用参考值 HbA1c:0～6.2%

3. 临床意义

它是反映糖尿病患者血糖总体控制情况的指标。一般糖化血红蛋白4%～6%,表示血糖控制正常。

有助于糖尿病慢性并发症的认识。若糖化血红蛋白 >9% 说明患者存在持续高血糖,容易发生糖尿病肾病、动脉硬化、白内障等并发症,同时也是心肌梗死、脑卒中死亡的高危因素。

对妊娠糖尿病的监测和控制仅测定单次血糖是不够的,需要同时监测糖化血红蛋白,尽可能在不增加低血糖风险的基础上将 HbA1C 控制在 6% 以下,以尽可能避免孕期中巨大儿、死胎、畸形胎儿的发生和不良妊娠结局的出现。

糖化血红蛋白很高的患者,临床医师要警惕酮症酸中毒的发生。

可以用于鉴别既往血糖正常,近期应激性高血糖的患者。

糖化血红蛋白在暴发性 1 型糖尿病及妊娠相关暴发性糖尿病的患者诊断中有着特殊的临床意义。如果患者起病急骤,血糖明显升高,酮症酸中毒症状严重,甚至出现急性肾衰竭等脏器功能的明显异常,但糖化血红蛋白正常或轻度升高(小于8.5%),需要警惕暴发性 1 型糖尿病及妊娠相关暴发性糖尿病的可能。

六、谷氨酸脱羧酶抗体(glutamic acid decarboxylase antibody, GAD 抗体)

GAD 是胰岛细胞的正常组成成分,是抑制性神经递质 γ - 氨基丁酸的生物合成酶,有两种同工酶形式,分别为 GAD65 和 GAD67,人的胰岛中仅有 GAD65。

1. 样本采集要求

静脉血,无须空腹。

2. 常用参考值　阴性

3. 临床意义

1 型糖尿病患者血清中绝大多数为 GAD65 抗体,GAD 抗体是 1 型糖尿病的标志性抗体,也用于缓进型或隐匿型 1 型糖尿病的诊断和鉴别诊断,对成人晚发自身免疫性糖尿病(LADA)有早期诊断的价值。

七、抗胰岛素细胞抗体(islet cell antibody,ICA)

1. 样本采集要求

静脉血,无须空腹。

2. 常用参考值　阴性

3. 临床意义

ICA 是胰岛 β 细胞的胞质抗体,是一种混合抗体,主要为 IgG 类,抗原为胰岛细胞胞质成分或微粒体组分,是胰岛 β 细胞损伤的标志。初发 1 型糖尿病患者中有部分患者可有 ICA 抗体阳性。

八、抗胰岛素抗体(insulin autoantibody,IAA)

1. 样本采集要求

静脉血,无须空腹。

2. 常用参考值　阴性

3. 临床意义

IAA 是以胰岛素为抗原产生的抗体,糖尿病患者在应用外源性胰岛素后也可以产生胰岛素抗体,目前这两种抗体产生的来源不同,发生机制、临床意义都不同,但是不容易区别。一般需和 GAD 抗体、ICA 抗体联合检查,单独阳性对 1 型糖尿病患者的诊断意义不大。

九、蛋白酪氨酸磷酸酶抗体(protein tyrosine phosphatase antibody,IA-2A)

1. 样本采集要求

静脉血,无须空腹。我院已展此项检查。

2. 常用参考值　阴性

3. 临床意义

蛋白酪氨酸磷酸酶是继 GAD 之后被确认的一个新的胰岛自身抗原,在经典 1 型糖尿病和 LADA 中检出率较高,和抗 GAD 抗体、ICA 抗体等联合检测可以有助于诊断。

十、C 肽兴奋实验

1. 样本采集要求

需在血糖控制平稳,排除应激后空腹进行,还需要考虑促泌剂药物对其结果的影响。需患者提前准备两个重 50 g(1 两)的馒头,也可用 75 g 无水葡萄糖粉(或 82.5 g 含结晶水的葡萄糖粉),空腹抽血后,将两个馒头或配制好的 250 mL 葡萄糖溶液在 5～10 分钟内吃完或饮完,从第一口开始计时,1 小时后再次抽血,2 小时后抽第三次血。也可根据医生的需要延长检查餐后 3 小时、4 小时的 C 肽。

2. 常用参考值

空腹 C 肽:1.1～4.4 ng/mL

餐后 1 小时 C 肽:3.78～11.29 ng/mL

餐后 2 小时 C 肽:2.38～11.2 ng/mL

3. 临床意义

C 肽(C-peptide)是胰岛素的代谢产物,是一个 31 肽的连接肽,它没有胰岛素的生理作用,相对惰性,但胰岛素和 C 肽呈等分子关系。换言之,有几个胰岛素分子,就有几个 C 肽分子,所以通过测患者血中 C 肽量的多少,便可以反映胰岛细胞的功能。C 肽兴奋实验是一种激发实验,通过外界给予的糖刺激胰岛素分泌,从而监测 C 肽的释放规律,有助于鉴别糖尿病的临床类型。C 肽不受胰岛素抗体和外源性注射的胰岛素的干扰,接受胰岛素治疗的患者,也可测定 C 肽,以判断病情。定期测定 C 肽浓度,对了解患者胰岛功能,病情轻重及临床治疗效果,都有重要的意义。可鉴别各种低血糖的原因。通过检测 C 肽指标,有助于进行胰岛细胞瘤的诊断及判断胰岛素瘤手术效果。

十一、血清胰岛素(serum insulin,SI)

胰岛素可以降低血糖。血中葡萄糖或氨基酸浓度高时,可促进胰岛素的分泌。

1. 样本采集要求

大致与 C 肽释放实验要求相同,但不同的是,需要了解患者近期有没有使用过胰岛素治疗,如果正在使用外源性胰岛素,监测血清胰岛素的意义不大。

2. 常用参考值

空腹血清胰岛素:10～20 mU/L

餐后 1 小时血清胰岛素:50～200 mU/L

餐后 2 小时血清胰岛素：<30 mU/L

3. 临床意义

（1）增高见于:胰岛素瘤、胰岛素自身免疫病、肢端肥大症、皮质醇增多症、胰高血糖素症、纤维肉瘤、间质瘤、腹腔黏液瘤、胆管癌、肾上腺皮质癌、肾胚胎瘤、淋巴瘤、肝癌、胃癌及肺癌、异常胰岛素血症、胰岛素受体异常、胰岛素抵抗、家族性高胰岛素原血症、妊娠、感染等。

（2）降低见于:1 型糖尿病、部分继发糖尿病(如胰腺切除后发生的糖尿病)、嗜铬细胞瘤、生长抑素瘤、醛固酮增多症、原发性甲状旁腺功能减退症、多发性垂体功能减退、Laron 侏儒、胰腺疾病、血色病、胰外肿瘤、肾上腺功能减退、垂体功能低下、药物所致糖尿病(噻嗪类利尿药、苯妥英钠、吩噻嗪类)等。

十二、尿微量白蛋白(urinary micro albumin, UMA)

1. 样本采集要求

取晨起首次尿液,需在 1 小时内及时送检,如合并尿路感染需要控制感染后复查,女性需避开月经期。由于运动等因素可能影响结果,建议多次测定。

2. 我院的参考值　0～30 mg/L

3. 临床意义

正常人的尿中也有少量白蛋白,但微量,不易被监测到。糖尿病患者出现 UMA 升高,如排除尿路感染、心力衰竭、肾病等后需要考虑糖尿病肾病。UMA 升高是糖尿病肾病、高血压肾病等疾病早期肾脏受损的表现,是一种早期肾病诊断指标。无论哪种疾病引起的 UMA 升高都表示肾脏固有细胞的损伤。临床中,可以用 UMA 来监测早期糖尿病肾病的发生。但在自身免疫疾病,如 SLE、肾小球疾病等中也可以出现 UMA 升高。临床研究表明,尿蛋白肌酐比(urinary albumin creatinine ratio)临床意义高于尿微量白蛋白。

第三节　Graves 甲亢检验解读

Graves 甲亢是一种伴有甲状腺激素分泌增多的器官特异性自身免疫性疾

病,实验室检查对于 Graves 甲亢的诊断和治疗有非常重要的意义。在临床工作中常用的指标有:

一、甲状腺素分泌指标

甲状腺素分泌指标包括 FT_3、FT_4、TSH、TT_3、TT_4 和反 T_3。

1. 样本采集要求

需要先询问患者有无妊娠,有无严重低蛋白血症,是否使用胺碘酮、泼尼松等类固醇药物,需要在采集标本前禁酒 24 小时以上,静坐半小时以上抽血。

2. 常用参考值

FT_3:3.1~6.8 pmol/L(我院)

FT_4:12~22 pmol/L(我院)

TSH:0.27~4.2 pmol/L(我院)

TT_3:1.3~3.1 nmol/L(我院)

TT_4:66~181 nmol/L(我院)

反 T_3:0.2~0.8 mmol/L(《诊断学》第七版,人民卫生出版社,2011 年)

《实验诊断学》(第二版,人民卫生出版社,2010 年)中对各个年龄段的 T_4、FT_4、TT_3 和 FT_3 提供了详细的参考值(表 2-4)。

表 2-4　化学发光法测甲状腺激素各年龄阶段参考值

	T_4(nmol/L)	FT_4(pmol/L)	T_3(nmol/L)	FT_3(pmol/L)
<1 岁	124~244	13.9~26.1	1.2~5.0	4.5~10.5
1 岁~6 岁	118~194	12.1~22.0	1.3~6.1	3.8~8.2
7 岁~12 岁	97~175	13.9~22.1	1.2~5.4	3.8~8.6
13 岁~17 岁	82~171	13.6~23.2	1.8~4.0	3.7~7.7
成年人	66~181	12.0~22.0	1.3~3.1	2.8~7.1

从表 2-4 中可知为什么幼儿比大人怕热了。幼儿的代谢率远高于其他年龄段人群,活泼好动,心率较成人明显增快,也容易疲劳。这正体现了不同年龄阶段不同水平的甲状腺激素在体内的生理作用。

3. 临床意义

TT_3 和 TT_4 也可以反映甲状腺功能。生理状态下,99.5% 的 T_4 和血清甲状腺素结合球蛋白(TBG)结合,所以影响 TBG 含量的疾病均可影响 T_4 的测定,如妊娠、服避孕药、接受雌激素和泼尼松、肾病综合征时,TT_3 和 TT_4 可增高;在

DKA、恶性肿瘤等情况下可减低。因此,不能仅凭 TT_3 和 TT_4 两项指标的高低来诊断甲亢,不过,这两项指标在进行特殊甲状腺疾病的鉴别诊断时有着重要的临床意义。

从参考值中可以看出,FT_3 的数值仅为 FT_4 的 1/10,但 FT_3 的活性却是 FT_4 的 3~4 倍。测定 FT_3 和 FT_4 也可以反映甲状腺功能状态,且不受 TBG 的影响,比 T_3 和 T_4 受其他因素影响要小。临床实践中发现,在早期 Graves 甲亢,FT_3 常常最先升高,而 FT_4 在发生甲减时最先降低。

反 T_3 又称 γT_3,在外周组织由 T_4 经 5′-脱碘酶作用生成,几乎无生理活性,是鉴别甲状腺功能减退症和非甲状腺功能异常的重要指标之一。如病态甲状腺综合征的诊断,对相关基础疾病的疗效观察和预后估计均有重要意义。

二、甲状腺免疫指标

1. 抗甲状腺球蛋白抗体(TGAb)/甲状腺过氧化物酶抗体(TPOAb)

(1)样本采集要求:应告知患者检查前避免服用糖皮质激素或免疫抑制剂等药物,无须空腹。

(2)常用参考值:TGAb　0~115 IU/mL

　　　　　　　　TPOAb　0~34 IU/mL

(3)临床意义

TGAb 和 TPOAb 是慢性淋巴细胞性甲状腺炎(HT)的重要诊断指标。两者联合检测呈高滴度提示甲状腺处于慢性炎症期,是免疫反应的标志。

在我国健康人群中,TGAb 和 TPOAb 的阳性率约为 9.1% 和 9.8%,随年龄增长,阳性率升高可达到 30%,中老年女性尤为多见。所以,对于无任何临床症状和体征,甲状腺功能正常的体检人群发现 TGAb 和 TPOAb 抗体阳性,并不需要非常紧张,只需关照其定期复查甲状腺功能即可。但如果 TGAb 和 TPOAb 持续高滴度阳性,且甲状腺肿大质韧,需要考虑 HT 的诊断,并且提示患者日后出现甲减的可能性较大。两种抗体相比,对于诊断 HT 而言,TGAb 特异性较高,TPOAb 敏感性较高。

2. 甲状腺受体抗体(thyrotrophin receptor antibody,TRAb)

(1)样本采集要求:同 TGAb 检查要求。

(2)常用参考值:0~30 IU/mL

(3)临床意义

TRAb 是甲状腺 B 淋巴细胞产生的多克隆自身抗体,包括甲状腺刺激抗体(TSAb)、甲状腺功能抑制抗体(TSBAb)和甲状腺生长免疫球蛋白。在 Graves 甲亢(GD)中 85% 以上的患者 TSAb 阳性,约 80% 的患者 TSBAb 阳性。所以 TRAb

是诊断 GD 的重要指标之一,也是指导治疗和预测复发的重要指标。临床实践发现,TSAb 强阳性的 GD 采用传统抗甲状腺药物治疗后 1 ~ 2 年复发率可高达 50% 左右,甚至更高。

但是,如果高代谢临床症状和体征非常典型,同时有甲状腺激素的典型改变,TRAb 阴性并不能否定 GD 诊断。少数 GD 患者无典型表现,仅有甲状腺功能轻度异常或正常,TRAb 阳性也有助于 GD 的诊断。GD 患者血清的 TSAB 活性与 FT_3、FT_4 和 TSH 浓度之间无相关性,所以,TRAb/TSAb 的高低不能反映 GD 患者的病情轻重。

3. 甲状腺球蛋白(thyroglobulin,Tg)

(1)样本采集要求:同 TGAb 检查要求,另要询问患者近期有无甲状腺穿刺活检、外伤和疼痛等病史。

(2)常用参考值:0 ~ 30 IU/mL

(3)临床意义

Tg 是甲状腺滤泡上皮分泌的 660 ku 糖蛋白。平均每个 Tg 和 2 个甲状腺素(T_4)及 0.5 个三碘甲腺原氨酸(T_3)分子结合在一起,储存在滤泡腔中。当溶酶体水解 Tg 表面的 T_4 和 T_3 后,T_4 和 T_3 被释放入血,同时少量的 Tg 也释放入血,部分 Tg 经甲状腺淋巴管分泌入血。血循环中的 Tg 被肝脏的巨噬细胞清除。应用敏感测定方法可以在正常人血清中检测到 Tg,且没有昼夜节律和季节变化。Tg 浓度主要由 3 个因素决定:① 甲状腺大小。② 甲状腺损害,如活检、外伤、出血、放射线损伤及炎症等。③ 激素影响,如 TSH、人绒毛膜促性腺激素及 TSH 受体抗体(TRAb)。在生理状态下,甲状腺大小是决定 Tg 水平的主要因素。由于 TRAb 的刺激,几乎所有 Graves 甲状腺功能亢进患者的 Tg 都是升高的,少数人血清 Tg 不高或者低下。

4. 甲状腺微粒体抗体(thyroid microsomal antibody,TMAb)

(1)样本采集要求:同 TGAb 检查要求。

(2)常用参考值: <15%

(3)临床意义

慢性淋巴细胞性甲状腺炎(HT)及弥漫性毒性甲状腺肿(Graves 病)都是甲状腺自身免疫性疾病。TMAb 是免疫过程中产生的甲状腺自身抗体,在自身免疫性疾病患者的血中可以测出。慢性淋巴细胞性甲状腺炎患者 TMAb 可以出现高水平增加,而 GD 患者测定的自身抗体含量及频度均较前者为低。一般 GD 患者会出现 TMAb 抗体轻度升高,大都于治疗后好转,TMAb 滴度大都降低。但遇到 TMAb 高滴度时,要注意有无临床桥本氏病甲亢存在,甲亢治疗要倍加慎重,不要贸然进行手术或放射性碘治疗,若需要应提前交代有发生甲减的可能。

三、甲状腺^{131}I 摄碘率

1. 检查要求

该检查需空腹,检查前需询问患者一周内是否食用过影响甲状腺摄取^{131}I 的食物或药物,如海带、海鲜、糖皮质激素等,如有,需根据需要停用一段时间后再行该项检查。所以,如果亚急性甲状腺炎患者需要测定甲状腺^{131}I 摄碘率以助诊断时,一定要先询问是否已经使用了糖皮质激素进行治疗。

该项检查禁用于孕妇、哺乳期妇女和婴幼儿。所以育龄女性患者进行该项检查前需询问月经史。

2. 常用参考值

2 小时甲状腺^{131}I 摄碘率:5% ~25%

24 小时甲状腺^{131}I 摄碘率:20% ~45%

正常人的甲状腺^{131}I 摄碘率高峰在 24 小时出现。

3. 临床意义

(1)甲状腺^{131}I 摄碘率增高:绝大部分甲状腺功能亢进患者;缺碘性甲状腺肿;单纯性甲状腺肿;青春期甲状腺肿;先天性甲状腺功能减低,如耳聋—甲状腺肿综合征(Pendred syndrome);绝经期患者;应用较强利尿剂的患者;口服雌激素类避孕药的患者等均可见^{131}I 摄碘率增高。但甲状腺功能亢进症患者摄碘率明显升高的同时伴有明显的高峰前移。

(2)甲状腺^{131}I 摄碘率减低:原发性甲状腺机能减退症;继发性甲状腺机能减退症,如垂体功能减退;急性或亚急性甲状腺炎(典型的亚急性甲状腺炎会出现甲状腺^{131}I 摄碘率和甲状腺功能检查呈曲线分离,在临床工作中需要仔细体会);慢性淋巴细胞性甲状腺炎(部分慢性淋巴细胞性甲状腺炎甲亢期^{131}I 摄碘率也可升高);食用含碘食物和药物后;服用抑制甲状腺^{131}I 摄碘率的有关激素类药物后。

四、结合以上各项检查指标对 GD 的实验室诊断流程

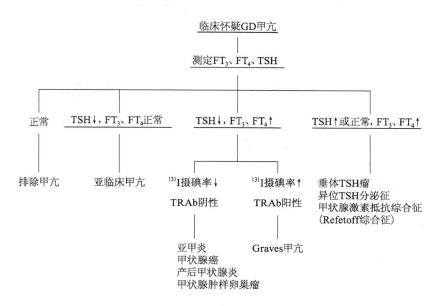

五、结合以上各项检查指标对甲减的实验室诊断流程

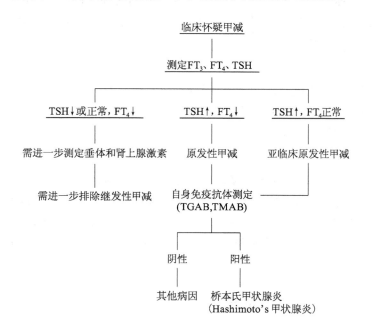

第四节　肥胖症常用检验解读

肥胖症已经成为现代社会文明病,在全球范围内呈流行趋势,目前肥胖症流行有 3 个显著特征:患病率高,增长迅速,呈现低龄化。我国肥胖的标准是 BMI > 28。从病因来说,肥胖分为原发性肥胖和继发性肥胖。原发性肥胖又称单纯性肥胖,占 99%,可能与遗传、饮食、运动习惯等有关。继发性肥胖占 1%,与下丘脑、垂体疾病(炎症、肿瘤、创伤)、PCOS、甲减、库欣综合征等有关。苏北人民医院内分泌科目前也开设有肥胖门诊。

一般来说,内分泌科收住入院的肥胖症患者,已经通过门诊初步确定有内分泌性疾病继发性肥胖的可能,或严重影响健康的重度单纯性肥胖。下面对这些肥胖症患者入院后常用的检验项目进行逐一解读。

一、血皮质醇

1. 样本采集要求

皮质醇的分泌呈脉冲式波动,晨起和下午各有一个高峰,夜间最低,不同时段的参考值不同。所以医生必须告诉患者抽血的时间,并且在送检单上注明标本的抽取时间。影响血浆皮质醇的因素主要有应激(主要是感染和创伤)和药物。抽血时无须空腹。

2. 常用参考值

上午 8:00 参考值:171 ~ 536 nmol/L

下午 16:00 参考值:64 ~ 327 nmol/L

0:00 参考值:0 ~ 207 nmol/L

3. 临床意义

测定血皮质醇基础节律是鉴别库欣综合征导致的继发性肥胖和单纯性肥胖的第一步。午夜零点的血清皮质醇水平有特殊的临床意义。正常睡眠状态下的午夜血清皮质醇 > 50 nmol/L(1.8 μg/dL),清醒状态下的午夜血清皮质醇 > 207 nmol/L(7.5 μg/dL),都需要进一步行小剂量地塞米松抑制试验来排除库欣综合征。

了解了血皮质醇基础节律特点,有助于理解为什么在查房的时候,主任们总是要问昨天夜里抽血的时候患者有没有睡着,睡得怎么样,有没有发生什么意外的事情,吃了什么药物。

单纯性肥胖患者有时也会出现皮质醇增高,所以看到血皮质醇增高的结果后,先别急着下定论,需要排除以下疾病可能:慢性肝病、单纯性肥胖、应激状态、妊娠、雌激素治疗期间,然后再考虑肾上腺皮质功能亢进症,双侧肾上腺皮质增生或肿瘤,异位 ACTH 综合征等。

二、小剂量地塞米松抑制试验

检查发现血皮质醇增高或血皮质醇节律异常的肥胖患者,需要进一步行小剂量地塞米松抑制试验作为定性诊断,鉴别该肥胖患者是库欣综合征,还是单纯性肥胖。

在正常情况下,糖皮质激素可负反馈抑制垂体 ACTH 的分泌。在库欣综合征的患者身上,这种负反馈受到损害。地塞米松很少干扰血皮质醇和皮质醇代谢产物的测定,正常人口服地塞米松后可抑制 ACTH 分泌,从而导致血皮质醇、尿游离皮质醇或17-羟皮质类固醇(17-OHCS)减少,而库欣综合征的患者口服地塞米松后血皮质醇、尿游离皮质醇或 17-OHCS 均无明显减少,并且根据对 ACTH 的依赖性不同分成不同的病因。

临床常用的小剂量地塞米松抑制试验可分为隔夜单剂量地塞米松抑制试验和标准小剂量地塞米松抑制试验。

1. 隔夜单剂量地塞米松抑制试验

(1)样本采集要求

试验当天晨 8:00 在安静状态下采血,查血浆皮质醇浓度;当晚 0:00 口服地塞米松 1 mg(儿童可按 20 μg/kg 参考计算),次日晨 8:00 在安静状态下再次抽血查血浆皮质醇浓度。

(2)正常参考值

正常人次日晨 8:00 血浆皮质醇被抑制到 50 μg/L 以下。或次日晨 8:00 血浆皮质醇较基础值(第一次抽血的血浆皮质醇)下降≥50%。

(3)临床意义

用于皮质醇增多症的筛查。该方法时间短、方便,可在门诊完成试验,但约有 20% 的假阳性结果,需经 24 小时尿游离皮质醇进一步证实。

2. 标准小剂量地塞米松抑制试验

(1)样本采集要求

试验前一天 8:00 查血皮质醇,或收集试验前一天的 24 小时尿游离皮质醇或 17-OHCS 作为基线值,开始口服地塞米松 0.5 mg,每 6 小时 1 次×2 天,共 8 次(总共剂量为 4 mg,由于地塞米松常用口服剂型的剂量为 0.75 mg,总共要给药 5 片加 1/3 片,比较麻烦,所以临床一般按如下剂量给药,0.75 mg,8 小时 ×2 天,总量是 4.5 mg,效果相当),同时收集 24 小时尿标本查 17-羟、17-酮,或者尿皮质醇。

（2）正常参考值

服药后第 2 日,尿游离皮质醇或尿 17-OHCS 被抑制到基线值的 50% 以下。

（3）临床意义

小剂量地塞米松抑制试验主要用于鉴别皮质醇增多症与正常人或单纯性肥胖患者。

三、大剂量地塞米松抑制试验（过夜法）

本试验用于皮质醇增多症的定位诊断。

（1）样本采集要求

试验当天晨 8:00 在安静状态下采血,查血浆皮质醇浓度;当晚 0:00 口服地塞米松 8 mg,次日晨 8:00 抽血查血浆皮质醇浓度。

（2）临床意义

小剂量地塞米松抑制试验已经检查确认为皮质醇增多症的患者,大剂量地塞米松口服后次晨血皮质醇被抑制到基础值的 50% 及以上,可考虑库欣病。次晨血皮质醇不能被抑制减少或较基础血皮质醇浓度下降小于 50%,考虑肾上腺皮质腺瘤、异位 ACTH 综合征等。

四、甲状腺功能（详见第二章第三节）

在本节中提到甲状腺功能的检测,是因为病态肥胖的一个重要鉴别诊断是甲减。甲状腺功能减退症的患者会出现黏液性水肿,给人的感觉首先是胖胖的。故所有的肥胖症患者在得出准确的诊断结论前必须检查甲状腺功能。

五、性激素系列

1. 样本采集要求

监测性激素系列前,需要告知患者必须停用一切激素类药物至少两周,需要提醒女性患者尽可能在抽取血液标本之前确定最后一次正常月经来潮的时间,以便计算月经周期的分期。如果月经周期较准,可以在月经来潮第三天查性激素,因为此时是最低值,可确定基础值。在排卵期检查,主要是看有无排卵前 LH 峰值,协助治疗。在经前一周（黄体期）检查,可以根据孕酮水平评价黄体情况。

2. 常用参考值

LH,卵泡中期:2.4～12.6 IU/L;排卵期:14.0～95.6 IU/L;黄体中期:1.0～11.4 IU/L;绝经后:7.7～58.5 IU/L;男性:1.7～8.6 IU/L

FSH,卵泡中期:3.5~12.5 IU/L;排卵期:4.7~21.5 IU/L;黄体中期:1.7~7.7 IU/L;绝经后:25.8~134.8 IU/L;男性:1.65~12.4 IU/L

E2,卵泡中期:46~607 IU/L;排卵期:315~1828 IU/L;黄体中期:161~774 IU/L;绝经后:0~201 IU/L;男性:28~156 IU/L

T,女性:0~2.9 nmol/L;男性:9.9~27.8 nmol/L

PRL,女性:4.79~23.3 ng/mL;男性:4.04~15.2 ng/mL

3. 临床意义

要读懂性激素化验单,首先要搞清楚什么是卵泡中期,什么是排卵期,什么是黄体中期。正常月经周期一般是28天,每次月经来潮都意味着一次排卵周期的结束。为了计算方便和容易理解,常常人为地将月经来潮的那天定为月经周期的第一天。卵泡中期是指月经刚结束,子宫内膜的功能内膜完全脱落,只剩下基底层的时段,在雌激素的作用下内膜很快修复,并逐渐生长变厚,一般在月经周期的第8~10天,此时的腺上皮细胞增生活跃。排卵期,顾名思义是排卵的时间,当出现排卵时,LH和FSH会出现高峰。黄体中期,一般在月经周期的第20~23天,是分泌期中期,此时为排卵后,卵巢内形成黄体,分泌雌激素和孕激素,子宫内膜明显增厚,腺体增大。此时如果没有受精,月经黄体没有转化为妊娠黄体,很快就萎缩,迎来下次月经来潮。

在卵泡中期,LH、FSH和E2会逐渐升高,且E2增幅更快,在排卵期促动正反馈,出现LH高峰,发生排卵,此时LH、FSH和E2均在较高的水平。而到了黄体中期没有受孕,LH、FSH和E2就会明显下降。

第二步需要搞清楚这些激素是在哪里合成的,促黄体生成素(LH),促卵泡激素(FSH),泌乳素(PRL),均由腺垂体合成,而雌二醇、睾酮均是由靶腺(如卵巢、睾丸等)合成。这样有利于我们在分析激素时初步推断病变部位。

LH、FSH和PRL是垂体分泌的激素,代表着垂体、下丘脑的功能。T和E2是靶器官分泌的,代表着靶器官的功能。通常情况下,它们之间有着控制和负反馈的关系,但是在排卵期,会有E2和LH之间正反馈的关系。

PRL对女性的增重作用是很明显的,但是导致PRL水平升高的因素很多,特别是怀孕期的生理因素,千万不能被忽视。还有甲减患者常常在TSH升高的同时偶联PRL的升高。

从LH、FSH和E2、T之间的关系来看,这个轴的负反馈是比较灵敏的。如果LHT和FSH升高,且FSH>LH,E2明显降低,同时患者是小于40岁的女性且停经,就要考虑卵巢早衰。如果LH和FSH降低,E2和T也明显降低,并且患者伴有消瘦、乏力、停经脱发等症状,需要进一步询问生育史,有无产后出血等既往史,需要考虑垂体病变导致的继发性闭经,如席汉氏综合征。根据2011年版的

《闭经诊断与治疗指南（试行）》，闭经可分为 3 型：Ⅰ型，无内源性雌激素产生，FSH 水平正常或低下，PRL 正常，无下丘脑—垂体器质性病变；Ⅱ型，有内源性雌激素产生，FSH 及 PRL 正常；Ⅲ型是指 FSH 水平升高，提示卵巢功能衰竭。

如果是男性 LH 和 FSH 升高，而 T 明显降低，同时表现出肥胖、无须、外生殖器发育不良等宦官外貌，首先要考虑靶腺的病变，可以进一步检查染色体排除 Klinefelter 综合征和睾丸的穿刺活检。如果 LH 和 FSH 明显降低，T 也明显降低，需要进一步确定是否垂体下丘脑的病变，如 Kallmann 综合征、垂体前叶功能不全等。

案 例

患者，女性，38 岁，因"体重增加伴停经溢乳两月"入院。入院后查性激素系列显示：E2 和 PRL 都增高，LH 和 FSH 也较正常值轻度升高，查体时没有明显的溢乳。我们初步考虑其是 PRL 瘤可能，所以导致停经溢乳肥胖，准备进一步查垂体 MRI。我们主任第二天早晨查房时看到这张化验单沉思了很久，再次仔细地询问了病史，患者坚决否认了怀孕的可能。主任还是坚持建议其先复查子宫附件 B 超，结果出乎所有人的预料，她怀孕了，宫内孕！

第五节　低钾血症的检验解读

接诊低钾血症患者是对内分泌科医师诊断水平和实力的考验，因为导致电解质紊乱的原因非常多，特别是导致低钾的原因更多，属于待查疾病范畴。对于因低钾入院的患者，常常需要在纠正低钾治疗的同时进行很多检验和各种功能试验。如何从这些低钾血症患者的检验单中学到上级医师的诊断和鉴别诊断思路呢？

一、血清电解质分析

血清电解质分析包括血钾、血钠、血钙、血磷、血镁、血氯。

1. 样本采集要求

避开补液，特别需避免在补充各种电解质补液的那一侧静脉采血；避免溶血，采血后应立即送检。因为饮食可能影响血钾、血钙等结果（比如大量进食牛奶，可能造成血钙检验结果偏高），应尽可能空腹，但急诊采样除外。

2. 常用参考值

血钾:3.5~5.5 mmol/L

血钠:132~148 mmol/L

血钙:2.0~2.9 mmol/L

血磷:0.96~1.62 mmol/L

血镁:0.64~1.04 mmol/L

血氯:92~108 mmol/L

3. 临床意义

血清电解质分为有机电解质和无机电解质,这里所说的电解质是指无机电解质中的主要金属阳离子和阴离子。它们的主要作用是维持体液的渗透压平衡和酸碱平衡,维持神经、肌肉和心肌细胞的静息电位并参与动作电位的形成,参与新陈代谢和生理功能的活动。换句话说,如果这些无机电解质阴阳离子的浓度发生紊乱,则会出现神经、肌肉、心肌的功能紊乱和损害,影响机体的新陈代谢和体液酸碱平衡。

（1）低钾与高钾

● 血清钾 <3.5 mmol/L 即为低钾血症。

低钾血症的常见原因有钾的丢失、钾摄入减少、钾排出增多,但有些情况下,机体的含钾总量不一定减少,可以因血液稀释或钾转移到细胞内导致血清钾降低。常见病因有禁食,呕吐,利尿剂的长期不恰当使用,肾小管酸中毒,库欣综合征,周期性麻痹,钡中毒,糖尿病酮症酸中毒治疗过程中使用大量胰岛素,低镁血症等。一般来说,血清钾浓度 <3.0 mmol/L 会出现明显的临床症状,如肌无力、胸闷、气急、纳差,甚至心律失常和低动力性肠麻痹。

这里需要特别注意的是,长期慢性低钾的患者常常症状轻微,甚至没有自觉症状,但检查血钾会非常低,常常出现血钾 1~2 mmol/L 的患者四肢肌力是正常的。这既提醒医师低钾的程度和症状可以不成正比,也可以证明低钾的症状和病情轻重可以不成正比。

● 血清钾 >5.0 mmol/L 即为高钾血症。

常见高血钾的原因有血液浓缩,钾的过度摄取、排出减少和细胞内钾转移到细胞外。常见病因有补钾过多过快,急性和慢性肾功能衰竭,肾上腺功能减退症,糖尿病酮症酸中毒、烧伤导致的血液浓缩,溶血,输注大量库血等。一般来说,血清钾浓度 >7.0 mmol/L 会导致严重心律失常,需要急诊透析,同时也会出现肌无力等临床症状。所以,在临床上遇到突发肌无力的患者,不要首先想到低钾,还要考虑到高钾的可能。应进一步询问排尿情况和既往病史,最好急诊查心电图和电解质明确后再开始治疗。

（2）低钠和高钠

● 血清钠 <130 mmol/L 称为低钠血症。

水、钠代谢障碍往往同时或相继发生,并且互相影响,关系密切。所以低钠血症可分为 3 种类型:低容量性低钠血症、等容量性低钠血症、高容量性低钠血症。

低容量性低钠血症又叫低渗性失水,特点是既失水又失钠,而且失钠多于失水。临床表现为患者易于休克,有明显失水体征,但无明显口干,无法自觉口服补液。常见原因有长期连续使用高效利尿剂,肾上腺皮质功能不全,肾小管酸中毒,严重吐泻,大面积烧伤等。

等容量性低钠血症又称稀释性低钠,特点是血容量正常或轻度升高,ADH异常分泌,导致钠从尿中排出增多,导致明显低血钠。常见原因有恶性肿瘤(小细胞肺癌);中枢神经系统的创伤、感染;肺部感染,肺部结核,肺部真菌感染,肺脓肿等导致 ADH 异常分泌综合征(SIADH)。

高容量性低钠血症又称水中毒,特点是总钠不变,体液量明显增多,血清钠浓度低。临床上较少见,常见原因为急性肾功能不全的患者同时不适当输液。

● 血清钠 >150 mmol/L 称为高钠血症。

结合水的原因,高钠血症分为低容量性高钠血症、等容量性高钠血症、高容量性高钠血症。

低容量性高钠血症又叫高渗性脱水,特点是既失水又失钠,而且失水多于失钠。临床表现为患者有明显口干,故只要口渴感正常,能够喝到水的情况下很少发生。常见原因有尿崩症患者不能充分饮水,高热不能自行饮水,代谢性酸中毒或癔症导致过度通气、不能及时补充水分,婴儿高热等。

等容量性高钠血症又称中枢性高钠,特点是血容量正常,血钠升高。这种高钠血症为原发性高钠血症,常由下丘脑病变导致。

高容量性高钠血症,特点是血清钠增高,血容量明显增多。临床上常见原因为医源性盐摄入过多或盐中毒,如在抢救心跳呼吸骤停的患者时,为了对抗乳酸酸中毒,常给予高浓度的碳酸氢钠,如果应用量不当,常可导致高容量性高钠血症。另外,原发性醛固酮增多症和库欣综合征的患者,也会因为醛固酮的水平过高,导致水钠增加。

看到这里,一个会动脑筋的医师就会将前后结合起来。一个同时出现高血压、高钠、低钾的患者,首先要考虑原发性醛固酮增多症或库欣综合征;而一个同时出现低血压、高钾、低钠的患者,一定要确定有没有肾上腺皮质功能的减退。

（3）血钙与血磷

血钙与血磷的关系实在太紧密,不得不放在一起进行分析。体内的钙磷代谢,主要由甲状旁腺激素(parathormone,PTH)、1,25 - (OH)$_2$D$_3$ 和降钙素(calcitonin,CT)三种激素共同调节。PTH主要通过促进溶骨作用升高血钙,降低血磷;1,25-(OH)₂D₃通过促进肠钙吸收,升高血钙和血磷;CT通过抑制肠钙吸收,抑制溶骨作用,降低血钙和血磷。同时,血钙、血磷的乘积为40 mg/dL左右,如果大于40 mg/dL,钙磷就会以骨盐的形式沉积于骨组织中;如果小于35 mg/dL,则会出现骨骼钙化障碍,甚至发生骨盐溶解。正常人体中,通过这三种激素相互作用和钙磷乘积的调控,来使血钙浓度恒定。所以,其中任何一个因素出现问题,都会出现血钙、血磷的异常,见表2-5。

表 2-5 血钙、血磷异常常见疾病

	高血磷(>1.62 mmol/L)	低血磷(<0.9 mmol/L)
高血钙(>2.75 mmol/L)请注意,生化参考值为2.0~2.9 mmol/L,所以血钙为2.8、2.9 mmol/L就应多加注意,进行复查	1. 恶性肿瘤(溶骨性,如多发性骨髓瘤) 2. 甲状腺功能亢进症 3. 维生素D中毒	甲状旁腺功能亢进
低血钙(<2.0 mmol/L)	1. 甲状旁腺功能减退 2. 急、慢性肾功能不全 3. 假性甲状旁腺功能减退症	1. 继发性甲状旁腺功能亢进 2. 胃肠道疾病导致维生素D缺乏 3. 维生素D羟化障碍(肝硬化,1α-羟化酶缺乏症) 4. 骨软化症 5. 抗维生素D性佝偻病

(4)血镁

血镁浓度在电解质检查中不太受重视,但事实上,在低钾原因待查的诊断过程中,血镁浓度有着重要的作用,甚至可以左右最终诊断结果(比如Gitelman综合征)。正常情况下,体内镁的平衡主要靠肾脏调节。血浆镁<0.75 mmol/L称为低镁血症,临床表现可以和低钙相似,有手足抽搐、Chovostek征阳性(面神经叩击实验),严重时可出现吐泻、易焦虑、癫痫样发作、心律失常等。

内分泌科疾病中,低镁常和低钾同时出现。镁缺失,可以造成肾小管上皮细胞的Na⁺-K⁺-ATP酶失活,钾重吸收障碍,肾失钾增多导致低钾。所以在发生低钾血症时,必须同时测定血镁,如果血镁明显降低,补钾的同时需补镁,治疗才能取得较好的效果。

(5)血氯

血氯升高多见于摄入大量盐类或静脉输入盐水,各类急性肾性疾病导致肾排泄减少,脱水发热导致血液浓缩,呼吸性碱中毒,肾上腺皮质功能亢进(如库欣综合征导致氯重吸收增加)。

血氯降低多见于摄入不足,吐泻、造瘘损失消化液,反复使用利尿剂,慢性肾上腺皮质功能不足,DKA 酸中毒时造成血氯的转移性降低。

二、24 小时尿钾、尿钠

1. 样本采集要求

本检测项目常与血电解质同步配合进行。确定送检时间后,向前推 24 小时开始收集尿液。女性患者需避开月经期,避免血液混入尿液,影响尿钾测定。对低钾或电解质紊乱患者,尽可能调整血电解质至正常后再检测。

2. 常用参考值

24 小时尿钾:25 ~ 100 mmol/24h

24 小时尿钠:130 ~ 260 mmol/24h

24 小时尿体积:1000 ~ 2000 mmol/24h

3. 临床意义

正常情况下,尿钾和血钾是动态平衡的,多余的血钾通过尿排出,有利于保持血钾的恒定,而血钾下降时,尿钾也随之减少,钾的重吸收增加,有利于升高血钾。病理情况下,如果血钾偏低或正常,而尿钾明显升高,则要考虑低钾的原因是肾排钾增多造成的。事实上,当低钾患者补钾后血钾正常,尿钾 >50 mmol/24 h 就要考虑排钾增多了。首先考虑各种原因导致的醛固酮水平增高,需要查肾素、醛固酮、血管紧张素等指标进一步明确病因。

血钠和尿钠也是相同的道理,正常生理状态下,多吃多排,少吃少排,以利于保持血钠的恒定。如果出现血钠低,而尿钠高的情况,首先考虑醛固酮的分泌不足,或是抗利尿激素异常分泌过多。

三、血清醛固酮、血管紧张素-2、肾素活性测定

1. 样本采集要求

高血压患者需要停用 ARB 和 ACEI 类降压药,如血压不能控制,可换用 CCB 类降压药;如果使用避孕药、激素类药物也需要停药两周以上。采样时可根据试验的需要确定时间、饮食并注明。开具该项检查前,临床医师还需询问患者有无慢性肾病病史,因为肾病对肾素活性影响较大。

2. 常用参考值

血清醛固酮,卧位:30 ~ 160 pg/mL,立位:70 ~ 300 pg/mL

血管紧张素-2,普食卧位:55.3 ~ 115.3 pg/mL,立位:28.2 ~ 52.2 pg/mL

低钠饮食卧位:64.3 ~ 120.7 pg/mL,立位:40.6 ~ 91 pg/mL

肾素活性:普食卧位:0.93 ~ 6.56 pg/mL,立位:0.05 ~ 0.79 pg/mL

低钠饮食卧位:1.13 ~9.68 pg/mL,立位:0.01 ~7.14 pg/mL

3. 临床意义

醛固酮是肾上腺球状带分泌的盐皮质激素,除了管理水盐代谢之外(所以一旦出现问题,就会影响到血钠、血钾浓度),还和血管紧张素、肾素组成 RAS 系统管理机体血压。在水盐代谢方面,醛固酮有很强的保钠排钾的作用。保钠其实也是保水,所以能够维持血容量。人在站立的时候血压升高,和醛固酮的分泌升高有关系,而卧位时醛固酮分泌减少,血压也随之降低。一般来说,醛固酮在站位时比卧位时高。

当醛固酮分泌异常增多时,容易出现血钾降低、血钠升高和血压升高。当肾上腺毁损导致醛固酮分泌异常减少时,会出现低钠合并高钾,同时还会有血压偏低。

血管紧张素-2 具有强大的生理作用,可直接作用于血管平滑肌使小动脉收缩,血压升高,可以促进醛固酮的合成与分泌,还可以作用于肾小球的出球动脉,使出球动脉收缩,增加肾小球滤过率,加强儿茶酚胺等作用,对肾素有抑制其分泌的调节作用。所以,在一般情况下,血管紧张素-2、醛固酮增多,必定出现肾素减少。除非肾素升高在先,如肾素瘤导致的醛固酮增多,则会出现肾素、醛固酮、血管紧张素-2 同时增高。

肾素是一种糖蛋白酶,主要由肾小球旁器中的颗粒细胞合成。主要生理作用是催化血管紧张素原变成血管紧张素-2。对鉴别不同病因的醛固酮增多症有重要意义。

病理情况下,基础激素测定显示,血清醛固酮升高,血清肾素活性降低,伴有血压升高等临床症状,就需要考虑醛固酮增多症,此时需要进一步做各种功能试验来鉴别是哪种原因导致的醛固酮增多症。

由于醛固酮和肾素的影响因素较多,受种族、年龄、药物、体位等因素的影响。所以,还可以用 ARR,即用醛固酮(ng/dL)和肾素活性[ng/(mL·h)]的比值来判断有无醛固酮增多。ARR >25(ng/dL)/[ng/(mL·h)]为可疑原发性醛固酮增多症,ARR >50(ng/dL)/[ng/(mL·h)]高度提示原发性醛固酮增多症。研究发现,立位 ARR 比卧位 ARR 更适合作为原发性醛固酮增多症的筛查指标,随机 ARR 与立位 ARR 在原发性醛固酮增多症诊断中具有相似的临床价值。在严格控制患者药物、体位、检测时间条件下,ARR 切点 400(pg/mL)/[ng/(mL·h)]是原发性醛固酮增多症筛查试验比较合适的切点。(单位换算后,如果用我院的参考值单位就是40,所以立位 ARR≥40 需高度注意原发性醛固酮增多症的存在。)

四、立卧位速尿激发试验

本试验可以鉴别特发性醛固酮增多症和醛固酮腺瘤。

1. 样本采集要求

尽可能停用 ACEI、ARB、利尿剂等药物 2~4 周。早晨未起床卧位采血,需卧位 4~6 小时以上,起床后立位 1.5 小时肌注速尿 40 mg(明显消瘦者按 0.7 mg/kg 体重计算,超重者不再增加,仍按 40 mg),再维持站立位半小时后可自由活动,此时再次抽血检查醛固酮、肾素活性、血管紧张素等。

2. 临床意义

RAS 系统的分泌受血容量、体位等因素的影响,正常人站立位会刺激肾素—血管紧张素—醛固酮分泌增多,如果再肌注速尿减少血容量,可进一步激发 RAS 系统,使肾素活性增加,导致血管紧张素-2、醛固酮相应升高。换句话说,人为地提高肾素水平,肾素会发挥其催化作用,产生更多有活性的血管紧张素-2 和醛固酮。

正常人及原发性高血压患者立位肌注速尿后肾素活性会轻度升高,醛固酮水平会明显升高,但一般不超过卧位值的 2 倍。

大多数醛固酮腺瘤及原发性肾上腺皮质增生所致的原发性醛固酮增多症患者,立位血浆醛固酮水平较卧位无明显上升,甚至反而下降。特发性醛固酮增多症患者,由于对血管紧张素过度敏感,立位时的血浆醛固酮水平较卧位会增高 3 倍以上。

五、甲状腺功能

甲亢患者容易合并低钾血症,所以在对低钾血症患者的诊断过程中,必须重视甲状腺功能的检查。但是甲亢病情轻重和低钾血症病情的轻重不一定平行,甲亢病情的轻重和低钾血症发生的频率也不一定平行。甲亢治疗好转后低钾血症仍然可能发生,但这两者常相伴发病,且甲亢会加重低钾血症的症状。

六、血清皮质醇

详见第二章第四节。另外,库欣综合征容易出现低钾血症。

七、血气分析

血气分析十分重要,危急值报告中有 26 个检验项目,其中 6 项来自血气分析。但大部分医学生都会有意无意地回避它,主要是因为项目繁多而复杂。

血气分析中有丰富的信息,可以帮助我们探索疾病的真相。通常,血气分析都用在呼吸系统疾病的诊断和鉴别诊断中,但内分泌科的医师为什么会给低钾血症患者,开具血气分析的检查呢?

1. 样本采集要求

血气分析一般用动脉血或动脉化毛细血管血作为标本,特殊情况下可用静脉血。一般选取桡动脉、股动脉,严格隔离空气,在患者安静情况下,用肝素化的抗凝管抽取动脉血后立即送检,标本中不得出现气泡。血气分析的送检样本质量会影响结果的判读价值。

2. 常用参考值

pH:7.35~7.45

PCO_2:35~48 mmHg

PO_2:83~108 mmHg

Na^+:136~145 mmol/L

K^+:3.4~4.5 mmol/L

Ca^{2+}:1.15~1.35 mmol/L

Glu:3.3~5.4 mmol/L

Lac:0.5~2.2 mmol/L

HCT:35%~51%

HCO_3^-:18~23 mmol/L

TCO_2:22~29 mmol/L

BE(B):-2.0~3.0mmol/L

BEecf:无具体参考值,可参照 BE(B)参考值

SO_2c:95%~98%

THbc:11.7~17.4g

HCO_3STD:无具体参考值,可参照 HCO_3^- 参考值

3. 临床意义

pH:动脉血 pH 值。它是判断血液中酸碱平衡调节机体代偿程度的最重要指标。它反映了体内呼吸性和代谢性调节综合作用的结果。如果 pH<7.35,可以判断机体发生了失代偿性酸中毒。如果 pH<7.1,化验室就会报告危急值。这时常需要进行紧急处理。如果 pH>7.45,可以判断机体发生了失代偿性碱中毒。如果 pH>7.55,也会报告危急值。由此可以看出,碱中毒的允许报告范围比酸中毒的允许报告范围要窄得多,"宁酸勿碱"在临床上仍然是实用的。如果pH 在正常范围内,可以认为正常或是发生了酸碱失衡但处于代偿状态,可以结

合其他指标进一步分析加以明确。

PCO_2:动脉二氧化碳分压。由于二氧化碳的弥散能力较大,PCO_2 可以反映肺泡的通气情况。如果 $PCO_2 > 48$ mmHg,说明肺泡通气不足,有二氧化碳潴留。如果 $PCO_2 > 60$ mmHg,同时伴有缺氧和临床症状,要考虑 II 型呼吸衰竭。

PO_2:动脉氧分压。在排除送检标本的问题后,如果 $PO_2 < 60$ mmHg,同时伴有缺氧和临床症状,要考虑呼吸衰竭。静脉血氧分压在 35 ~ 45 mmHg。如果 $PO_2 < 60$ mmHg,在 40 mmHg 左右,患者一般情况却非常好,需要重新采样,因为送检标本很可能是静脉血。

电解质:血气分析里的电解质一般只能作为参考,因为大部分情况较静脉血稍低。对于来急诊时手足抽搐或突发下肢乏力的患者,血气分析出结果非常快速,对进一步检查和治疗有一定的提示作用和参考价值。还有一个很重要的作用,血气分析中的阳离子和阴离子可以帮助内分泌科医师进行阴离子间隙(anion gap,AP)的计算。

Lac:乳酸。这是内分泌科医师必须熟悉的,因为临床有明显酸中毒症状的患者在考虑糖尿病酮症酸中毒的同时,必须要排除乳酸酸中毒。如果血乳酸大于 2 mmol/L,一定要警惕乳酸酸中毒的存在,因为补碱的原则和预后截然不同;如果血乳酸大于 5 mmol/L,情况就非常危急,甚至需要血液滤过;如果血乳酸大于 10 mmol/L,患者生还的几率是比较小的。

HCT:动脉血红细胞压积,指抗凝全血经离心沉淀后,测得下沉的红细胞在全血中所占容积的百分比,即红细胞在血液中所占容积的比值。HCT 可以反映血液浓缩情况和贫血程度。在脱水和各种原因导致的红细胞增多的情况下,HCT 会明显升高。在纠正电解质紊乱的诊治过程中,HCT 有着重要的临床意义。

HCO_3^-:人血浆中实际碳酸氢根含量,即教科书中常出现的 AB,占 TCO_2 的 95% 左右,从参考值的范围中也可以看出。

TCO_2:血浆二氧化碳含量,指血浆中各种形式存在的二氧化碳总量,主要指结合形式的 HCO_3^- 和物理溶解的二氧化碳在体内受到呼吸和代谢两方面的影响。TCO_2 和 HCO_3^- 联动变化。

BE:剩余碱。正常人的 BE 值在 0 左右徘徊,对 BE 值可以用"正碱负酸"来描述,BE 正值越大,说明要用到的酸越多,是碱中毒;而 BE 负值越大,说明要用的碱越多,是酸中毒。

BEecf:细胞外液剩余碱,又叫标准剩余碱。BEecf 和 BE 的临床意义相似,但不受贫血和呼吸的影响,而贫血患者对 BE 结果影响较大。

SO_2c:动脉血氧饱和度。SO_2c 可以协助判断患者的缺氧情况。在全麻过程中,麻醉师所用的动脉血氧监测,应用的就是这个指标。只不过每次血气分析的结果是个点,而麻醉师监测的动脉血氧饱和度是一个连续的过程。

THbc:动脉总血红蛋白。和静脉血红蛋白的参考值和数值差不多,临床意义也相同。

HCO_3STD:标准碳酸氢盐(SB)。SB 和 AB 的最大区别就是 SB 不受呼吸因素的影响。

案 例 某糖尿病酮症酸中毒患者的血气分析

图 2-5 中可见,在体温 37℃的情况下,pH 为 7.26。这是比较严重的酸中毒,而且是失代偿性的酸中毒。

江苏省苏北人民医院检验报告单 急诊血气

姓　名:×××　ID 号:0025290514　样本种类:动脉血　样本编号:常 195
性　别:女　病　区:　临床诊断:
年　龄:29 岁　病床号:　送检医师:×××　备　注:

检验项目	结果		参考值	检验项目	结果		参考值
1 Temp	37.0			10 Hct	40		35-51 %
2 pH	7.26	↓	7.35-7.45	11 Ca++(7.4)	1.10		
3 pCO2	35		35-48 mmHg	12 HCO3-	15.70	↓	18-23 mmol/L
4 pO2	151		83-108 mmHg	13 TCO2	16.8	↓	22-29 mmol/L
5 Na+	129	↓	136-145 mmol/L	14 BEecf	-11.4		
6 K+	4.8		3.4-4.5 mmol/L	15 BE(B)	-10.50	LL	-2.0-3.0 mmol/L
7 Ca++	1.17		1.15-1.35 mmol/L	16 SO2c	99	↑	95-98 %
8 Glu	27.8	↑	3.3-5.4 mmol/L	17 THbc	12.4		11.7-17.4 g/dl
9 Lac	1.5		0.5-2.2 mmol/L	18 HCO3STD	16.80		

标本采集时间 2016-03-27 17:24　　标本接受时间 2016-03-27 00:00　　报告时间 2016-3-27 17:28
此结果仅对本标本负责　　　　　　　　　　　　　　　　检验者:×××　审核者:×××

图 2-5　糖尿病酮症酸中毒患者的血气分析

PCO_2 和 PO_2 都在正常范围内,PO_2 稍高于正常值,这与患者吸氧有关。说明暂时没有严重缺氧或是二氧化碳潴留,所以,暂不考虑慢阻肺等呼吸道疾病导致的酸中毒。

电解质严重紊乱,血糖明显升高,但是血气分析的样本是动脉血,血糖、电解质结果需要结合静脉血结果进一步确认,首先要考虑糖尿病酮症酸中毒的可能。

Lac 是正常的,排除乳酸酸中毒导致的酸中毒可能。

HCO_3^- 和 TCO_2 下降进一步说明是代谢性酸中毒,这两个指标是联动变化的。BE 为 - 10.50 mmol/L,肯定是严重的酸中毒。BEecf 也低(注意这里没有参考值,所以机器不会标出异常,但是你自己需要知道结果判别),但是可以看到比 BE 降低得更明显,这说明机体已经开始通过刺激呼吸排出二氧化碳,企图纠正酸中毒。如果这两个值的差值越大,说明酸中毒严重,呼吸会越明显,甚至会出现 PCO_2 的降低。

SO_2c 尚能在正常范围内,提示患者目前尚没有严重缺氧。

HCO_3STD 也是轻度下降,由于该指标不受呼吸影响,一旦下降,确认是代谢性酸中毒。

第六节　危急值处理规范流程

一、什么叫"危急值"?

危急值是指该辅助检查结果显示患者正处于生命危险的边缘状态的指标。如果不迅速采取措施,可能会出现患者死亡或病情加重的情况。接到危急值报告电话的第一个人一定要妥善处理这些信息,因为此人的名字会被报告者记录备查。

二、危急值报告及登记流程

发现"危急值"后,苏北人民医院的危急值报告及登记流程大致如下:

检验者和器械检查医师首先核查检验标本或被检查患者的相关信息,检查仪器性能有无异常,操作过程各环节是否规范,必要时重复测定检查。大部分危急值报告单的备注栏上标有"已复",表示化验师已经重复测定,如果看到这个字样,一定不要轻易考虑为化验误差。

↓

检验者或器械检查医师应立即电话通知临床医护人员(住院患者通知病区护士,门急诊患者通知经治医师或分诊护士),并安排人员尽快送出书面报告。

↓

同时,检验科室或器械检查科室需要在《危急值报告登记本》上记录下列内容:患者姓名、住院号、病区及床号、检查结果、报告者姓名、检查日期和时间、通知科室时间(时间均应记录到时、分)、接电话人姓名、复检情况等。

↓

病区收到住院患者危急值报告后的处置

病区护士接到检验科室电话通知后,立即通知经治或值班医师,同时在病区《危急值登记本》记录,内容除上述记录内容外,还要记录被通知医师的姓名和时间,记录接到检查报告的时间及送报告人员姓名等(时间均应记录到时、分),记录护士应签署全名备查。

↓

经治医师或值班医师接到通知后,应与护士一起确认标本的采集与送检等环节是否符合规范要求,必要时应重新采集标本送检,确认后予以相应处置,并做好病程记录,必要时报告上级医师。

处理危急值后,医师应该对处理后的效果和患者的情况进行随访和分析。

门急诊医生在开具检查申请时,如果估计可能存在"危急值"时,应尽可能地嘱咐患者在院等候检查结果,并留下患方的联系方式,处置方法参照病区危急值报告处置。

三、规范化培训医生如何处理危急值报告?

低年资医师接到危急值报告电话后应该如何处理呢? 这里也用一个简要流程图表示:

接到危急值报告电话后,先不要忙挂电话,应和报告人共同核对危急值患者的姓名、床号,最好还有住院号。报告人一般会询问接电话的医师姓名,并记录在案。(曾经遇到过护士忙中出错,打错电话到其他病区医师办公室,只报了床号和危急值结果。结果医师看过患者,没有任何异常,查看电子报告也找不到危急值,虚惊一场。但是更麻烦的是,发生危急值的患者没有被及时看到!)

↓

经双方确认是本病区的患者后,立即到床边查看患者情况,同时汇报上级医师。

↓

检查患者生命体征,确认是否需要送检验标本复查,是否需要立即用药,是否需要急会诊。

↓

处理后及时追踪,及时进行记录和处理效果分析,并提醒上级医师审签。

↓

查阅文献和教科书,进一步学习和总结。

四、危急值常见种类

熟记危急值的种类和临床意义非常重要。因为在紧急情况下,没空去翻书,必须像记住自家电话号码一样,熟练背出危急值的范围和相应的处理,这样才能为抢救患者争取最多的时间。

在内分泌科最常遇见的危急值有:血气分析危急值、血电解质危急值、血糖危急值、肾功能危急值、心脏病变危急值、细菌血培养危急值等。表 2-6 是苏北人民医院的危急值报告项目。

表 2-6　苏北人民医院危急值报告项目和范围(2016 年修订版)

项目	危急值		备注
	低限值	高限值	
WBC	$0.5 \times 10^9/L$	$30 \times 10^9/L$	
HGB	30 g/L	200g/L	新生儿 < 2 W, < 120 g/L;> 2 W, < 80 g/L
PLT	$25 \times 10^9/L$	$600 \times 10^9/L$	血液科、ICU 等 < 10 × $10^9/L$ 或 > $1000 \times 10^9/L$
K^+	2.7 mmol/L	6.0 mmol/L	
Na^+	115 mmol/L	160 mmol/L	
Ca^{2+}	1.5 mmol/L	3.5 mmol/L	
Cl^-	80 mmol/L	115 mmol/L	
Glu	2.6 mmol/L	27.8 mmol/L	
AST		2000 U/L	
BUN		36.0 mmol/L	
CRE		650 μmol/L	
淀粉酶		血清 >1500/L尿液 >5000/L	
肌酸激酶 CK		>800 U/L	
肌钙蛋白 TnI		>1.0 ng/mL	化学发光法
pH	7.10	7.55	

续表

项目		危急值		备注
		低限值	高限值	
PO_2		50 mmHg <50 mmHg(急性) <40 mmHg(慢性)		
PCO_2		20 mmHg	>60 mmHg(急性)	>90 mmHg(慢性)
BE		-10 mmHg	10 mmHg	慢阻肺>15 mmHg
HCO_3^-		12 mmol/L	35 mmol/L	
凝血酶原时间 PT			>30 秒	
华法令监测 PT-INR			INR>3.0	
活化凝血酶时间 APTT			>80 秒	
凝血酶时间 TT			>40 秒	
纤维蛋白 FIB		<0.6 g/L	>6 g/L	
D-D(D-二聚体)			>5 μg/mL	
血浆凝血因子Ⅷ活性测定		<5%		
血浆凝血因子Ⅸ活性测定		<5%		
细菌培养		血培养阳性:无菌体液(脑脊液、胸腹腔积液等)涂片培养发现细菌(真菌);耐甲氧西林金黄色葡萄球菌(MRSA)、耐万古霉素肠球菌(VRE)、耐碳青霉烯鲍曼不动杆菌(CR-AB)、多/泛耐药铜绿假单胞菌(MDR/PDR-PA)、耐碳青霉烯类肠杆菌科(CRE)、革兰氏阳性大肠杆菌等特殊感染;深部真菌感染培养阳性		
HIV 初筛		初筛阳性		
医技科室	项目	危急情况		
心功能科	心电图	恶性心律失常、长间隙停搏(>3.0 秒)、严重电解质紊乱、大面积心梗		
心功能科	心超	急性心包填塞、主动脉夹层、乳头肌腱索断裂、心房心室肺动脉内血栓、不稳定下肢深静脉血栓、感染性心内膜炎引起瓣周等脓肿、人工瓣膜急性功能障碍、EF<30%		
超声科		胸腔、腹腔大量积血,腹主动脉夹层,双侧颈动脉重度狭窄/闭塞;中央型前置胎盘、胎盘早剥、子宫破裂;胎儿物理评分<6 分、羊水指数<5.0 cm、胎心停止、睾丸扭转		

续表

项目		危急值		备注
		低限值	高限值	
医学影像科		蛛网膜下腔出血、脑疝、小儿颅内出血;颈动脉或颅内大血管(大脑中、基底动脉)急性闭塞;大面积脑梗死、脑干梗死、脑干出血(大于5 mL)初次报告;气管、支气管异物、张力性气胸;心包填塞、纵隔摆动;实质性脏器破裂;肠扭转、胃肠道穿孔;肺栓塞;急性主动脉夹层;动脉瘤;肠系膜等大血管栓塞		
神经电生理室	脑血流图	海绵窦瘘、夹层动脉瘤、颈内动脉极度狭窄甚至闭塞		
病理科		送检标本过小,可能影响诊断;常规报告与冰冻报告结果不一致,肿瘤切缘阳性;病理结果是临床医师未考虑到的恶性病变		

除了熟记上述危急值的范围,还要熟悉一些危险的体征:

(1)心率 <50 次/分或心率 >130 次/分。

(2)呼吸 <10 次/分或呼吸 >30 次/分。

(3)排除外周循环不好的情况,心电监护显示外周血氧饱和度 <90%。

(4)血压:收缩压 <85 mmHg,舒张压 <50 mmHg,或收缩压 >240 mmHg,舒张压 >120 mmHg。

这些检验、器械检查危急值和危险体征与正确判断病情及治疗方案有关,需要每个医师熟记和重视!

第七节　检验错误识别建议

不知道大家有没有注意,化验室的每一张化验单上都有"此结果仅对该检验标本负责",每张器械检查结果上都有"此报告仅供临床医生参考,请结合临床"的字样,这些都是免责声明。为什么要这样写呢? 因为标本分析前有很多影响因素,如患者准备是否合格,应该空腹抽血的,有没有空腹;采样时间是否正确,应该在 8:00 抽皮质醇,有没有准时抽取;采样部位是否正确,中段尿培养留取的时候是不是做到了相对无菌;抽取的血标本有没有溶血;送检人员有没有送错地方等。这些影响因素无处不在。

所以,在临床工作中,必须要知道的一个真相就是:无论医院的设备多么先进,无论化验室的管理多么严格,误差和错误仍然是不可避免的。检验和检查只能作为临床诊治的重要参考,不能成为代替医师查看患者的理由。最终判断和诊治都是由临床医师进行的,所有的风险实际是由临床医师独自承担的。

临床医师必须知道自己是纠正各种化验和检查错误的最后一关,识别判断化验和检查的真实性是每个合格的临床医师的必备能力。那么,从医学生阶段就应该逐步培养自己的相关能力,但关键是如何培养呢?

先让我们看一看下面几个真实的临床案例。申明一点,下列情况是真实存在和发生过的,但均不是因为任何检验医务人员主观故意而出现的错误,也没有造成对患者的伤害,写出来就是希望帮助医学生们迅速成长,逐渐学会甄别检验检查结果的真伪,保护患者的安全,更好地为患者服务。

案　例　极低血糖的化验单

患者,中年女性,因头晕纳差等症状要求住院检查,主诉头晕、有饥饿感二月余。患者已经在外院检查,外院医师怀疑为低血糖症,但检验结果并不支持,患者一般情况很好,能吃能跑。入院后检查空腹血糖、糖化血红蛋白均正常,内分泌科主任为了慎重起见,让她做了标准糖耐量实验(OGTT 实验),做完检查后患者因家中有事,没等结果出来就先出院了。

OGTT 实验的化验结果要第二天才出报告,结果为空腹血糖 0.5 mmol/L,餐后 1 小时血糖 1.2 mmol/L,餐后 2 小时血糖 3.3 mmol/L。看到这个化验单,我和主任都大吃一惊,这么严重的低血糖,出院了可怎么得了! 得赶紧打电话让她回来继续检查,会不会是胰岛细胞瘤啊! 但我又想了一想,觉得这事不对。患者如果血糖真的这么低,怎么会没有症状? 从头到尾,患者主诉有头晕、饥饿感,但没有典型低血糖的出汗、心慌等症状。正常人血糖在 3 mmol/L 以下就昏迷了,她血糖 0.5 mmol/L 还活蹦乱跳地和我打招呼出院,怎么可能?

再仔细看看,检验日期也有问题,化验室在报告上标注的接受样本的时间比病房抽血时间晚了一天。也就是说,这 3 管血迟了一天才到化验室。这会不会是导致血糖结果极低的原因呢? 先在病区里查,是不是护士忘了送血? 经过核对,血标本在当天及时由华南配送的护工取走了。再打了一个电话给化验室,为什么这么低的血糖不报告危急值? 检验医师有点儿不好意思,回答:"这个标本我们觉得有点儿问题。所有的血糖标本都得当天上机检验,但是这个标本是昨天的,可能结果有点儿问题,所以我们没有报危急值。"我仔细询问了检验医师,原来血液离体后,由于血中细胞(主要是红细胞)的酵解作用,血糖浓度会逐渐下降,血糖标本耽搁一天检验完全可以导致测不出血糖或出现极低血糖的结果。

这样看来,就可以解释患者临床症状和检验结果完全不符合的原因。但是问题还没有解决,从病区准时送出去的血样为什么没有能够及时到达化验室呢,这中间发生了什么？我找到了当天抽血的护士，经过回忆和查看样本签收记录，护士确定了该患者的血样是按照要求抽取并及时送出的，并且查到了当天接收样本的×阿姨。我找到×阿姨，在我的仔细询问下她终于承认了将血样送错化验室的事情。原来×阿姨知道犯了错后，第二天将血样重新送出，她认为自己已经纠正了错误，并没有意识到送迟一天样本会有什么样的结果。我们向检验科的负责人汇报了此事，建议其对送检人员进一步培训，使他对所送样本的特殊要求有所了解，避免造成不必要的错误。

好在这件事情中由于医师发现了问题，并且找到了问题所在，临床和检验双方都有了长进。在这件事后，我在××市××县人民医院对口支援工作期间，发现了该院细菌培养标本送检环节的问题，并帮助该院实验室和送检人员对工作流程进行改进，使得该院内分泌科的细菌培养阳性率在 3 个月内从几乎为 0 上升到了 60%。

案　例　漏掉了心肌梗死的心电图

急诊患者，男性，40 多岁，主诉胃疼一周。这一周里患者在消化科门诊已经就诊了两次，消化科医师为其做了胃镜和心电图检查，没有看到明显异常，就开了胃药。患者服用两天后不见好转，胃疼还有所加重。患者来到急诊科后，临床医师发现是一周内第三次就诊，心里总觉得有不对劲儿的地方，仔细地查看了患者心电图和胃镜的检查报告，发现 ST-T 呈弓背向上抬高，而且 Ⅱ、Ⅲ 和 AVF 全是这样的改变，这是急性期下壁心梗啊！

此时，我们估计应该是心电图医师在看图发报告的时候漏掉了心肌梗死，但是需要再次确认。当我们向患者解释有些心脏病会有演变，需要重新复查心电图的时候，患者虽然不情愿，但还是同意了。心电图医师被我们叫到诊室，为这个患者做第二次心电图，立刻判断为急性下壁心肌梗死。患者被立即送至心脏科住院手术。后来根据我们的随访，这个患者痊愈出院。

通过这件事，可以看出三点：

（1）疾病的复杂性。急性心肌梗死的临床表现可能是胃痛。消化科医生在看病的时候已经考虑到了是否合并心脏疾病并且开具了心电图检查，他们的水平真的已经很高！

（2）自己学会看心电图、CT、B 超、MRI 等检查报告的重要性。在美国，急诊室的医师们都是自己做 B 超检查，自己发报告。上海很多三甲医院的心电图医师是不下病房的，临床医师需要自己做心电图检查打印出图形，先自行判断。现在，我们医院也已经开始实行床边移动心电站，目的就是要求发生意外和病情变化时,临床医师能够立即给患者做心电图。这样既能节约时间,更好地救治患者,也能减少中间环节,避免误差。

（3）对其他医师的诊断要有批判的精神。给这个患者看过病的两位消化科医师都比急诊科医师年资高很多,如果因为看到两个老医师都看过了,觉得一定就是胃炎,那么很可能漏掉了这个心肌梗死的患者。相反,急诊科医师想到,两位消化科高年资的医师在胃炎方面都有丰富的经验,但是用药后患者的症状并没有好转和改善,短时间内第三次来看病,应该考虑有无消化科以外的问题。

案　例　看不到腹部肿瘤的 B 超

2 床患者早晨检查完 B 超回病房了,交给主任一张腹部 B 超检查结果,上面写着:腹部检查未见明显异常。主任核对了一下患者的姓名和床号,立刻打电话给 B 超室找 B 超医师:"××医生,我的一个患者,你刚才在做 B 超时没有看到他肝脏上的肿瘤吗? 他有肝肿瘤未手术的病史啊。上次住院的腹部 CT 检查中还可见肿瘤 5 cm×4 cm 左右呢。"B 超医师立刻回顾了一下检查影像,确实看漏了很大的一个肿瘤,立刻答应重新发报告。但是他有点儿抱怨:"你们难道不能在申请单上提示一下病史吗? 谁能想到内分泌科的患者有肝癌呢?"主任彬彬有礼地答道:"我们是有点儿失误,但是患者家属要求一定不能让他自己知道病情,所以我们在 B 超申请单上没有填写。下次我们遇到这种情况,一定提前和你们沟通。"

从这件事中可以看到,作为第一线临床医师,在对患者开具检验、检查时,对所有的检查结果,特别是重要特殊的检验、检查结果要有预期。这样,才能在第一时间发现检查、检验结果的错误和误差。如果一个甲亢患者出现高脂血症,或者一个糖尿病患者出现甘油三酯明显下降,一般都会有非同寻常的原因,需要首先排除误差。

B 超检查有其特殊性,几乎都是即时图像,只有少量阳性图片留存,可重复性不大。所以,从可靠性来说,B 超低于心电图、X 线、CT 等有图像存留的检查。而且 B 超的诊断准确性和 B 超医师的年资和水平直接相关。好几次,我们科的医师摸到患者有甲状腺结节,B 超医师回报没有问题,临床医师又和 B 超室医师商量给患者重做一遍,仔细检查后发现问题。因此,了解你所管患者的病情,亲自进行问诊、体检,对于识别检验、检查的误差十分重要。

案 例 从 CT 室叫回来的患者

办公室里，几个医师正在感慨一个患者的化验单，从来没有看过这么高的醛固酮激素水平！这是一个低血钾患者，她有反复低血钾发作，纠正了低血钾后，我们为她做了常规醛固酮—肾素—血管紧张素立卧位实验检查。结果显示：立卧位的醛固酮均是 >1500 pg/mL，肾素、血管紧张素均正常。这显然是醛固酮增多症，但我们查看了患者的 B 超报告，显示双侧肾上腺没有异常。不过，由于肾上腺位置在后腹膜，B 超有时并不能完全明确诊断，需要让患者立刻行双侧肾上腺 CT 检查。和患者及家属沟通后，告知很有可能在肾上腺有肿瘤，需要做 CT 检查。患者家属也有点儿紧张，虽然 CT 检查费用较高，患者又是自费，还是同意了进行 CT 检查。患者和家属一起去了 CT 室。

这时，正好主任开完会回来，询问我们那个低血钾患者的检查结果。不得不佩服主任，他对病房里所有疑难未确诊、病重病危的患者都很关注，对他们的所有检验、检查都有预期。我们如实汇报了醛固酮—肾素—血管紧张素立卧位实验的检查结果。主任皱起了眉头，这个化验结果有问题！如果醛固酮真的如实验结果那样高，那么这个患者高血压、低血钾的表现应该非常明显，但是这个患者血压不高，低血钾也很快就被纠正了，更不可思议的是肾素不低啊！主任想了想，说：“不对，先把患者叫回来。”

我们将患者从 CT 室召回时，患者还没有进行检查。这时另一位高血压待查患者的醛固酮—肾素—血管紧张素立卧位的实验报告也送到了病房，我们一看，哑然失笑，居然也是立卧位的醛固酮大于 1500 pg/mL。答案很明显，化验室的报告一定出了问题。联系化验室后，原来出报告的年轻化验师把小数点点错了，误差了 1000 倍，并擅自用上级化验师的工号进行了审核。一共 3 个患者的化验单都是同样的错误。化验师重新发出了正确的化验单。我们也告知了患者，并取消了肾上腺 CT 检查的医嘱。

从这件事中，需要学到的是，当出现明显的不正常的化验结果时，特别是大数量级差别的化验结果，一定要想一想患者的体征、临床症状是不是符合，再进行判断。

案 例 左还是右？

图 2-6 是一张颅内 CT 检查报告，描述里写的是“**右侧大脑前动脉近段局限略狭窄**。余双侧椎动脉颅内段、基底动脉、双侧颈内动脉颅内段、左侧侧大脑前动脉、双侧大脑中、后动脉及分支走行正常，管径未见明显异常扩张或狭窄征

象"，但是结论写的却是"左侧大脑前动脉近段局限狭窄"。

到底是左边大脑前动脉有问题，还是右边大脑前动脉有问题？

江苏省苏北人民医院

扬州大学临床医学院

CT 诊断报告		住院

姓名：×××	性别：男	年龄：68 岁	影像号：30053445×
检查时间：2014-03-14	病区：109 病区	床号：66	住院号：0000128655

检查方法：CTA 头颅

征象描述：　右侧大脑前动脉近段局限略狭窄。余双侧椎动脉颅内段、基底动脉、双侧颈内动脉颅内段、左侧侧大脑前动脉、双侧大脑中、后动脉及分支走行正常，管径未见明显异常扩张或狭窄征象。

诊断意见：左侧大脑前动脉近段局限狭窄。请结合临床。

报告医师：×××　　　　　　　　审核医师：

本诊断意见仅供临床医生参考，不作证明用。　　报告时间：2014-03-14 15:37:33

图 2-6　报错左右的 CT 报告

临床医师如果不仔细看片子，不仔细看描述和结论的内容，很可能就会告诉患者是左侧大脑前动脉近段局限狭窄。但事实上，患者不会满意，因为他是右侧头痛，呈阵发性跳痛。为什么右侧头痛，做出来是左侧血管狭窄呢？看过片子才知道，结论中把左、右写错了。

如果这是个要手术的患者，临床医师会不会将错就错呢？到了手术当中才发现或者根本没发现，后果将非常严重！

说了这么多，到底医学生该如何培养自己发现和纠正各种化验和检查错误的能力呢？

第一步，了解医院里所有和医疗相关，甚至看起来不太相关的流程，比如送检流程、标本取材过程、化验过程等。对所有的医疗环节保持好奇心。懂得越多，纠错能力越强。

第二步，了解你的患者。在患者病情允许下，临床医师询问病史和体格检查越详细，越了解患者，在遇见错误的化验和检查结果时才越容易发现。

第三步，时刻保持批判和怀疑的客观态度，不要太相信自己，也不要太迷信权威。不懂就要讨论，不会就要查询，有疑问就要想办法证实。医学本来就是属于自然科学的范畴,它的发展动力只能来自实践。实践是检验真理的唯一标准。每个人都有犯错的可能,小医生犯错,大医生也会犯错,只要我们再仔细一点儿,患者可能就更安全一点儿。

第四步,看各种检查、检验报告的时候,从患者的姓名、性别开始,逐字逐句地阅读一遍。患者花钱甚至冒着生命危险做的这些检查和检验,我们至少要认认真真地看一遍吧。

参考文献

［1］ Bassman J D, Gilmer P R Jr, Gardner F H. Improved Classification of Anemias by MCV and RDW. American Journal of Clinical Pathology,1983.

［2］ 沈洲姬,等:《2 型糖尿病合并非糖尿病肾病的研究》,《中国糖尿病杂志》,2012 年第 5 期。

［3］ American Diabetes Association. Standards of Medical Care in Diabetes 2011. Diabetes Care, 2011.

［4］ 范玉娟,鹿斌,杨架林:《暴发性 1 型糖尿病 6 例临床资料分析与讨论》,《中国糖尿病杂志》,2014 年第 6 期。

［5］ 吴敏,杨宏山,黄淑玉:《新诊断 2 型糖尿病患者谷氨酸脱羧酶抗体、胰岛细胞抗体和胰岛素自身抗体联合筛查成人隐匿性自身免疫性糖尿病的意义》,《中国糖尿病杂志》,2013 年第 11 期。

［6］ Chen C R, et al. Crystal Structure of A TSH Receptor Monoclonal Antibody：Insight Into Graves' Disease Pathogenesis. Molecular Endocrinology, 2015.

［7］ 张春华,等:《重庆市小学生超重肥胖及高血压流行现状》,《中国学校卫生》,2005 年第 1 期。

［8］ 中华医学会妇产科学分会内分泌学组:《闭经诊断与治疗指南（试行）》,《中华妇产科杂志》,2011 年第 9 期。

［9］ Hiramatsu K, et al. A Screening Test to Identify Aldosterone—Producing Adenoma by Measuring Plasma Rennin Activity. Results in Hypertensive Patients. Archives of Internal Medicine, 1981.

［10］ 徐媛媛,蒋怡然,苏颉为:《醛固酮/肾素比值在原发性醛固酮增多症筛查中的临床价值》,《中华内分泌代谢杂志》,2012 年第 4 期。

第三章
内分泌科重症患者处理流程

在大部分三甲医院里,内分泌科患者的平均住院天数为 10 天,而规范化培训住院医师在内分泌科轮转的时间一般从两周至一个月不等。经常看到的不是刚入院的患者,就是快出院的患者。有时轮转出科的时候,要么患者的诊断治疗还没有结束;要么,对该患者之前的诊治过程都不了解。

如何在有限的时间里迅速地掌握教学大纲中要求的内分泌科典型疾病和重症疾病的正确处理方法呢? 最简单、高效的办法是认真办理几个典型患者的出院。

出院记录一般包括患者身份信息项目,入出院诊断,入院时情况,住院经过,出院情况,出院医嘱。有的医院的电子病历能够自动抓取患者信息,患者身份信息项目中很多内容不需人工填写,对于这些项目还是要看一下,万一错了需要汇报上级医师以及时更正。入院时情况、住院经过、出院时情况是出院记录的主体部分,此时是学习的最佳时期,将该患者的整个诊疗过程理顺理清了,出院诊断和出院医嘱自然就出来了。

在写出院记录时,一边回顾患者住院期间的诊治全过程,一边思考上级医师的诊治措施和开具各项检查的目的,一边自我提问和解答,对解决不了的问题及时向带教老师提问和查阅相关资料。下面将通过几个实例告诉大家怎么从书写出院记录的过程里高效地学习。

为了便于对照学习,书中采用了苏北人民医院现行的出院记录格式。虽然在引用病史之前已经取得了患者的知情同意,但为了避免泄露患者的身份信息,仍然将真实病例的部分数字进行了遮挡,并且稍做增减,以保护患者权益,以下概不赘述。

每一节都根据实习大纲归纳了学习目标,再根据学习目标进行出院记录和病史的回顾和分析。由于临床病例的复杂性,很难找到非常单一、经典的病例,大部分都是各种内科疾病交织在一起。在分析这些病例的时候,除了对内分泌科的重要知识点进行关注,也要对一些常见的内科知识点进行学习和分析。

第一节　低血糖昏迷的出院记录

　　一提到内分泌科糖尿病患者的急危重症,大家首先想到的是酮症酸中毒、高渗昏迷、乳酸酸中毒等急性并发症。但事实上,低血糖昏迷在内分泌科非常常见,是重要的内分泌科急症,需要立即识别和处理。每个在内分泌科轮转的实习医生和住院医师必须掌握低血糖的诊断标准、典型症状和正确的处理流程。

　　【学习目标】　掌握 Whipple 三联征,低血糖昏迷的常见病因,低血糖昏迷抢救流程。

　　【病例资料及分析】

江 苏 省 苏 北 人 民 医 院
扬 州 大 学 临 床 医 学 院

出　院　记　录

科室:内分泌科		病区:××	床号:××	住院号:D5725×
姓名:顾××	性别:男	年龄:61 岁	婚姻:丧偶	职业:退休
入院诊断:××				入院时间:××
手术名称:				
出院诊断:××				出院日期:××

入院时情况:

　　该患者因"口干多饮六年,被人发现神志不清两小时"入院,入院时查体:血压 150/98 mmHg,中度昏迷,疼痛刺激无反应,鼾声呼吸,双侧球结膜轻度水肿,双侧瞳孔等大等圆,对光反射迟钝。心率 120 次/分,律齐,未闻及病理性杂音。双肺呼吸音粗,未闻及干湿啰音。腹平软,腹部剑突下可扪及约 4 cm×6 cm 质软包块,无压痛,膀胱区皮肤可见陈旧性瘢痕,四肢肌力检查不配合,四肢肌张力无明显升高,双侧巴氏征阳性,双下肢不肿。(201×-02-04)本院:心电图:心肌缺血。(201×-02-04)本院:快速随机血糖:0.4 mmol/L。

诊疗经过: 略	
X 光片号:—	CT 号:—
MRI 号:—	病理检查号:—
出院医嘱: 略	

　　主治医师:×××　　　　　　医师:×××
　　①一式二份;②一份归入院病历 ;③另一份交病员或归门诊病历

在审核这份出院记录的"入院时情况"部分时,带教医师对实习医生提出了几个问题:

1. 你从病历中如何判断这个患者处于中度昏迷状态,换句话说病历中哪些描述支持这个中度昏迷的判断?

2. 昏迷的常见病因是什么?

3. 低血糖症为什么容易引起昏迷? 引起大脑功能障碍的顺序和恢复顺序是什么?

4. 从患者的入院情况来看,患者当时是否符合低血糖症的诊断标准? 属于什么程度的低血糖症?

5. 低血糖症的常见临床表现有哪些? 在病房出现的患者低血糖,临床医师如何处理?

这个实习生的回答让带教医师很满意:

1. 昏迷是一种严重的意识障碍,分为轻度昏迷、中度昏迷、深度昏迷。轻度昏迷患者意识大部分丧失,无自主运动,对声、光刺激无反应,对疼痛刺激尚可出现痛苦的表情或肢体退缩的防御反应。角膜反射、瞳孔对光反射、眼球运动、吞咽反射等可存在。中度昏迷时患者对周围事物及各种刺激均无反应,对于剧烈刺激可出现防御反射,角膜反射减弱,瞳孔对光反射迟钝,眼球无转动。深度昏迷时,全身肌肉松弛,对各种刺激全无反应,深浅反射均消失。从当时的体格检查来看,患者神志不清,无自主活动,疼痛刺激无反应,瞳孔对光反射迟钝但存在,符合中度昏迷的特征。如果临床医师在病历中能进一步描述深浅反射的检查,那么就更有利于判断了。

2. 昏迷的常见原因:重症急性感染疾病;颅脑疾病,如脑出血、脑梗死;脑外伤疾病;内分泌代谢疾病;心源性疾病;水电解质平衡紊乱;物理性及缺氧性疾病,如中暑、触电、肺性脑病;药物性中毒,如安眠药中毒等。

3. 低血糖症容易引起昏迷的主要原因:大脑是耗糖耗氧的大户,葡萄糖是大脑产生能量的主要来源,但大脑组织细胞中储存葡萄糖的量很少,仅能维持脑细胞正常代谢数分钟,所以低血糖时间过长,没有得到及时纠正,脑组织会出现不可逆的器质性损伤。

4. 从患者的入院情况来看,患者当时快速随机血糖为 0.4 mmol/L,有昏迷症状,符合低血糖症的诊断标准,已经出现昏迷,应属于严重的低血糖症。

5. 低血糖症的常见临床表现有饥饿、心慌、出汗、乏力,甚至昏迷等。患者在病房出现低血糖,临床医师应该首先评估是否能进食,如能进食,进食糖块或饼干。如果不能进食,可用高糖针静脉注射。

对她的回答,带教医师进行了以下补充和进一步的讲解:

1. 临床上对昏迷患者的问诊和体格检查多半是匆忙和迅速的,因为昏迷患者的病情多半危重,患者的病情和家属的焦急情绪不容你按部就班地进行各种深浅反射的检查。临床上可应用呼喊患者,疼痛刺激(常用捏耳垂),用手电筒迅速检查双侧瞳孔对光反射和大小,查病理征的同时检查肌力和肌张力来快速判断患者的昏迷程度。所以,有些低血糖昏迷患者的病历里没有提到深浅反射的体格检查是可以理解的。

根据人民卫生出版社出版的《急诊内科学》,深昏迷包括中度昏迷和重度昏迷。换句话说,已经将昏迷简化为浅昏迷和深昏迷。临床医生最需要迅速判断的是,患者到底是浅昏迷还是深昏迷。

另外,也可应用 Glasgow 量表快速评分,对昏迷的预后进行粗估。

什么是 Glasgow 量表呢? Glasgow 量表在 1974 年首次由英国格拉斯哥大学的教授提出,临床主要应用于昏迷患者的预后判断,评估脑外伤患者的病情和预后。Glasgow 量表总分 15 分,分为语言、运动、睁眼 3 个大类,详细项目可见表3-1。语言满分 5 分,运动反应满分 6 分,睁眼满分 4 分。总分值越大,患者意识越好,分值越小,意识障碍越重。正常意识得分 15 分,得分低于 8 分,预后不良,5~7 分预后恶劣,得分小于 4 分罕有存活。

表 3-1　Glasgow 量表

最佳语言应答分值	最佳运动反应分值	睁眼分值
不能言语 1	无 1	无 1
言语难辨 2	异常伸直 2	受痛刺激睁眼 2
言语混乱 3	异常屈曲 3	听觉刺激时睁眼 3
言语不当 4	回缩(逃避动作)4	自发性睁眼 4
言语正常 5	对疼痛能定位 5	
	可按要求动作 6	

根据病史的描述,D5725×顾××的入院 Glasgow 量表得分在 3~4 分,所以该患者抢救成功也让我们很有成就感。同时也提出了新的临床问题,不同原因昏迷的患者,如果 Glasgow 量表得分相同,其预后转归是否一样? 有兴趣的医学生可以进行观察、总结和分析。

2. 昏迷病因非常多,对于内分泌专科医师来说,可以分为内分泌代谢疾病导致昏迷和非内分泌代谢疾病导致昏迷两大类原因。其中,内分泌代谢疾病导致昏迷的常见原因有:低血糖昏迷;糖尿病性昏迷,如酮症酸中毒、乳酸酸中毒;高渗性非酮症糖尿病昏迷;垂体危象;肾上腺危象;甲亢危象;甲减黏液性昏迷等。而内分泌代谢疾病导致低血糖昏迷的常见原因有药物性低血糖昏迷,肾上腺皮质醇功能低下导致的低血糖昏迷,胰岛细胞瘤/癌导致的低血糖昏迷,自身免疫性低血糖等。

3. 低血糖症对大脑损伤最重,因为神经细胞和其他组织细胞不一样。神经细胞没有糖原储备,又不能直接利用循环中的游离脂肪酸,脑神经细胞在缺糖状态下还可利用酮体,但酮体形成需要一定的时间。当血糖降低至脑细胞不能获得足够的能量时,中枢神经功能会迅速降低,初期表现为大脑皮层受抑制,继而皮质下中枢包括基底核、下丘脑及自主神经相继受累。

4. 低血糖的诊断标准是 Whipple 三联征,包括三方面:①自发性周期性发作低血糖症状、昏迷及神经精神症状,每天空腹或劳动后发作者;②发作时血糖低于 2.8 mmol/L;③口服或静脉注射葡萄糖后,症状可立即消失。对低血糖症的标准中关于血糖低于 2.8 mmol/L 的争议不断,最近的指南中将其定成 3.0 mmol/L,还有医生主张将低血糖症的标准定成 3.9 mmol/L,但教科书还是沿袭以前的标准。这种不断要求提高低血糖标准的呼声可以理解为严重低血糖导致的脑损伤越来越得到重视。根据低血糖症的严重程度,通常分为可以自救的轻、中度低血糖症和不能自救的重度低血糖症。本案例中患者的病史显然符合不能自救的重度低血糖症。

5. 低血糖症在临床上的表现可以用 8 个字来形容,"千奇百怪,无所不有"。除了常见的饥饿、心慌、出汗、乏力、昏迷等表现;有一些患者会出现精神症状,比如平时很爱干净突然随地大小便;还有些糖尿病神经病变的患者低血糖时没有任何自主症状,但会出现急性脑梗死的症状,如突然运动性失语、反应迟钝等;甚至有些患者表现为癫痫发作,有阿斯综合征的表现,这些都要引起临床医师的重视。

 小贴士

低血糖症或低血糖昏迷的处理流程

如果一个在内分泌科轮转的实习生或低年资住院医师,在病房正好遇到低血糖症或低血糖昏迷的患者,处理流程建议如下:

Step 1

当患者出现饥饿、心慌、出汗、乏力,或是无精神病史的患者突然出现精神异常,应立刻测定患者的末梢快速血糖,如果血糖 >3.9 mmol/L 可排除低血糖(基础血糖极高的患者除外,因为血糖下降过快时,即使血糖没有低于 3.9 mmol/L 仍然需要考虑低血糖反应);血糖测定在 2.8 ~ 3.9 mmol/L × 提示有低血糖存在;血糖 <2.8 mmol/L × (50 mg/dL) 可确诊低血糖。

Step 2

如果是糖尿病患者正在使用胰岛素泵或胰岛素,应立即关闭胰岛素泵,减量或停用胰岛素。如果使用的是口服降糖药,应立即停用相关口服药,记录口服药名称。

Step 3

如果既不是糖尿病患者,也未服用降糖药物,应立即让其进食或推注高糖,同时汇报上级医师。这种患者往往需要进一步的鉴别诊断来确定病因。

Step 4

如果患者神志清楚,能够进食,应立即进餐,推荐进食2～3块饼干,观察进食后反应。如果正在合并使用α-糖苷酶抑制剂的患者出现低血糖,治疗时需使用葡萄糖、牛奶或蜂蜜,而食用蔗糖或淀粉类食物纠正该种药物导致的低血糖的效果差。

Step 5

如果发生低血糖的是危重患者,如败血症、急性脑梗死、不能进食的患者,如胰腺炎禁食期间应立即静脉注射50%葡萄糖溶液40～100 mL。多数患者能立即清醒,继而进食。未恢复者可反复注射直至清醒。处理后即使意识完全恢复,仍需继续观察,宜继续静脉滴注5%～10%的葡萄糖,维持每小时供糖12 g,并根据病情需要观察数小时至数天,至病情完全稳定为止。特别是磺酰脲类等长效降糖药物导致的低血糖或患者合并肾功能不全,一般需要静脉滴注5%～10%的葡萄糖维持48～72小时。

Step 6

如果推注高糖后血糖不能达到上述目标,或仍神志不清者,需要及时汇报上级医师,必要时可选用:① 氢化可的松100 mg,静脉推注后视病情需要再以100 mg加入500 mL葡萄糖溶液中缓慢滴注,一日总量在200～400 mg。也可使用地塞米松。② 胰升糖素0.5～1.0 mg皮下、肌内或静脉注射,一般20分钟内生效,但维持时间仅1～1.5小时。但这些药物很多医院都没有,比如很多医院就没有胰升糖素,有些医院没有氢化可的松注射用剂,这时候也可以应用甲泼尼龙来代替。如果需要用这些非常规的升糖办法,就提示患者的病情非常危重,要及时向上级医师求助。

Step 7

患者病情稳定后,及时记录并交班。

弄清楚了低血糖相关的基本概念后,带教医师又抛出了一个问题让实习生思考:入院时,医师查体曾发现患者腹部剑突下可扪及约 4 cm×6 cm 质软的包块,无压痛,膀胱区皮肤可见陈旧性瘢痕,后来有没有诊断明确这个包块是什么?膀胱区为什么有陈旧性瘢痕,在患者病情好转出院的时候有没有搞清楚?

为了回答老师的问题,实习生开始仔细研读病程记录。

病程记录

201×-02-04 22:30

患者因"口干多饮六年,被人发现神志不清两小时"入院,病史特点如下:1. 老年男性,61 岁,慢性病程,急性加重。2. 食物药物过敏史不详,否认"肝炎、结核"传染病史,否认手术、外伤史,否认"高血压、冠心病"史。3. 患者于六年前出现口干多饮多尿,查血糖升高,诊断为 2 型糖尿病,服用药物史不详,一年余前因血糖明显升高,在当地医院予胰岛素治疗,因患者独居,一直自行注射胰岛素,胰岛素剂量不详。今早患者活动神志正常,但诉近期有纳差,晚餐前患者女儿发现患者未出来吃晚饭,发现其倒于房间地上,伴全身出汗,无抽搐,无大小便失禁,急送至我院急诊室,路途中约一个半小时,未做初步处理和急救,来我院急诊室后测血压:248/121 mmHg,查心电图示:心肌缺血。测随机血糖 0.4 mmol/L ×,予硝酸甘油静注后血压逐渐降至 150/100 mmHg,予 50% 葡萄糖溶液 40 mL 静推,以高糖维持后复测血糖 10.8 mmol/L,神志未转清,查头颅 CT 未见明显异常,请我科会诊后拟诊断为低血糖昏迷,广泛脑损伤收住入院。起病前情况不详。4. 体格检查:T36.3℃,P120 次/分,R20 次/分,BP150/98 mmHg,中度昏迷,疼痛刺激无反应,神志不清,鼾声呼吸,营养中等,体型偏瘦,平车送入病房,查体不合作,无脱水貌,全身皮肤黏膜无黄染,无瘀斑,未扪及浅表淋巴结肿大。头颅无畸形,双侧鼻唇沟对称。面部无浮肿,结膜无充血,双侧球结膜轻度水肿,巩膜无黄染,双侧瞳孔等大等圆,对光反射迟钝,直径 4 mm,无鼻翼扇动,口腔黏膜无溃疡,有缺齿。颈软,气管居中,甲状腺不肿大。胸廓对称,双肺呼吸音粗,未闻及干湿性啰音,心率 120 次/分,律齐,无病理性杂音。剑突下轻度膨起,腹部剑突下可扪及一约 4 cm×6 cm 质软包块,压痛检查不配合,叩诊呈鼓音,肠鸣音存在,膀胱区皮肤可见陈旧性瘢痕约 6 cm×8 cm 范围,脊柱、四肢无畸形,四肢肌力检查不配合,双侧巴氏征阳性。5. 试验室及器械检查:(201×-02-04)本院:心电图:心肌缺血。(201×-02-04)本院急诊:随机血糖:0.4 mmol/L。

入院诊断:1. 2 型糖尿病;2. 低血糖昏迷;3. 广泛脑损伤。

诊断依据:1. 老年男性,慢性病程。2. 有糖尿病病史,有胰岛素注射史。3. 急诊查随机血糖明显降低,入院时查体:鼾声呼吸,营养中等,体型偏瘦,平车送入病房,查体不合作。

鉴别诊断:1. 功能性低血糖:中年女性多见,常有精神因素,症状多而体征少,多见于餐后发生,每次发作时间短,可自行恢复或稍进食后即恢复,血糖常不低于 2.2 mmol/L,胰岛素释放指数多低于 100,饥饿试验多阴性。2. 肝源性低血糖:如晚期肝硬化、严重的病毒性肝炎导致肝糖原合成、储存、分解、糖异生作用减弱,表现为低血糖或低血糖和高血糖交替。3. 胰岛素瘤:常于清晨或半夜及空腹 5 小时后发作,早期多表现为交感神经兴奋症状,随病程延长,可表现为脑功能障碍,常表现为精神失常、癫痫发作、昏迷。血胰岛素、胰岛素原、饥饿试验呈自主性胰岛素不适当分泌过多。影像学检查如 CT、MRI 有助于肿瘤定位。4. 其他如胰岛素自身免疫综合征、伴肿瘤的低血糖也需鉴别。

诊疗计划:1. 患者神志不清,低血糖持续时间长,低血糖纠正后神志仍不能恢复,病情危重,向家属交代病情可能随时出现心跳呼吸骤停,可能出现不可恢复脑损伤,告病危。2. 监测血糖,糖水维持纠正低血糖。3. 患者在急诊室有抽搐一次,注意有继发性癫痫可能。心电监护,嘱家属陪护。4. 患者处于昏迷状态,予保留导尿,计出入量。

201×-02-05 01:18 抢救记录

02-04 23:00 患者出现烦躁不安,有手足不自主舞动,有四肢抽搐约5分钟,予安定5 mg 静注后抽搐停止。予胃管插入后引出约 30 mL 暗红色血性液体,混有少量白色糊状液体,予韦迪保护胃黏膜,洛赛克 40 mg 静注等治疗,加用鲁米那 0.1 g 肌注等综合治疗,请神经科急会诊,考虑去皮层状态,建议用醒脑静,甘露醇脱水降颅压。1:00 出现呕吐,呕吐咖啡样液体约 100 mL,伴有大便失禁,口中可见胃管盘曲。予拔出胃管,重插胃管。患者血压稳定在 160/100 mmHg 左右,血氧饱和度在 100% 左右,胃管引流物约 30 mL,患者烦躁不安明显好转,神志未恢复,中度昏迷,疼痛刺激无反应,腹部包块消失,查床边 B 超未见明显异常改变,有大便失禁。大便数次,为黄色稀糊状便。

201×-02-05 ××主任医师查房

患者入院第二日,仍中度昏迷,呼之不应,胃管中间断有咖啡样液体引流出,无发热,鼾声呼吸,未再出现口角及四肢抽搐。查体:BP 151/95 mmHg,中度昏迷,疼痛刺激无反应,营养中等,体型偏瘦,平车送入病房,查体不合作,双侧球结膜轻度水肿,双侧瞳孔等大等圆,直径4 mm,对光反射迟钝,甲状腺不肿大。胸廓对称,双肺呼吸音粗,未闻及干湿性啰音,心率 90 次/分,律齐,无病理性杂音。腹平软,膀胱区皮肤可见陈旧性瘢痕约 6 cm×8 cm 范围,脊柱、四肢无畸形,双下肢肌力 0°,双上肢肌力检查不配合,肌张力无明显升高,双下肢不肿,双侧巴氏征阳性。主任查房后分析:患者有糖尿病史 6 年,平素应用诺和灵30R 降糖,具体剂量不详,起病前有胰岛素应用史,本次因神志不清两小时入院,结合急诊室所测血糖数值,低血糖昏迷诊断明确。目前经补充葡萄糖后,低血糖已纠正,但仍处于昏迷状态,头颅 CT 未见明显异常,故考虑与低血糖昏迷导致的脑损伤有关。其次,有发生大面积脑梗死可能,必要时进一步查头颅 MRI,继续补充葡萄糖,监测血糖,预后差,治疗费用高,病危;呕吐咖啡样液体,考虑应激性溃疡可能,已胃肠减压,禁食,加用韦迪保护胃肠黏膜,维持电解质平衡,脱水降颅压,密切观察病情变化,观察生命体征、血糖、神志。

201×-02-05 13:32

13:00 左右患者神志逐渐转清,能正确回答问题,查体:血压 130/90 mmHg,神志清楚,精神极萎,伸舌不偏,双眼瞳孔等大等圆,对光反射灵敏,四肢肌力、肌张力正常,腹平软,无包块,剑突下有轻压痛。心率 79 次/分,律齐,双肺呼吸音粗,未闻及干湿啰音。追问病史,患者近半月有中上腹不适,食纳较差,晚餐前自行注射诺和灵 30R 12U 后,因胃部不适,未能及时吃晚饭,后来过程不能回忆。曾有尿潴留局部临时造瘘病史。头颅 MRI 检查显示未见大面积梗死灶,胃肠减压管中仍有少量咖啡样液引出。密切观察生命体征变化。

201×-02-06

入院第三日,患者神志转清,能回答简单问题,无口角及四肢抽搐,无发热、寒战,无咳嗽、咳痰,胃肠减压间断有少许咖啡样液体流出,无恶心、呕吐,无腹泻。查体:神清,精神萎,自动体位,查体合作,面色灰暗,中度贫血貌,双眼不突,心率84次/分,律齐,未闻及病理性杂音,双下肢轻度可凹性水肿,左侧肢体肌力Ⅳ级、肌张力正常,右侧肢体肌力、肌张力正常。生理反射存在,病理反射未引出。头颅MRI示脑供血不足,老年性脑改变,两侧上颌窦炎、筛窦炎。主任查房后分析:经积极补充葡萄糖治疗,低血糖已纠正,结合头颅MRI,排除大面积脑梗死,意识改变考虑与低血糖引起的脑水肿相关,目前患者神志转清,生命体征平稳,可停病危;继续目前保护胃黏膜治疗,可给予流食,暂停胃肠减压,密切观察有无恶心、呕吐、黑便等不适,继续观察生命体征;如能正常进食,可予诺和灵30R餐前注射降糖,密切监测血糖,避免严重低血糖再次发生。

201×-02-08

患者神志完全清醒,无口干多饮,未再出现呕吐咖啡样液,大便次数增多,3~4次/天,呈青灰色大便,复查大便隐血为阴性。查体:精神可,神志清楚,心率80次/分,律齐,未闻及病理性杂音,双肺呼吸音粗,未闻及干湿啰音。四肢肌力、肌张力正常。腹平软,无压痛,未扪及包块。主治医师查房认为:1. 患者有胰岛素应用病史,发病突然,发病前有注射胰岛素并未能进餐史,来我院查血糖明显下降,并出现神志障碍,目前经脱水降颅压、纠正低血糖等治疗后患者神志转清,今停用醒脑静。停用心电监护,拔除导尿管,注意尿量。2. 患者病程中并发呕血,首先考虑应激性溃疡,但应在生命体征平稳后进一步查胃镜排除胃部病变。进一步查CA199等肿瘤指标。3. 患者目前进食较前增多,嘱其控制饮食,监测血糖,逐渐加量胰岛素用量。4. 进一步查胸片、糖化血红蛋白、尿微量白蛋白等排除慢性并发症。

201×-02-11

患者近日病情平稳,无胡言乱语,无口干、多饮、多尿,无恶心、呕吐,无腹泻、黑便,无腹痛,血糖波动于11.2~15.4mmol/L。查体:神清,精神可,双眼睑无浮肿,双肺呼吸音粗,无啰音,心率76次/分,律齐,腹软,无压痛、反跳痛,双下肢无浮肿。查胃镜示食管病变性质待查,浅表性胃炎胃排空障碍,全胸片示右下肺内带片状致密影,考虑感染可能,建议治疗后复查,必要时进一步检查排除其他。尿微量白蛋白:63.0mg/L,CA50:1.86ng/mL,CA125:12.40U/mL,CA199:6.63U/mL,AFP:2.28ng/mL,CEA:8.73μg/L,HBA1c:8.8%。××主任医师查房后分析:患者血糖仍高,嘱其控制饮食,调整胰岛素剂量;已出现早期糖尿病肾病及胃肠神经病变,治疗以治疗原发病为主;胃镜活检病理诊断示,(食管25cm)送检组织镜下有大片坏死、炎性肉芽组织及肌肉组织,灶区见两小巢细胞有异型。建议复查。(食管35cm)送检组织镜下有大片坏死、炎性肉芽组织,血管及细胞增生肿胀,并见光滑平滑肌,已给予保护胃黏膜治疗,需近期复查胃镜;肺部感染,抗感染疗程未到,继续目前抗感染治疗;余治疗不变,继续观察。

201×-02-12

患者无恶心、呕吐，无口干、多饮，无腹痛、腹泻，血糖仍高，需调整胰岛素剂量及继续抗感染治疗，患者要求出院，嘱其门诊进一步治疗，并复查胃镜及全胸片。回顾其住院过程如下：老年男性，因"口干、多饮六年，被人发现神志不清两小时"入院。查体：BP 150/98 mmHg，中度昏迷，疼痛刺激无反应，神志不清，鼾声呼吸，双侧球结膜轻度水肿，双侧瞳孔等大等圆，对光反射迟钝。双肺呼吸音粗，未闻及干湿性啰音，心率120次/分，律齐，无病理性杂音。腹平软，腹部剑突下可扪及一约4 cm×6 cm质软包块，无压痛，膀胱区皮肤可见陈旧性瘢痕约6 cm×8 cm范围，四肢肌力检查不配合，肌张力无异常升高。双侧巴氏征阳性。双下肢不肿。随机血糖0.4 mmol/L，头颅MRI示脑供血不足，老年性脑改变，两侧上颌窦炎、筛窦炎；胃镜示食管病变性质待查，浅表性胃炎，胃排空障碍；腹部B超示肝、脾、胰、肾未见明显异常，胆囊壁不光；全胸片示右下肺内带斑片状致密影，考虑感染可能；血常规示白细胞9.6×10⁹/L，中性粒细胞百分比0.865；尿常规示葡萄糖1+，隐血1+，蛋白质1+；大便隐血（金标法）阳性（＋），后复查转阴性；肝功能示直接胆红素10.7 μmol/L，总胆红素27.9 μmol/L；CEA 8.73 μg/L；HBA1c 8.8%。病理报告示送检食管组织示大片坏死、炎性肉芽组织及平滑肌组织，灶区见两小巢细胞有异型，予糖水纠正低血糖。02-04 23:00出现烦躁不安，有手足不自主舞动，有四肢抽搐约5分钟，予抢救一次。继续予补充葡萄糖，胃肠减压，加用韦迪保护胃肠黏膜，维持电解质平衡，脱水降颅压、抗感染等治疗，病情逐渐好转。目前，血糖未稳定，复查大便常规正常；尿常规示葡萄糖4+，隐血1+，蛋白质+-，红细胞31/μL，患者要求出院，嘱其门诊进一步治疗。出院诊断：1. 2型糖尿病；2. 低血糖昏迷；3. 广泛脑损伤；4. 肺部感染；5. 食道炎；6. 浅表性胃炎，胃排空障碍。

仔细阅读完病程记录，实习医生兴高采烈地找到带教医师说："老师，我感觉好像和你一起抢救了这个患者。我觉得这次抢救成功的关键在于，在患者和家属都不能提供准确病史的情况下，医师通过详细地查体和检查判断了应激性溃疡的存在，及时插胃管进行胃内容物的引流，从而避免了患者呕吐时易出现的窒息；在低血糖诱发的脑水肿期应用醒脑静保护脑细胞功能，甘露醇脱水降颅压等治疗对促醒起到了重要作用，后来又问出了昏迷前的病史。在患者病情稳定后行胃镜检查证实食管胃部的病变。我想，胃内的出血应该是发生在低血糖昏迷之前，可能发生了急性胃潴留，是诱发患者不能进食导致发生药物性低血糖昏迷的最可能的原因。患者昏迷时，医师查体发现剑突下轻度膨起，腹部剑突下可扪及一约4 cm×6 cm质软包块，事实上是急性胃潴留，由于患者消瘦，胃部胀起看上去像个包块。还有当时医师发现其膀胱区皮肤可见陈旧性瘢痕约6 cm×8 cm范围，是曾有尿潴留局部临时造瘘后遗留下的，这也提示患者有糖尿病神经病变，容易出现平滑肌的蠕动异常，胃排空减慢。"

我们惊讶地发现，学生的分析能力超出我们的想象，有点儿像小侦探，能够将患者的整个病情发展归纳得这么有逻辑顺序。但是,带教医师还是要继续"为难"她:"为什么这个消化道应激性溃疡的患者没有黑便呢?"

她笑了:"老师,我刚刚从消化科轮转出来,上消化道出血后,血液和胃酸作用后排入肠道才会出现黑便。因为急性胃潴留,血液并没有排入肠道全都留在了胃部,医师又及时引流了胃部的积血,所以并没有出现黑便,甚至连大便隐血都是阴性的,对吧?"

非常好!那么到这里,你应该也清楚了为什么在出院嘱托中一定要写明这个患者需要定期门诊复查胃镜了。这个患者有严重糖尿病神经病变,从而出现胃排空障碍,同时有病理显示送检食管组织示大片坏死、炎性肉芽组织及平滑肌组织,灶区见两小巢细胞有异型,不能排除癌前病变。所以,从这个出院记录中,至少可以复习昏迷的定义、昏迷的分类、和昏迷预后密切相关的 Glasgow 量表快速评分法、低血糖症的诊断标准、低血糖的常见原因和临床表现、低血糖为什么会出现昏迷、低血糖的常见并发症、低血糖的抢救措施和抢救流程等知识点。

第二节　糖尿病酮症酸中毒的出院记录

糖尿病酮症酸中毒(diabetic ketoacidosis,DKA)的病例分析和诊疗思路几乎在每场重要的医学考试中都会出现。在内分泌科的出科考试中也总被作为重要的考试内容。这不仅因为 DKA 是内分泌科最常见的急危重症之一,还因为 DKA 的诊治非常讲究,考点较多,包括 DKA 的定义、临床特点、治疗原则、诊断要点、血气分析化验的评估等均有可考之处,而且对各科的医学生都有重要价值。

诸多知识点,让人望而生畏。其实,只要积极开动脑筋,在临床工作中认真写一份糖尿病合并酮症酸中毒患者的出院病历,基本就可以掌握关于 DKA 的各个知识点了。

【学习目标】　DKA 的定义,DKA 的诊断,DKA 的抢救治疗措施中的补液和胰岛素应用要点。

【病例资料及分析】

办这份出院记录时,需要问自己一系列问题:

1. 什么是糖尿病酮症酸中毒(DKA)?

2. DKA 的诊断标准是什么?

3. DKA 有什么样的典型症状? 其血气分析有什么样的特点?

4. 突发性呼吸困难的常见病因有哪些?

江 苏 省 苏 北 人 民 医 院
扬 州 大 学 临 床 医 学 院
出 院 记 录

科室:内分泌科	病区:××	床号:××	住院号:××
姓名:王××	性别:男	年龄:41 岁	婚姻:已婚	职业:无

入院诊断:××			入院时间:××

手术名称:—

出院诊断:××	出院日期:××

入院时情况:

患者因"口干多饮六年,呕吐一天"入院,曾有肝功能异常(具体不详)。否认"结核"病史;无手术、外伤史;否认食物、药物过敏史。查体:BP 120/80 mmHg,神志清楚,精神萎靡,中度脱水貌,深大呼吸。消瘦体型,颈软,气管居中,甲状腺无肿大。胸廓对称,双肺呼吸音清,未闻及干湿性啰音,心率 110 次/分,律齐,无病理性杂音。腹平软,无压痛反跳痛,肝脾肋下未及,双肾区无叩击痛。双侧足背动脉搏动可。辅检:(201× - 06 - 13)本院随机血糖:26 mmol/L。

诊疗经过:

患者入院后查:尿常规显示:葡萄糖 4 + ,酮体 4 + ;糖化血红蛋白 HBA1c 11.8% ;生化:γ-谷氨酰转肽酶 215 U/L,葡萄糖 19.85 mmol/L,尿酸 519 μmol/L,二氧化碳 11.1 mmol/L,胱抑素 C 0.50 mg/L;血常规:红细胞平均体积 102.9 fl,平均血红蛋白量 34.2 pg,白细胞 13.7×10^9/L,中性粒细胞百分比 93.5%,淋巴细胞百分比 4.4%,单核细胞百分比 2%,中性粒细胞绝对数 12.81×10^9/L,淋巴细胞绝对数 0.60×10^9/L,平均血小板体积 12.8 fl,大型血小板比率 0.481;胃液隐血试验(+);肿瘤标记物:甲胎蛋白 13.19 ng/mL;空腹 C 肽 0.06ng/mL;全胸片:两肺纹理增多。心电图:窦性心动过速。腹部 B 超未见异常。入院后予以降糖、抗感染、护肝、护胃等对症支持治疗,经治疗后患者症状明显好转,但血糖未稳定,患者要求出院。

出院情况:好转	伤口愈合:无/无	离院方式:非医嘱离院

患者无畏寒发热,无恶心呕吐,无腹痛腹泻,无胸闷气促,无四肢抽搐麻木,无头晕头痛,双下肢无水肿,生理反射存在,病理反射未引出。

X 光片号:3002864××	CT 号:—
MRI 号:—	病理检查号:—

出院医嘱:

1. 注意休息,避免劳累,糖尿病饮食

2. 规律用药:诺和锐 5U 早,5U 中,4U 晚餐前皮下注射,来得时 14U 皮下注射

3. 定期内分泌科门诊复诊,有情况随诊,定期监测血糖变化,避免低血糖;定期复查 AFP,必要时完善上腹部 CT 检查

主治医师:×××　　　　　　　医师:×××
①一式二份;②一份归入院病历;③另一份交病员或归门诊病历

5. 急起恶心呕吐的常见病因有哪些？

6. 该患者是通过什么治疗转危为安的？

要回答这一系列问题，首先要了解发生糖尿病酮症酸中毒的病理生理过程。

1. 糖尿病患者体内由于胰岛素的绝对或相对缺乏，导致葡萄糖不能被有效利用，脂肪被加速动员和分解，大量脂肪酸在肝脏经氧化生成乙酰乙酸、丙酮、β-羟丁酸（这3种成分统称为酮体）。除丙酮外，乙酰乙酸和β-羟丁酸都是较强的有机酸。在机体饥饿和应激情况下，也会产生少量的酮体，这些少量的酮体会被肝外组织利用并从肾脏排出，少量丙酮可从呼吸排出。糖尿病患者体内如果产生酮体过多，超出肾脏排泄能力的时候，血酮和尿酮都升高，由于酮体是有机酸，较难排出，积聚到一定程度，机体就会出现代谢性酸中毒的所有症状，如呼吸深大急促、恶心呕吐、腹痛等。

2. DKA是糖尿病患者发生的一种严重的急性并发症。因体内胰岛素相对或绝对缺乏，拮抗激素相对过多，出现糖、脂肪和蛋白质代谢紊乱，产生严重高血糖、高酮血症、脱水和电解质紊乱、代谢性酸中毒的临床综合征。简言之，酮症酸中毒就是糖尿病患者因为胰岛素不足出现的综合征，既有酮症也有酸中毒。确诊需要的检查主要是确定有无血糖明显升高，有无酮症，有无代谢性酸中毒。如果仅有酮体轻度升高，尚在机体代偿范围内，未发生酸中毒，称为糖尿病酮症；如果酮体进一步增加，超过机体代偿能力，就会出现DKA。

3. DKA的典型症状实际就是糖尿病的典型临床症状＋代谢性酸中毒的症状。

三多一少症状明显，口干多饮，多尿，体重减轻，葡萄糖利用障碍造成严重高血糖，血糖常高于16.7 mmol/L，有时高达30 mmol/L；脂肪酸变成主要能量来源，产生酮体，血酮体和尿酮体明显升高，脱水；电解质紊乱；深快呼吸甚至呼吸困难；消化道症状，患者出现纳差，恶心呕吐，甚至因剧烈呕吐出现应激性溃疡；腹痛和腹部广泛压痛，甚至肌紧张。为了进行鉴别诊断，临床医师需要排除急性胰腺炎、乳酸酸中毒、急性胃肠炎、其他外科原因导致急腹症、甲亢等其他疾病的可能。

DKA血气分析的典型改变为代谢性酸中毒的改变。图3-1是一个酮症酸中毒患者抽取的血气分析实例。可以看到pH明显降低，Lac（乳酸）轻度升高，HCO_3^-：6.1 mmol/L，BE（B）：-22 mmol/L。（BE又叫碱剩余，负值越大，越说明碱剩余越少，也就说明代谢性酸中毒越重）

江苏省苏北人民医院检验报告单　急诊血气

姓　　名：×××	ID　号：0000357943	样本种类：动脉血	样本编号：常 359
性　　别：男	病　区：104病区	临床诊断：	
年　　龄：10 岁	病床号：加13	送检医师：×××	备　注：

	检验项目	结果	参考值		检验项目	结果	参考值
1	Temp	37.0		10	Hct	40	35-51 %
2	pH	7.09 ↓	7.35-7.45	11	Ca++(7.4)	1.06	
3	pCO2	20 ↓	35-48 mmHg	12	HCO3-	6.10 ↓	18-23 mmol/L
4	pO2	127 ↑	83-108 mmHg	13	TCO2	6.7 ↓	22-29 mmol/L
5	Na+	134	136-145 mmol/L	14	BEecf	-23.7	
6	K+	5.0 ↑	3.4-4.5 mmol/L	15	BE (B)	-22.00 ↓	-2.0-3.0 mmol/L
7	Ca++	1.20	1.15-1.35 mmol/L	16	SO2c	97	95-98 %
8	Glu	22.3 ↑	3.3-5.4 mmol/L	17	THbc	12.4	11.7-17.4 g/dl
9	Lac	2.3	0.5-2.2 mmol/L	18	HCO3STD	7.80	

标本采集时间2016-07-24 10:55　　标本接受时间2016-07-24 11:07　　报告时间 2016-7-24 11:18

此结果仅对本标本负责　　　　　　　　　　　　　　　　　　检验者：×××　　审核者：×××

图 3-1　酮症酸中毒患者血气分析结果

4. 突发呼吸困难既是主诉,又是体征。突发呼吸困难的主要原因有肺部疾病、心源性疾病、代谢性疾病、中毒性疾病等。

肺部疾病容易导致呼吸困难。整个呼吸道的各段出现的问题都会导致急性呼吸困难,需要各位医学生熟记,分为:食管异物阻住气道入口、喉头水肿导致的急性气道闭塞、支气管哮喘、气胸、肺炎、急性呼吸衰竭等。心源性疾病导致呼吸困难,如急性左心衰。代谢性疾病,如糖尿病酮症酸中毒、尿毒症导致的代谢性酸中毒、乳酸酸中毒。中毒性疾病,如一氧化碳中毒、双硫仑反应、亚硝酸盐中毒等。继发于严重感染、创伤、应激后出现的呼吸困难 ARDS。

判断呼吸困难的原因必须结合既往病史、起病的急缓、伴随的症状、检查的结果进行。

5. 急起恶心呕吐是一种常见的临床症状,病因很多,大致可以分为三类:

胃肠道本身疾病导致的急起恶心呕吐的消化道症状,如急性胃肠炎、胃溃疡、胃肠道肿瘤导致的梗阻、急性肠梗阻、急性胃黏膜病变等。

胃肠道以外的邻近器官病变导致的急起恶心呕吐的消化道症状,如急性胰腺炎、急性胆囊炎、急性腹膜炎、急性卵巢囊肿蒂扭转、急性输尿管结石等。

全身疾病导致的急起恶心呕吐的消化道症状,如 DKA、糖尿病乳酸酸中毒、肾衰竭导致的酸中毒、中枢神经系统的感染、出血、肿瘤、占位性病变、垂体前叶功能不全、垂体危象、眩晕症、美尼尔氏综合征、妊娠剧吐等。

所以,当遇到急起的恶心呕吐消化道症状的患者,一定要结合患者的年龄、性别、伴随症状、起病诱因、既往病史,多想想,多问问,避免漏诊和误诊。

6. DKA 的治疗是比较讲究的,处理得好,大部分患者能够好转;处理得不好,会进一步发展出现昏迷,甚至发生高渗综合征。(当然起病时病情就非常危重的酮症酸中毒的情况需要另当别论)

这个患者是如何通过抢救转危为安的,让我们结合他的入院记录、前三天病程录、前三天的医嘱看一下。为了进行鉴别诊断,需要仔细体会管床医师做了哪些检查;这份病历中哪些检查支持这个诊断;DKA 的治疗原则又是如何体现的。

<table>
<tr><td colspan="6" align="center">江 苏 省 苏 北 人 民 医 院
扬 州 大 学 临 床 医 学 院

入 院 记 录</td></tr>
<tr><td>科室:内分泌科</td><td colspan="2">病区:××</td><td>床号:××</td><td colspan="2">住院号:××</td></tr>
<tr><td>姓名:王××</td><td colspan="3">职业及单位:××</td><td colspan="2"></td></tr>
<tr><td>性别:男</td><td colspan="3">住址及电话:××</td><td colspan="2"></td></tr>
<tr><td>年龄:41 岁</td><td colspan="3">供史者(与患者关系):××</td><td colspan="2"></td></tr>
<tr><td>婚姻:已婚</td><td colspan="2">联系人:××</td><td colspan="3">电话:××</td></tr>
<tr><td>出生地:××</td><td colspan="3">入院日期:××</td><td colspan="2"></td></tr>
<tr><td>民族:××</td><td colspan="3">记录时间:××</td><td colspan="2"></td></tr>
</table>

主诉:口干多饮 6 年,呕吐一天。

现病史:患者 6 年前无明显诱因下出现口干、多饮、多尿,伴体重减轻。至医院就诊后确诊为 1 型糖尿病,后一直皮下注射诺和锐 30 降糖治疗。一年前于我院住院后自行将三针改为早 30U、晚 30U。十余天前至××医院复查,因血糖高收住院予胰岛素泵治疗,一周前出院。近三天患者出现乏力、纳差,今晨出现恶心、呕吐,伴头痛。为进一步诊治来我院急诊,查随机血糖 26 mmol/L,收住入院。患者病程中夜尿 2～3 次,有视物模糊、视力下降,无双下肢浮肿、间歇性跛行,无心悸、胸闷,无腹泻和便秘交替,无尿频、尿急、尿痛,无大小便失禁,食纳睡眠可。

既往史:曾有肝功能异常(具体不详)。否认"肝炎、结核"病史;无手术、外伤史;否认食物、药物过敏史。

个人史:生于原籍,无长期异地旅居史,无冶游史,否认有"血吸虫病"疫水接触史,无烟、酒等不良生活嗜好。

婚育史:适龄结婚,育有一子,爱人及子女均体健。

家族史:否认家族性、遗传性疾病病史。

以上内容已经患方确认　　　　　签字　　　　　与患方关系

体 格 检 查

T:36.5℃　　　P:78 次/分　　　R:18 次/分　　　BP:120/80 mmHg

神志清楚,精神萎靡,营养一般,发育良好,体型偏瘦,步行来院,中度脱水貌,全身皮肤黏膜无黄染,无瘀斑,未扪及浅表淋巴结肿大。头颅无畸形,双眼不突,结膜无充血,巩膜无黄染,双侧瞳孔等大等圆,对光反射存在,乳突无压痛,无鼻翼扇动,口腔黏膜无溃疡,咽不红,双侧扁桃体不肿大。颈软,气管居中,甲状腺无肿大。胸廓对称,双肺呼吸音清,未闻及干湿性啰音,心率 78 次/分,律齐,无病理性杂音。腹平软,无压痛反跳痛,肝脾肋下未及,双肾区无叩击痛。脊柱、四肢无畸形,四肢肌力、肌张力正常,腱反射阴性,病理征阴性。肛门外生殖器未检及异常。双侧足背动脉搏动可。

专科检查:BP 120/80 mmHg,神志清楚,精神萎靡,中度脱水貌。颈软,气管居中,甲状腺无肿大。胸廓对称,双肺呼吸音清,未闻及干湿性啰音,心率 78 次/分,律齐,无病理性杂音。腹平软,无压痛反跳痛,肝脾肋下未及,双肾区无叩击痛。双侧足背动脉搏动可。

实验室及器械检查

本院随机血糖(201×-06-13):26 mmol/L

修正诊断:	初步诊断: 　　　　　　　医师签名:
	入院诊断:1 型糖尿病;1 型糖尿病性酮症酸中毒;1 型糖尿病性周围神经病;1 型糖尿病性肾病;1 型糖尿病性视网膜病变 　　　　　主治医师签名:××× 　　　　　201×-06-13　14:54
医师签名:	

病程记录

201×-06-13 14:54

患者王××,男,41 岁,因口干多饮 6 年,呕吐一天于 201×-06-13 14:19 住入我院,病例特点:1. 患者中年男性。2. 否认"肝炎、结核"病史;无手术、外伤史;否认食物、药物过敏史。3. 患者 6 年前无明显诱因下出现口干、多饮、多尿,伴体重减轻。至医院就诊后确诊为 1 型糖尿病,后一直皮下注射诺和锐 30,一日三次降糖治疗。一年前于我院住院后自行将三针改为早 30U、晚 30U。十余天前至××医院复查,因血糖高收住院予胰岛素泵治疗,一周前出院。近几天患者出现乏力、纳差,今晨出现恶心、呕吐,伴头痛。为进一步诊治来我院急诊,查随机血糖 26 mmol/L,收住入院。患者病程中夜尿 2~3 次,有视物模糊、视力下降,无双下肢浮肿、间歇性跛行,无心悸、胸闷,无腹泻和便秘交替,无尿频、尿急、尿痛,无大小便失禁,食纳睡眠可。4. 入院查体:神志清楚,精神萎靡,营养一般,发育良好,体型偏瘦,步行来院,中度脱水貌,全身皮肤黏膜无黄染,无瘀斑,未扪及浅表淋巴结肿大。头颅无畸形,双眼不突,结膜无充血,巩膜无黄染,双侧瞳孔等大等圆,对光反射存在,乳突无压痛,无鼻翼扇动,口腔黏膜无溃疡,咽不红,双侧扁桃体不肿大。颈软,气管居中,甲状腺无肿大。胸廓对称,双肺呼吸音清,未闻及干湿性啰音,心率 78 次/分,律齐,无病理性杂音。腹平软,无压痛反跳痛,肝脾肋下未及,双肾区无叩击痛。脊柱、四肢无畸形,四肢肌力肌张力正常,腱反射阴性,病理征阴性。肛门外生殖器未检及异常。双侧足背动脉搏动可。5. 辅助检查:本院随机血糖(201×－06－13):26 mmol/L。

诊断及诊断依据:诊断:1 型糖尿病;1 型糖尿病性酮症酸中毒;1 型糖尿病性周围神经病;1 型糖尿病性肾病;1 型糖尿病性视网膜病变。

诊断依据:1. 患者中年男性。2. 口干多饮 6 年,呕吐一天。3. 辅助检查:本院随机血糖(201×－06－13):26 mmol/L。4. 多次测血糖均升高。

鉴别诊断:1. 2 型糖尿病:多为中老年起病,多有肥胖史,多有家族遗传史,临床症状常不典型。2. 继发性糖尿病:患者无引起糖尿的原发疾病,如甲亢、皮质醇增多症、生长激素瘤等,暂不考虑。

诊疗计划:1. 急查电解质、肾功能以明确诊断,完善血细胞分析、尿液分析、心电图等检查。2. 予胰岛素降糖。3. 患者病情较重,嘱患者糖尿病饮食,家属陪护。

201×－06－13　15:00 危急值报告

患者入院后,诉中上腹不适,伴恶心,未呕吐,急查二氧化碳结合力 10 mmol/L。查体:神清,精神萎靡,中度脱水貌,呼吸深大,双肺呼吸音粗,心率 78 次/分,律齐,无杂音。考虑患者目前诊断为"糖尿病酮症酸中毒"明确,予碳酸氢钠 125 mL 静脉滴注维持酸碱平衡,并予吸氧、胰岛素降糖、补液、维持电解质及酸碱平衡治疗。患者病重,请多观察患者病情变化。

201×－06－13　17:00

患者目前恶心、呕吐一次,为少量咖啡样液体,量约 50 mL,伴中上部不适。查体:BP 110/60 mmHg,神清,精神萎,体形消瘦,腹软,剑突下压痛(＋)。患者呕吐咖啡样液体,考虑其合并应激性溃疡,予心电监护,兰索拉唑保护胃黏膜、止血治疗,嘱其暂禁食,继续予补液、维持电解质及酸碱平衡治疗。患者病重,一般情况差,请患者家属注意 24 小时陪护。

201×－06－13　22:00 危急值报告

患者入院后,诉中上腹不适,伴恶心、呕吐,仍有少量咖啡样液体,查二氧化碳结合力 11.1 mmol/L。查体:神清,精神萎,中度脱水貌,双肺呼吸音粗,心率 78 次/分,律齐,无杂音。考虑患者目前诊断为"1 型糖尿病酮症酸中毒"明确,予碳酸氢钠 125 mL 静脉滴注维持酸碱平衡,并予吸氧、胰岛素降糖、补液、维持电解质及酸碱平衡治疗。患者病重,请多观察患者病情变化。

201×-06-14 ××副主任医师查房记录

患者入院第二天,仍诉有中上腹不适,伴恶心、呕吐,仍有少量咖啡样液体,入院后查:生化:γ-谷氨酰转肽酶 215U/L,葡萄糖 19.85 mmol/L,尿酸 519 mmol/L,二氧化碳 11.1 mmol/L,胱抑素 C 0.50 mg/L;血常规:红细胞平均体积 102.9 fl,平均血红蛋白量 34.2 pg,白细胞 13.7×10⁹/L,中性粒细胞百分比 93.500,淋巴细胞百分比 4.400,单核细胞百分比 2.000,平均血小板体积 12.8 fl,大型血小板比率 0.481;尿常规:葡萄糖 4+,酮体 4+。今日××副主任医师查房分析:患者中年男性,慢性病程,急性发作;因"口干多饮 6 年,呕吐一天"入院;辅助检查:本院随机血糖(201×-06-13):26 mmol/L;多次测血糖均升高。诊断为"1 型糖尿病;1 型糖尿病性酮症酸中毒"。入院后予以吸氧、胰岛素降糖、补液、维持电解质及酸碱平衡治疗。危重患者,多注意密切观察。

201×-06-15 ××主任医师查房记录

患者入院第三天,症状明显好转,无畏寒发热,无恶心呕吐,无腹痛腹泻,无四肢抽搐,无头晕头痛,无胸闷气促。今日××主任医师查房:患者经胰岛素降血糖后目前血糖控制尚可,恶心呕吐症状好转,考虑为血糖偏高引起的酮症酸中毒,继续给予补液、降糖、抗感染、护胃等对症支持治疗。危重患者,多注意密切观察。

201×-06-15 ××主任医师查房记录

患者无恶心呕吐,无腹痛腹泻,无头晕头痛,无四肢抽搐,无畏寒发热。今日××主任医师查房:患者经胰岛素泵持续皮下注射,目前血糖控制尚可,嘱其继续规律饮食,择日给予胰岛素皮下注射,定期监测血糖变化,调整胰岛素用量,再注意密切观察。

从入院记录和病程记录中可以看到,患者有 1 型糖尿病病史 6 年,有典型消化道症状(近三天患者出现乏力、纳差,今晨出现恶心、呕吐),入院后查体发现,患者有中度脱水貌,无深大呼吸,心率 110 次/分。辅检:本院随机血糖(201×-06-13):26 mmol/L。入院后急查二氧化碳结合力 10 mmol/L,尿常规:葡萄糖 4+,酮体 4+。所以,结合糖尿病基础病史、酸中毒的检查结果、典型的临床症状,DKA 的诊断比较容易。在病程中,患者伴有呕吐咖啡样液,大便隐血为阳性,需要排除消化道出血的可能。在进行鉴别诊断时,需要着重排除急性胰腺炎、急性胃肠炎、急性消化性溃疡等可能。

如何在此经典 T1DM DKA 病例中学习 DKA 的处理,首先从分析医嘱入手。

入院三天的医嘱单

第一天

江 苏 省 苏 北 人 民 医 院

扬 州 大 学 临 床 医 学 院

临时医嘱单

姓名:王×× 科室:内分泌科 病区:×× 床号:×× 住院号:××

开医嘱		临时医嘱	医生	护士执行		
日期	时间			日期	时间	护士
201×－06－13	略,下同	电解质(急诊干化学)	略,下同	略,下同	略,下同	略,下同
201×－06－13		肾功能(急)				
201×－06－13		血细胞分析				
201×－06－13		尿常规(急)				
201×－06－13		糖化血红蛋白				
201×－06－13		全胸片				
201×－06－13		腹部B超				
201×－06－13		常规心电图检查				
201×－06－13		生理盐水 500 mL ivgttst ⎫				
201×－06－13		胰岛素 4 U ⎬				
201×－06－13		胃复安 10 mg 肌肉注射				
201×－06－13		碳酸氢钠 125 mL ivgttst				
201×－06－13		生理盐水 500 mL ivgttst ⎫				
201×－06－13		胰岛素 6 U ⎬				
201×－06－13		氯化钾 10 mL ⎭				
201×－06－13		5% GS 500 mL ivgttst ⎫				
201×－06－13		胰岛素 6 U ⎬				
201×－06－13		氯化钾 10 mL ⎭				
201×－06－13		5% GS 500 mL ivgttst ⎫				
201×－06－13		胰岛素 6 U ⎬				
201×－06－13		氯化钾 10 mL ⎭				
201×－06－13		胃液隐血实验				
201×－06－13		生理盐水 500 mL ivgttst ⎫				
201×－06－13		胰岛素 6 U ⎬				
201×－06－13		氯化钾 10 mL ⎭				
201×－06－13		5% GS 500 mL ivgttst ⎫				
201×－06－13		胰岛素 6 U ⎬				
201×－06－13		氯化钾 10 mL ⎭				
201×－06－13		电解质(急诊干化学法)				
201×－06－13		肾功能(急)				

第二天

江 苏 省 苏 北 人 民 医 院

扬 州 大 学 临 床 医 学 院

临时医嘱单

姓名：王×× 科室：内分泌科 病区：×× 床号：×× 住院号：××

开医嘱		临时医嘱	医生	护士执行		
日期	时间			日期	时间	护士
201×－06－14	略，下同	奥尔芬 75 mg 肌肉注射	略，下同	略，下同	略，下同	略，下同
201×－06－14		5% GS 500 mL ivgttst				
201×－06－14		胰岛素 6 U				
201×－06－14		氯化钾 10 mL				
201×－06－14		5% GS 500 mL ivgttst				
201×－06－14		胰岛素 6 U				
201×－06－14		氯化钾 10 mL				
201×－06－14		5% GS 展 500 mL ivgttst				
201×－06－14		胰岛素 6 U				
201×－06－14		氯化钾 10 mL				
201×－06－14		5% GS 500 mL ivgttst				
201×－06－14		胰岛素 6 U				
201×－06－14		氯化钾 10 mL				
201×－06－14		尿常规				
201×－06－14		电解质分析				
201×－06－14		5% GS 500 mL ivgttst				
201×－06－14		胰岛素 6 U				
201×－06－14		氯化钾 10 mL				
201×－06－14		生理盐水 500 mL ivgttst				
201×－06－14		胰岛素 4 U				
201×－06－14		胰岛素注射液 6 U 加入补液中				
201×－06－14		碳酸氢钠 125 mL ivgttst				
201×－06－14		AFP、CEA、CA199				
201×－06－14		5% GS 500 mL ivgttst				
201×－06－14		胰岛素 8 U				
201×－06－14		氯化钾 10 mL				
201×－06－14		5% GS 500 mL ivgttst				
201×－06－14		胰岛素 8 U				
201×－06－14		氯化钾 10 mL				
201×－06－14		碳酸氢钠 125 mL ivgttst				
201×－06－14		电解质分析				
201×－06－14		血气碳酸氢盐测定				
201×－06－14		血常规				
201×－06－14		胰酶谱				

第三天

江 苏 省 苏 北 人 民 医 院
扬 州 大 学 临 床 医 学 院

临时医嘱单

姓名:王××　科室:内分泌科　病区:××　床号:××　住院号:××

开医嘱		临时医嘱	医生	护士执行		
日期	时间			日期	时间	护士
201×－06－15	略,下同	5% GS 500 mL ivgttst	略,下同	略,下同	略,下同	略,下同
201×－06－15		胰岛素 6 U				
201×－06－15		氯化钾 10 mL				
201×－06－15		5% GS 500 mL ivgttst				
201×－06－15		胰岛素 6 U				
201×－06－15		氯化钾 10 mL				
201×－06－15		5% GS 500 mL ivgttst				
201×－06－15		胰岛素 6 U				
201×－06－15		氯化钾 10 mL				
201×－06－15		碳酸氢钠 125 mL ivgttst				
201×－06－15		尿常规				
201×－06－15		电解质分析				
201×－06－15		肾功能				
201×－06－15		5% GS 500 mL ivgttst				
201×－06－15		胰岛素 8 U				
201×－06－15		氯化钾 10 mL				
201×－06－15		5% GS 500 mL ivgttst				
201×－06－15		胰岛素 8 U				
201×－06－15		氯化钾 10 mL				
201×－06－15		5% GS 500 mL ivgttst				
201×－06－15		胰岛素 8 U				
201×－06－15		氯化钾 10 mL				

让我们总结一下三天的补液量

第一天补液量：临时医嘱 3125 mL + 长期医嘱 350 mL，共 3475 mL（根据患者入院时间到第二天 0:00 计算，实际 9 小时内输注），患者恶心呕吐较严重，口服补液量较少。其中生理盐水为 1850 mL，葡萄糖溶液为 1500 mL，碳酸氢钠 125 mL。

第二天补液量：临时医嘱 4500 mL + 长期医嘱 650 mL，共 5150 mL（根据第二天 0:00 至入院第三天 0:00，实际 24 小时内输注），患者仍有恶心呕吐，口服补液量较少。其中生理盐水为 1150 mL，葡萄糖溶液为 3500 mL，碳酸氢钠 250 mL。

第三天补液量：临时医嘱 3125 mL + 长期医嘱 650 mL，共 3775 mL（根据第三天 0:00 至入院第四天 0:00，实际 24 小时内输注），患者恶心呕吐明显好转，口服补液量增加。其中生理盐水为 650 mL，葡萄糖溶液为 3000 mL，碳酸氢钠 125 mL。

分析前三天的治疗不难看出，DKA 抢救有以下几个原则：

首要原则，足量补液和静脉胰岛素的应用。

确定补液的种类和数量需要事先评估患者的脱水量、心功能、血糖水平、酸中毒的程度等。有几句话在 DKA 的补液过程中非常有用："先快后慢，先盐后糖，见尿补钾，宁酸勿碱。"

DKA 患者由于渗透性利尿导致多尿，损失大量水分；同时呼吸深快，不感蒸发增加，也会导致脱水；合并有消化道症状的患者还会因为恶心呕吐损失大量消化液。所以 DKA 患者一定是存在脱水的。可以通过皮肤的干燥程度、心率的快慢、血压的测定、尿量的多少间接判断脱水的程度。

补液量可按体重的 10% 粗估，比如患者体重约 60 kg，没有心力衰竭的情况下，预计补液量应该在 6000 mL 左右，其中胃肠道补液可以占 1/3 ～ 2/3（患者能够口服的情况下）。只有足量补液（口服 + 静脉）后，才能有效改善组织灌注，让胰岛素发挥作用，所以在第一个 24 小时内充分补液非常关键。看到这里，你就应该理解，对于重度脱水的 DKA 患者，如果补液尚未充分，应用皮下胰岛素的降糖作用是有限的。本病例中的患者较瘦，没有心脏病史，询问体重在 55 kg 左右，有明显脱水貌，所以粗测补液量需要达到 5500 mL 以上，而前 6 小时的补液量至少在 2000 ～ 3000 mL。

第二原则，小剂量胰岛素持续输注。

DKA 患者通常血糖很高，可先用生理盐水 + 胰岛素静脉输注，当血糖下降至 13.9 mmol/L 左右时，改用糖水 + 胰岛素（3 ～ 4 g 葡萄糖:1 U 胰岛素），使得血糖能够平稳下降，每小时下降不超过 6.1 mmol/L，这就是"先盐后糖"。在医嘱单里可以看到，在本病例的治疗过程中，医师也是严格遵循了这个原则。胰岛素的正确使用是 DKA 抢救成功的关键。小剂量胰岛素持续使用[0.1 U/(h·kg)]使得血糖缓慢而平稳的下降,能够避免诱发血糖下降过快导致的脑水肿。基于这个理念,静脉推注泵和皮下胰岛素泵在 DKA 抢救中大量使用。

第三原则,维持电解质的平衡。

DKA 患者体内有不同程度的缺钾,但脱水后血液浓缩常导致血钾假性正常,甚至偏高。所以在临床治疗中,一旦化验结果显示血钾偏低或正常,尿量 > 40 mL/h,立刻开始补钾;血钾正常,尿量 < 30 mL/h,暂缓补钾,待补液尿量增加后开始补钾;如血钾偏高,暂不补钾,4~6 小时后复查,血钾明显下降,即需及时补钾。

第四原则,正确补碱治疗。

DKA 患者的抢救过程中,补碱是个技术活儿。酸中毒对人体的呼吸中枢既有损伤作用,也有积极的兴奋代偿作用,补碱过多过快会造成脑脊液反常性酸中毒加重,呼吸中枢抑制导致组织缺氧加重,血钾下降和反跳性碱中毒。

所有怀疑发生 DKA 的患者都应该即刻行血气分析检查。这个检查出结果最快,有助于诊断和鉴别诊断。也可同时进行检静脉血的碳酸氢盐检查。遗憾的是,在本病例中医师为了给患者省钱,仅送检了外周血碳酸氢盐检查,没有送检血气分析,当时到底有没有乳酸酸中毒,就不得而知了。事后分析,治疗前三天每天都需要补碳酸氢钠的情况在普通 DKA 患者中并不多见。

通常 DKA 患者的补碱原则是:

患者有明显深大呼吸,酸中毒症状;血气分析报告 pH < 7.1,乳酸正常。补液同时立刻开始补碱,但要少量分次,一般用 5% 碳酸氢钠 250 mL 分两次给药。期间根据患者呼吸改善的情况和复查电解质、碳酸氢盐、血气分析的结果再做调整。

患者有明显深大呼吸,酸中毒症状;血气分析报告 pH < 7.1,乳酸高于正常值。补液同时立刻开始补碱,同时需再次询问患者用药病史,排除苯乙双胍导致乳酸酸中毒可能,如有相关病史,立刻补碱,一般用 5% 碳酸氢钠 500 mL 分两次给药。期间根据患者呼吸改善的情况和复查电解质、血乳酸浓度、碳酸氢盐、血气分析的结果再做调整。如无相关药物使用病史,乳酸明显升高,需警惕急性成人呼吸窘迫综合征(ARDS)和线粒体糖尿病可能。

患者无明显酸中毒症状,血气分析报告 pH < 7.1,乳酸正常。可根据病情复查血气分析,核对无误后少量分次补碱或者不补,根据补液后复查血气和碳酸氢盐结果再做调整。

其他情况一般不补碱。

第三节 高渗非酮症昏迷的出院记录

在内分泌科，高血糖高渗非酮症状态(diabetic nonketotic hyperosmolar syndrome，DNHS)和糖尿病酮症酸中毒(diabetic ketoacidosis，DKA)一样，是严重的糖尿病急性并发症，需要医师及时正确识别。DNHS 这一名称涵盖较广，包含了以前的"高血糖高渗性非酮症昏迷""高血糖高渗性非酮症状态"和"高血糖高渗性非酮症综合征"。目前，"高血糖高渗性非酮症综合征"和"高渗性非酮症昏迷"等名称仍在使用中。

DNHS 的死亡率明显高于 DKA，且与年龄有关，75 岁以上的老年人死亡率约为 10%，85 岁以上死亡率上升为 35%。DNHS 的死亡率还与渗透压有关，血清渗透压 < 350 mmol/L 时死亡率约为 7%，血清渗透压 > (375 ~ 400) mmol/L 时，死亡率升至 37%。

让我们给一个高渗性昏迷入院治疗好转的老年女性患者办个出院，回顾一下她的治疗经过，学习一下高渗性非酮症昏迷的诊断和鉴别诊断，以及如何治疗。

【学习目标】 掌握高血糖高渗性非酮症状态的定义，DNHS 常见病因，血渗透压简易计算方法和发热待查诊疗思路。

【病例资料及分析】

江 苏 省 苏 北 人 民 医 院
扬 州 大 学 临 床 医 学 院

出 院 记 录

科室:内分泌科		病区:××		床号:××		住院号:××
姓名:魏××	性别:女	年龄:65 岁	婚姻:已婚			职业:无
入院诊断: 2 型糖尿病;2 型糖尿病性高渗性昏迷;肺部感染;高血压病					入院时间:201×-05-18	
手术名称:—						
出院诊断:2 型糖尿病;2 型糖尿病性高渗性昏迷;肺部感染;高血压病;肝功能异常					出院日期:××	

入院时情况:

因"口干、多饮、多尿 6 年,加重伴神志不清 2 天"入院。入院查体:T 39.6℃,神志模糊,精神差,营养中等,体型中等,推入病房,中度脱水貌,全身皮肤黏膜无黄染,无瘀斑,未扪及浅表淋巴结肿大。头颅无畸形,双侧鼻唇沟对称,伸舌不配合。双侧眼睑不肿,双眼不突,结膜无充血,巩膜无黄染,双侧瞳孔等大等圆,对光反射存在,乳突无压痛,无鼻翼扇动,口腔黏膜无溃疡。颈软,气管居中,甲状腺不肿大。胸廓对称,双肺呼吸音粗,两肺底闻及少许湿性啰音,心率 102 次/分,律齐,无病理性杂音。腹平软,双肾区无叩痛,全腹无压痛,无反跳痛,肝脾肋下未及,双下肢无浮肿。脊柱、四肢无畸形,四肢肌力检查不配合,肌张力正常,腱反射阳性,病理征阴性。肛门外生殖器未检及异常。

诊疗经过:

入院后查:血钠 161 mmol/L,血氯 128 mmol/L,糖化血红蛋白 HBA1c 11.6%;血气分析示:PCO_2 34 mmHg,PO_2 80 mmHg,Na^+ 169 mmol/L,Glu 21.6 mmol/L;血脂分析示:甘油三酯 4.22 mmol/L,高密度脂蛋白胆固醇 0.55 mmol/L,低密度脂蛋白胆固醇 1.63 mmol/L;全胸片:两肺纹理增多。胸部 CT 示:左下肺炎症,左侧胸腔少量积液,甲状腺右侧叶病变。甲状腺 B 超示:甲状腺大小形态正常,表面光滑,包膜完整,右侧叶见不均质回声 30 mm × 22 mm,CDFI 示其内可探及血流信号,左侧叶见多个不均质回声,较大 8 mm × 7 mm,余甲状腺内部回声细小均匀。查血常规示:血红蛋白 98 g/L,白细胞 $10.8 × 10^9$/L,中性粒细胞 $7.91 × 10^9$/L;查电解质示:血钠 152 mmol/L,血氯 112 mmol/L。骨髓检查示:增生活跃,分类未见异常。肝炎病毒学、HIV、肥达氏检查均为阴性。入院后予以吸氧、补液、鼻饲、胰岛素泵、抗炎等治疗,经抢救患者神志转清,血钠明显下降,血糖较前有所好转。患者发热,考虑感染性因素,经抗炎(先后予以哌拉西林、他唑巴坦、莫西沙星、比阿培南)治疗,体温虽有明显下降,但始终未完全正常,拟继续使用比阿培南抗炎,但患者要求回当地治疗,故办理出院。

出院情况:好转　　伤口愈合:I/甲　　离院方式:非医嘱离院

患者无畏寒发热,无恶心呕吐,无腹痛腹泻,无胸闷气促,无四肢抽搐麻木,无头晕头痛,双下肢无水肿,生理反射存在,病理反射未引出。

X 光片号:3004109 ×	CT 号:3004109 × ×
MRI 号:—	病理检查号:—

出院医嘱:

1. 糖尿病饮食
2. 回当地医院继续治疗
(1)降糖治疗:诺和锐 30,胰岛素早 22 U、中 8 U、晚 12 U,餐前皮下注射,二甲双胍 0.25 bid,监测血糖,根据血糖调整胰岛素剂量,注意避免低血糖。
(2)继续抗炎治疗:比阿培南 0.3 加入生理盐水中 ivgttbid;监测体温。
(3)保肝治疗:五酯胶囊 2 片 tid,监测肝功能。定期复查甲状腺 B 超和甲状腺功能。

主治医师:× × ×　　　　　　　　医师:× × ×
①一式二份;②一份归入院病历 ;③另一份交病员或归门诊病历

这份出院记录之所以引起我的重视,在于有下划线的两段太不寻常了。一个高渗昏迷合并肺部感染的患者居然要做骨穿,还要用比阿培南。要知道,培南类药物是抗生素的顶级种类,在任何医院开具都是受限制的,门诊根本开不到这个药。那么,医学生在写这份出院小结的时候,就应该立刻意识到这是一份不可多得的学习病例。让我们先来看一下患者的其他病历资料。

江 苏 省 苏 北 人 民 医 院

扬 州 大 学 临 床 医 学 院

入 院 记 录

科室:内分泌科	病区:××	床号:××	住院号:××
姓名:魏××	职业及单位:××		
性别:女	住址及电话:××		
年龄:65 岁	供史者(与患者关系):××		
婚姻:已婚	联系人:××		电话:××
出生地:××	入院日期:201×-05-18		
民族:××	记录时间:××		

主诉:口干、多饮、多尿6年,加重伴神志不清2天

现病史:患者6年前出现口干、多饮、多尿,查血糖升高,诊断为2型糖尿病,自服口服降糖药物(具体不详,平时未正规监测血糖),饮食控制不得力。近一周来患者每日食用甲鱼后出现口干渐加重,出现明显乏力,昨日早餐后家人发现其神志模糊,言语欠清,无恶心呕吐。在当地就诊查血糖升高,血钠167.8 mmol/L,血糖38.86 mmol/L,考虑糖尿病合并高渗昏迷,给予控制血糖,插胃管补液等治疗。今日当地医院复查血钠182.9 mmol/L,神志模糊较前稍有好转,伴有发热,无畏寒寒战,稍咳嗽,无痰,转诊我院急诊为进一步诊治入院。病程中无怕热、多汗,无心慌、胸闷,无明显视物模糊,无肢体麻木、疼痛,无腹痛腹泻,睡眠尚可。

以上内容已经患方确认　　　签字　　　与患方关系

体 格 检 查

略

实验室及器械检查

略

修正诊断:	初步诊断:略
	医师签名:
	入院诊断:略
医师签名:	主治医师签名: 201×-05-18

这份现病史交代了患者六年中糖尿病的治疗控制情况、此次起病的诱因、在当地医院的诊治过程、治疗后的结果、为什么转来我院、伴随症状等,问得比较仔细。但我们还需要更多的细节信息。

患者从什么时候开始发热的? 咳嗽从什么时候开始的,干咳还是有大量浓痰? 先发热还是先咳嗽? 发热大概多少度? 发热是在当地医院住院前出现的,还是在当地医院住院后出现的?(后来从整个治疗经过回顾来看,发热恰恰是该患者最令医生棘手的转院原因)神志模糊表现在什么地方? 是回答不准确,嗜睡不容易叫醒,步态不稳,还是定位障碍? 现病史中既然提到了言语欠清,那么需要进一步询问有没有伴随肢体的偏瘫,有没有尿便失禁。Glasgow 评分多少? 既然是言语欠清,到底是说话口齿含混不清,还是说话逻辑错乱?

现病史中含糊的描述既反映了管床医师对患者的情况了解不深入,也为没有看到患者的其他医师对患者进一步客观评估带来了困难。当然,在病危病重的患者刚入院的情况下,医师询问病史的时间比较仓促,患者往往也不能配合长时间的询问,可以先按主要的要点询问并进行初步处理,但在书写病历时,需要对细节问题做进一步的思考,有时需要多次询问病史,为诊断和鉴别诊断提供依据,弄清楚患者来就诊的主要目的和问题,同时也减少检查的盲目性,提高抢救成功率。

所以,这份病历中的主诉“口干、多饮、多尿 6 年,加重伴神志不清 2 天”,实际上并不能完全反映患者到上一级医院就诊的主要诉求。第二天,主治医师查房就发现了问题,患者神志实际是清楚的,且高钠已经有所改善,但是高热并未解决。这时候就需要及时调整诊治方向和策略。这个患者的病情确实很复杂,让我们再来回顾一下治疗的全过程。

病程记录

201× - 05 - 18　15:00

患者魏××,女,因“口干、多饮、多尿 6 年,加重伴神志不清 2 天”入院,病例特点:
1. 老年女性,慢性病程,急性加重;2. 既往有高血压病史,否认“冠心病”史,否认“食物、药物过敏”史,否认“肝炎、结核”病史,否认手术、外伤史。3. 患者 6 年前出现口干、多饮、多尿,查血糖升高,诊断为 2 型糖尿病,自行服用口服降糖药物(具体名称不详,平时未正规监测血糖),饮食控制差,近一周来患者每日食用甲鱼后出现口干渐加重,出现明显乏力,昨日早餐后家人发现其神志模糊,言语欠清,无恶心呕吐,在当地就诊查血钠 167.8 mmol/L,血糖 38.86 mmol/L,考虑糖尿病合并高渗昏迷,给予控制血糖、插胃管补液等治疗,今日复查血钠 182.9 mmol/L,神志模糊,伴有发热,稍咳嗽,转诊我院急诊为进一步诊治入院。病程中无怕热、多汗,无心慌、胸闷,无明显视物模糊,无肢体麻木、疼痛,无腹痛腹泻,睡眠可。4. 体格检查:T 39.6℃,P 102 次/分,R 18 次/分,BP 126/82 mmHg,神志模糊,精神差,营养中等,体型中等,推入病房,中度脱水貌,全身皮肤黏膜无黄染,无瘀斑,未扪及浅表淋巴结肿大。

头颅无畸形,双侧鼻唇沟对称,伸舌不配合。双侧眼睑不肿,双眼不突,结膜无充血,巩膜无黄染,双侧瞳孔等大等圆,对光反射存在,乳突无压痛,无鼻翼扇动,口腔黏膜无溃疡。颈软,气管居中,甲状腺不肿大。胸廓对称,双肺呼吸音粗,两肺底闻及少许湿性啰音,心率102次/分,律齐,无病理性杂音。腹平软,双肾区无叩痛,全腹无压痛,无反跳痛,肝脾肋下未及,双下肢无浮肿。脊柱、四肢无畸形,四肢肌力检查不配合,肌张力正常,腱反射阳性,病理征阴性。肛门外生殖器未检及异常。5. ××市人医查头颅CT(201×-05-××):腔隙性脑梗死。

诊断及诊断依据:诊断:2型糖尿病;2型糖尿病性高渗性昏迷;肺部感染;高血压病。诊断依据:1.老年女性;2.有口干多饮等糖代谢紊乱症状;3.血糖升高明显,意识模糊,伴有反应迟钝,肢体乏力;4.血钠167.8 mmol/L,血糖38.86 mmol/L,血渗透压显著升高;5.查体:脱水貌,双肺呼吸音粗,两肺底闻及少许湿性啰音。

鉴别诊断:患者2型糖尿病诊断明确。高血糖伴意识障碍的鉴别如下:1. 乳酸酸中毒:起病急,有感染、失血、服用降糖灵史,有厌食、恶心、气短等症状,呼吸深大,皮肤失水,尿糖阴性或(3+),尿酮体阴性或(+),血糖正常或升高,血pH值降低,血乳酸显著升高。2. 脑血管意外:出现意识状态改变应该考虑此种可能性,但患者目前无神经系统定位体征,已查头颅CT,必要时可行MRI明确;3. 糖尿病性酮症酸中毒,多伴有高血糖症和尿糖,有深大呼吸、恶心、呕吐、腹痛等,结合该患者病史及临床表现,暂不予考虑。

诊疗计划:1. 充分补液,尽量口服低渗液体,联合静脉补液;2. 胰岛素静滴降糖治疗,抗感染;3. 完善相关检查,进一步确诊,监护生命体征;4. 老年人,高渗昏迷,死亡率高,向家属交代病情严重,有死亡可能。

201×-05-19 ××主治医师查房记录

入院第二天,患者神志清楚,精神差,稍咳嗽,无恶心呕吐。体温在38~39℃范围内波动。查体:血压:120/80 mmHg,神志清楚,精神差,营养中等,体型中等,中度脱水貌,双肺呼吸音粗,双肺底湿啰音,心率:100次/分,律齐,无病理性杂音,双下肢无浮肿,足背动脉搏动存在。复查血液电解质:钠152 mmol/L,氯119.8 mmol/L;糖化血红蛋白HbA1C 11.6%;血气分析示PCO$_2$ 34 mmHg,PO$_2$ 80 mmHg,Na$^+$ 169 mmol/L,Glu 21.6 mmol/L;血脂分析示:甘油三酯4.22 mmol/L,高密度脂蛋白胆固醇0.55 mmol/L,低密度脂蛋白胆固醇1.63 mmol/L。主治医师查房后分析:患者2型糖尿病;2型糖尿病性高渗性昏迷;肺部感染;高血压病诊断明确。高渗状态较前好转,今日停病危、改病重。患者咳嗽、发热,考虑为肺部炎症所致。完善胸片或胸部CT检查以明确诊断。继续予胰岛素静滴降糖、邦达抗感染、保肝、护胃治疗。监测血糖,密切复查电解质。家属陪护。

201×-05-20 ××主任医师查房记录

入院第三天,患者仍咳嗽,意识清楚,精神较差。体温波动在38℃左右。血糖波动在10.7~22 mmol/L。无怕热、多汗,无心慌、胸闷,无明显视物模糊,无肢体麻木、疼痛,无腹痛腹泻。查体:血压:120/70 mmHg,神志清楚,精神差,营养中等,体型中等,轻度脱水貌,双肺呼吸音粗,双肺底湿啰音,心率:80次/分,律齐,无病理性杂音,双下肢无浮肿,足背动脉搏动存在。复查血液电解质:钠 149.0 mmol/L,氯 114.0 mmol/L。全胸片:两肺纹理增多。胸部 CT 示:左下肺炎症,左侧胸腔少量积液,甲状腺右侧叶病变。主任医师查房后分析:患者高血糖高渗状态基本纠正,补液已减量。肺部炎症诊断明确。今日加用润坦改善脑供血。继续监测患者血糖。

201×-05-21　15:02　××主任医师查房记录

患者咳嗽稍好转,体温在 38℃ 左右波动。血糖仍在较高范围内波动。无恶心呕吐,无怕热、多汗,无心慌、胸闷,无明显视物模糊。查体:神志清楚,精神可,中度脱水貌。颈软,气管居中,甲状腺不肿大。胸廓对称,双肺呼吸音粗,两肺底闻及少许湿性啰音,心率 80 次/分,律齐,无病理性杂音。腹平软,双肾区无叩痛,全腹无压痛,无反跳痛,肝脾肋下未及,双下肢无浮肿。四肢肌力、肌张力正常,腱反射阳性,病理征阴性。主任医师查房后分析:患者高渗状态纠正,今日停鼻饲,嘱患者按糖尿病半流质饮食。今日停静脉胰岛素,改为胰岛素泵皮下注射治疗。继续监测患者血糖。

201×-05-22　22:23　××主任医师查房记录

患者诉仍有发热,无畏寒寒战,有纳差,精神极萎。查体:体温:38.5℃,BP:127/78 mmHg,神志清楚,精神萎靡,无脱水貌,全身皮肤黏膜无黄染,无瘀斑,未扪及浅表淋巴结肿大。头颅无畸形,双侧鼻唇沟对称,伸舌不配合。双侧眼睑不肿,双眼不突,结膜无充血,巩膜无黄染,双侧瞳孔等大等圆,对光反射存在,乳突无压痛,无鼻翼扇动,口腔黏膜无溃疡。颈软,气管居中,甲状腺可扪及小结节。胸廓对称,双肺呼吸音粗,两肺底闻及少许湿性啰音,心率:85 次/分,律齐,无病理性杂音。腹平软,双肾区无叩痛,全腹无压痛,无反跳痛,肝脾肋下未及,双下肢无浮肿。脊柱、四肢无畸形,四肢肌力、肌张力正常。主任医师查房认为:1. 患者目前诊断考虑 2 型糖尿病,肺部感染,败血症不能排除,但患者经抗炎治疗,体温虽有明显下降,但始终未完全正常,均在 38~38.5℃。需要进一步检查排除隐匿性感染。2. 患者目前精神较差,观察体温变化,如仍有持续发热,升级抗生素。

201×-05-23　17:46　××副主任医师查房记录

患者诉口干多饮明显好转,但仍有发热,有纳差乏力,无明显咳嗽咳痰。查体:BP:130/85 mmHg,神志清楚,精神萎靡,无脱水貌,全身皮肤黏膜无黄染,无瘀斑,未扪及浅表淋巴结肿大。头颅无畸形,双侧鼻唇沟对称,伸舌不配合。双侧眼睑不肿,双眼不突,结膜无充血,巩膜无黄染,双侧瞳孔等大等圆,对光反射存在,乳突无压痛,无鼻翼扇动,口腔黏膜无溃疡。颈软,气管居中,甲状腺可扪及小结节。胸廓对称,双肺呼吸音粗,两肺底闻及少许湿性啰音,心率 85 次/分,律齐,无病理性杂音。腹平软,双肾区无叩痛,全腹无压痛,无反跳痛,肝脾肋下未及,双下肢无浮肿。副主任医师查房认为:1. 患者目前首先考虑 2 型糖尿病高渗昏迷,肺部感染,肝功能异常,经抢救患者神志转清,血钠明显下降,血糖较前有所好转,但患者仍有发热,首先考虑感染性因素,如持续发热,需考虑升级抗生素,必要时进一步查骨髓检查和自身免疫抗体。2. 复查肝功能、电解质等指标。

201×-05-26　17:54

患者进一步查甲状腺 B 超示:甲状腺大小形态正常,表面光滑,包膜完整,右侧叶见不均质回声 30 mm×22 mm,CDFI 示其内可探及血流信号,左侧叶见多个不均质回声,较大 8 mm×7 mm,余甲状腺内部回声细小均匀。查血常规示:血红蛋白 98 g/L,白细胞 10.8× 10^9/L,中性粒细胞 7.91×10^9/L;查电解质示:血钠 152 mmol/L,血氯 112 mmol/L。患者精神较差,注意监测体温。

201×-05-28 21:05 ××副主任医师查房记录

患者腹部出现少量透明细密小皮疹,内见透明泡液,仍有发热,请皮肤科会诊后考虑汗疹。查体:BP:128/88 mmHg,神志清楚,精神萎靡,无脱水貌,甲状腺Ⅰ°肿大,可扪及小结节,无压痛。胸廓对称,双肺呼吸音粗,两肺底闻及少许湿性啰音,心率 85 次/分,律齐,无病理性杂音。腹平软,双肾区无叩痛,全腹无压痛,无反跳痛,肝脾肋下未及,双下肢无浮肿。脊柱、四肢无畸形,四肢肌力、肌张力正常。副主任医师查房认为:1. 诊断考虑患者为 2 型糖尿病高渗综合征,发热待查;肺部感染。今日停用邦达,改为莫西沙星,密切监测体温,如三日内体温无明显下降趋势,可复查胸片,进一步查骨髓穿刺涂片、HIV、肥达氏等检查。2. 根据皮肤科意见加用炉甘石局部外涂,告知患者家属避免局部破溃。

操作记录

201×-05-29 17:02

操作名称:骨髓穿刺术

操作时间:201×-05-29 17:00

操作步骤:患者取右侧卧位,定位于左髂后上棘,常规消毒,铺洞巾,2% 利多卡因 2 mL 局部浸润麻醉,16 号骨穿针垂直穿刺进入骨髓腔,抽出红色骨髓约 0.2 mL,涂薄片 4 张送检,抽出红色骨髓 5 mL 查骨髓培养,拔出骨穿针,消毒针眼,局部纱布外敷固定,另外取外周血涂薄片 1 张一并送检。

结果:操作顺利,患者情况良好。患者无不适,嘱近三日勿洗澡,针眼处勿进水,继续观察。

操作者:×××   助手:×××

疑难危重病例讨论记录

201×-05-29 16:53

参加讨论人员:A 主任医师,B 副主任医师,C 主治医师,D 副主任医师,E 主治医师,F 研究生,G 主任医师

主持人:G 主任医师

讨论日期:201×-05-28

讨论内容:

F 研究生:汇报病史(略)。

C 主治医师:患者魏××,女,年龄 65 岁,因"口干、多饮、多尿 6 年,加重伴神志不清 2 天"于 201×-05-18 12:04 住入我院,在当地就诊查血糖升高,血钠 167.8 mmol/L,血糖

38.86 mmol/L,考虑糖尿病合并高渗昏迷。入院后给予胰岛素降血糖,插胃管补液等治疗后患者神志清楚,目前复查血钠下降至正常。血糖明显下降,入院第12天,目前仍有发热,有轻度咳嗽咳痰,已查胸部CT示:左下肺炎症,左侧胸腔少量积液,甲状腺右侧叶病变,建议进一步检查。目前,更换邦达为莫西沙星两天后体温有所上升,请各位上级医师指导进一步治疗。

E主治医师:患者以高渗入院,2型糖尿病多伴有感染诱因出现高渗危象,目前合并有肺部感染,但患者一直有发热,近两天有升高趋势,查B超未见明显异常,查尿常规未见尿白细胞明显升高。目前感染定位首先考虑肺部感染,败血症不能排除,可进一步做骨髓检查和骨髓培养。

B副主任医师:患者有糖尿病病史,平时血糖控制不良,目前高渗已纠正,患者神志清楚,但患者血糖控制较差,仍有咳嗽,痰少,胸部CT左下肺炎症,左侧胸腔少量积液,甲状腺右侧叶病变,甲状腺B超显示甲状腺双侧叶不均质包块,但患者甲状腺无明显压痛,甲状腺炎症依据不足,需进一步查HIV、梅毒抗体、血沉、肥达氏反应等指标明确诊断。

D副主任医师:患者有肝功能异常,应进一步查病毒肝炎指标,需进一步升级抗生素,患者血常规显示白细胞仍有升高,考虑炎症仍未完全控制。进一步查痰培养等检查。

A主任医师:患者以高渗起病,入院后一直有发热,高渗会造成脑细胞脱水,容易遗留中枢性发热,感染性发热合并中枢性发热不能排除。中枢性发热恢复时间较长,目前发热首先考虑肺部感染,需升级抗生素,保肝治疗,密切观察病情变化。

主持人总结意见:

G主任医师:同意各位医师的分析和意见。患者有呼吸道症状,有持续发热,一直有血常规示白细胞升高,有肺部影像学检查显示肺炎,患者抗炎过程中虽然一直发热,但病情并未恶化,患者一般情况如食欲、精神均有所好转。患者为老年女性,发生糖尿病合并高渗昏迷多有感染等诱因,目前虽高渗有所纠正,但血糖一直偏高,有明确的感染部位,有低蛋白血症和电解质紊乱,甲状腺左叶有占位病变,但无明显压痛,质地较软,亚急性甲状腺炎依据不足,故首先诊断考虑2型糖尿病、肺部感染、高渗昏迷,败血症不能完全排除,今起升级抗生素至比阿培南,密切观察体温变化。进一步查骨髓检查和培养,排除其他慢性发热性疾病可能。

病程记录

201×-05-30　22:42

患者今日仍有体温升高,抗生素已更换为比阿培南,进食较佳,无咳嗽咳痰,无尿频尿急尿痛,无恶心呕吐,复查肝功能较前有好转,白蛋白水平有上升。继续抗炎、补液治疗。

201×-05-31　22:47

患者今日是更换抗生素第三天,体温较前有下降。骨髓检查报告示增生活跃,分类未见异常。肝炎病毒学、HIV等检查结果均为阴性,目前考虑发热系感染未控制,继续抗炎治疗,降糖使用诺和锐30胰岛素分次皮下注射。

201×-06-01 22:54

患者今日体温均在38℃以下,患者自觉症状良好。发热期间患者口干明显,饮水量多,系体温高、血糖高及渗透压高所致,现上述情况好转,饮水量明显减少,拟复查电解质。患者发热时间较长,有肝损害,予以五酯胶囊保肝。

201×-06-02 22:40

患者因"口干、多饮、多尿6年,加重伴神志不清2天"入院,入院后查电解质示:血钠152 mmol/L,血氯112 mmol/L,糖化血红蛋白HbA1c 11.6%;血气分析示:PCO_2 34 mmHg,PO_2 80 mmHg,Na^+ 169 mmol/L,Glu 21.6 mmol/L;血脂分析示:甘油三酯4.22 mmol/L,高密度脂蛋白胆固醇0.55 mmol/L,低密度脂蛋白胆固醇1.63 mmol/L;全胸片:两肺纹理增多。胸部CT示:左下肺炎症,左侧胸腔少量积液,甲状腺右侧叶病变。甲状腺B超示:甲状腺大小形态正常,表面光滑,包膜完整,右侧叶见不均质回声30 mm×22 mm,CDFI示其内可探及血流信号,左侧叶见多个不均质回声,较大8 mm×7 mm,余甲状腺内部回声细小均匀。查血常规示:血红蛋白:98 g/L,白细胞:$10.8×10^9$/L,中性粒细胞:$7.91×10^9$/L,骨髓检查示增生活跃,分类未见异常。肝炎病毒学、HIV、肥达氏检查均为阴性。入院后予以吸氧、补液、鼻饲、胰岛素泵、抗炎等治疗,经抢救患者神志转清,血钠明显下降,血糖较前有所好转。患者发热,首先考虑感染性因素,经抗炎(先后予以哌拉西林、他唑巴坦、莫西沙星、比阿培南)治疗,体温虽有明显下降,但始终未完全正常,拟继续使用比阿培南抗炎,但患者要求回当地治疗,故办理出院。出院诊断:2型糖尿病;2型糖尿病性高渗性昏迷;肺部感染;高血压病;肝功能异常;结节性甲状腺肿。

出院后对该患者进行了随访,回当地医院后继续使用比阿培南抗炎,一周后体温完全正常。患者目前一般情况良好。

看完了整个诊疗经过,可以发现这个患者有两个重大问题:高渗和发热待查。她从当地医院转诊来我院实际是因为发热。高渗的问题在当地医院就已经部分解决了。之所以在当地医院复查血钠在治疗后有所上升,首先考虑实验室误差,因为补液降糖后患者的意识障碍并没有加重,病情在好转。转院后,在接受医院的急诊复查血钠已经明显下降,证实了在当地医院所查电解质结果有存在误差的可能。

这里需要特别强调的是,在接诊患者时,对于从其他医生、其他科、其他医院转来的患者务必要重新仔细全面询问。这些被转诊的患者一定有其他医生、其他科、其他医院没有能够解决的问题,这些问题会对进一步的诊疗计划产生重大影响。在前面章节中提到的那个患有淡漠性甲亢的老太太一年多没有找出腹泻的病因,看了很多医师,但是大部分都受了以前医师的诊疗思路的影响,没有再重新仔细询问病史,造成一误再误。

在内科,最让医师犯怵的两类疾病:一是发热待查,二是腹痛待查。对于这两类疾病,要如临大敌,谨慎小心。实际上,在规范化培训的实习阶段就要建立关于这两类疾病正确的诊疗思维和学习思路,最终建立起自己的诊疗思路,尽量在临床工作中少犯错。在写这个复杂的出院记录中的诊疗经过之前,先来看一下患者住院期间的体温单。以下是该患者住院期间三周的体温结果(图 3-2、图 3-3 和图 3-4)。

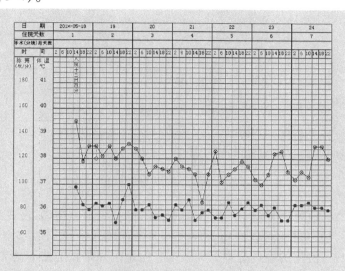

图 3-2　第一周体温

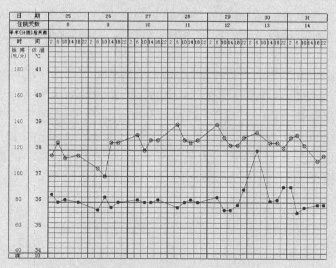

图 3-3　第二周体温

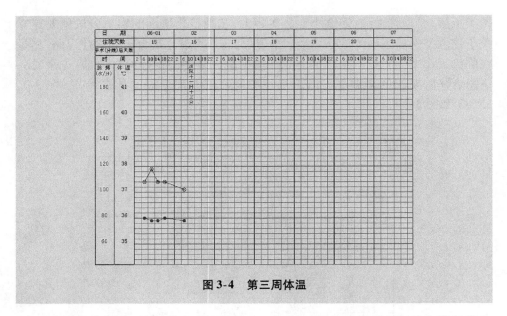

图 3-4　第三周体温

可以看到,该患者住院 16 天,发热 15 天,第一周均为高热,表现为稽留热和间歇热交替,可以想象患者经历了什么样的痛苦,家属们花了多少钱,医师们费了多么大的劲,治疗的经过是多么的艰难。但是医师要做的并不是唏嘘感慨,而是找出疾病的规律和对付的办法。

经典的发热待查定义是指:发热持续 3 周以上,体温多次超过 38.3℃,经过至少一周深入细致地检查仍不能确诊的一组疾病。显然这个患者已经符合发热待查。

要写好这个患者复杂的诊疗经过,还要搞清楚患者共做了哪些检查,检查的结果是什么,诊断最终考虑是什么,如何治疗的,治疗的效果怎么样。

下面是该患者的临时医嘱单[每个医院相关的化验名称会有些差别,比如苏北人民医院的血常规检查在电子医嘱上的名称为"血细胞分析",血培养为"细菌培养及鉴定(血)",等等。为了方便理解,在忠于原始资料的前提下,部分使用了通用检查名称]。

江 苏 省 苏 北 人 民 医 院
扬 州 大 学 临 床 医 学 院
临时医嘱单

姓名:魏××　　科室:内分泌科　　病区:××　　床号:××　　住院号:××

开医嘱		临时医嘱	医生	护士执行		
日期	时间			日期	时间	护士
201×-5-××	12:31	生化组合(Ⅱ)(急)	略,下同	略,下同	略,下同	略,下同
201×-5-××	12:31	血常规(急)				
201×-5-××	12:31	血培养(急)				
201×-5-××	12:31	糖化血红蛋白				
201×-5-××	12:31	导尿				
201×-5-××	12:31	床边B超腹部(急)				
201×-5-××	12:35	生理盐水 500 mL + 胰岛素注射液 8U ivgtt				
201×-5-××	12:41	5%葡萄糖注射液 500 mL + 胰岛素注射液 12U + 氯化钾 10 mL ivgtt				
201×-5-××	12:42	生理盐水 50 mL + 胰岛素 50U 静脉泵入 4 mL/h				
201×-5-××	12:42	5%葡萄糖注射液 500 mL + 胰岛素注射液 10U + 氯化钾 10 mL ivgtt				
201×-5-××	12:42	5%葡萄糖注射液 500 mL + 胰岛素注射液 8U + 氯化钾 10 mL ivgtt				
201×-5-××	12:44	电解质(急)				
201×-5-××	12:53	青霉素皮试				
201×-5-××	14:56	氯化钾 120 mL 分次鼻饲				
201×-5-××	15:06	安乃近 0.5 分次滴鼻				
201×-5-××	16:03	血气分析(急)				
201×-5-××	17:01	血脂分析				

开医嘱		临时医嘱	医生	护士执行		
日期	时间			日期	时间	护士
201×-5-××	18:13	林格氏液 500 mL ivgtt				
201×-5-××	22:00	电解质（急）				
201×-5-××	08:05	5%葡萄糖注射液 500 mL + 胰岛素注射液 16U + 氯化钾 10 mL ivgtt				
201×-5-××	08:06	5%葡萄糖注射液 500 mL + 胰岛素注射液 12U + 氯化钾 10 mL ivgtt				
201×-5-××	08:06	5%葡萄糖注射液 500 mL + 胰岛素注射液 12U + 氯化钾 10 mL ivgtt				
201×-5-××	08:06	5%葡萄糖注射液 500 mL + 胰岛素注射液 12U + 氯化钾 10 mL ivgtt				
201×-5-××	08:07	林格氏液 500 mL ivgtt				
201×-5-××	08:12	生理盐水 50 mL + 胰岛素 50U 静脉泵入 2 mL/h				
201×-5-××	08:12	电解质（急）				
201×-5-××	08:38	安乃近 0.5 分次滴鼻				
201×-5-××	19:39	血常规（急）				
201×-5-××	19:40	电解质（急）				
201×-5-××	08:11	尿常规（急）				
201×-5-××	08:11	尿培养（急）				
201×-5-××	08:13	胸部 CT 平扫				
201×-5-××	08:13	头颅 CT 平扫				
201×-5-××	08:15	肝功能				
201×-5-××	08:15	电解质分析				
201×-5-××	08:24	生理盐水 50 mL + 胰岛素 50U 静脉泵入 2 mL/h				

续表

开医嘱		临时医嘱	医生	护士执行		
日期	时间			日期	时间	护士
201×－5－××	08:25	5%葡萄糖注射液500 mL＋胰岛素注射液12U＋氯化钾10 mL ivgtt				
201×－5－××	08:25	5%葡萄糖注射液500 mL＋胰岛素注射液10U＋氯化钾10 mL ivgtt				
201×－5－××	08:26	林格氏液500 mL ivgtt				
201×－5－××	11:13	床边胸片				
201×－5－××	11:13	生理盐水50 mL＋胰岛素50U 静脉泵入2 mL/h				
201×－5－××	12:34	铝镁加混悬液1.5g 口服				
201×－5－××	09:14	生理盐水50 mL＋胰岛素50U 静脉泵入2 mL/h				
201×－5－××	10:17	甘精胰岛素1支				
201×－5－××	09:26	生理盐水500 mL＋胰岛素注射液8U ivgtt				
201×－5－××	14:52	冰块降温				
201×－5－××	08:12	血常规				
201×－5－××	08:12	肝功能				
201×－5－××	08:12	电解质				
201×－5－××	08:12	腹部B超				
201×－5－××	08:12	泌尿系B超				
201×－5－××	21:18	甲状腺及颈部淋巴结B超				
201×－5－××	11:14	请皮肤科会诊				
201×－5－××	14:21	请呼吸科会诊				
201×－5－××	14:21	五酯胶囊1盒				
201×－5－××	14:21	乙肝两对半				
201×－5－××	14:21	丙型肝炎				

续表

开医嘱		临时医嘱	医生	护士执行		
日期	时间			日期	时间	护士
201×-5-××	14:21	甲型肝炎				
201×-5-××	14:21	戊型肝炎				
201×-5-××	19:32	炉甘石洗剂 100 mL 外用				
201×-5-××	10:13	HIV 抗体				
201×-5-××	10:13	降钙素原				
201×-5-××	10:13	血沉				
201×-5-××	10:13	肥达氏反应				
201×-5-××	17:02	骨髓穿刺术				
201×-5-××	17:02	骨髓培养				
201×-5-××	08:55	门冬胰岛素 30 注射液 1 支				
201×-5-××	10:16	消炎痛栓 100 mg 塞肛				
201×-6-××	10:16	出院				

我们将该患者的各种检查、检验以时间为坐标轴标出来,详见图 3-5。

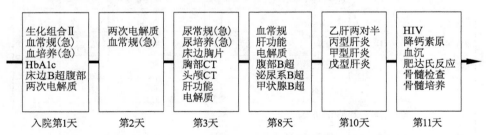

图 3-5　发热待查的糖尿病高渗患者入院后所做检查和检验项目

这样,该患者所做的所有化验和检查就一目了然,再对照结果,就可以知道上级医师开具这些检查和化验都是围绕高渗和发热这两个主题。

据文献报道,可引起不明原因发热(fever of undetermined origin,FUO)的病因超过 200 种,不同时期、不同地区其疾病谱有所不同,特殊人群的 FUO 病因构成也有其特殊性。大致来讲可分为以下四大类:

1. 感染性疾病:长期以来一直是引起 FUO 最主要的病因,以细菌引起的占多数,病毒次之。近年来此类疾病有所减少,尤其在北美及西北欧等经济发达地区,其所占比例已降至30%左右。但是包括我国在内的发展中国家,感染性疾病仍是引起 FUO 最常见的病因,40% ~50%是由该病引起的。

2. 结缔组织、血管性疾病:该组疾病在 FUO 病因构成中所占的比例近年来有所上升,占 20% ~30%,常见的有类风湿关节炎(RA)、系统性红斑狼疮(SLE),成人 Still 病、血管炎、多发性肌炎、药物热、混合性结缔组织病等。由于生活水平的提高及实验室诊断技术的发展,风湿热及 SLE,尤其是风湿热的比例有所下降,但社会老年化的趋势使风湿性多发性肌痛、原发性小血管炎、颞动脉炎等既往罕见疾病的发病率日见上升。

3. 肿瘤性疾病:随着 CT、MRI 等影像学技术的发展,其所占比例有所下降,约占20%,其中以淋巴瘤所占比例最高。

4. 其他:约占10%,包括肉芽肿性疾病、栓塞性静脉炎、溶血发作、隐匿性血肿、周期热、伪装热等。

临床上,习惯性把发热的原因分为感染性发热和非感染性发热。感染性发热的常见原因有细菌感染、病毒感染、支原体、螺旋体、真菌、寄生虫等;非感染性发热的常见原因有结缔组织疾病、血液系统肿瘤、广泛性皮炎、吸收热(如大手术、大出血)、中枢性发热(如颅脑外伤、甲亢、重度脱水)、药物热等。

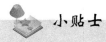 小贴士

常见的发热待查的诊疗思路

Step 1

确定是否发热待查,需要亲自对患者进行仔细询问和体检,尽可能完善病史,包括诱因、热型、体温升降方式、是否伴有寒战、有无伴随乏力、纳差、消瘦等全身症状。查体需特别注意有无皮肤瘀斑瘀点,有无红斑、皮疹,有无皮肤破损;淋巴结的肿大和压痛;扁桃体的检查,脑膜刺激征的体检,甲状腺是否有触痛结节;心脏的杂音和肺部的听诊都有非常重要的意义;腹部检查需特别注重压痛、反跳痛,肾区的叩痛常常提示上尿路的感染。

Step 2

根据发热的热型初步分为高热和中低热,根据发热的病程分为长期发热和短程发热。进一步详细完善病史,了解诱因、发热以来的所有用药、体温升降方式、是否伴有寒战、各种伴随症状。

一般说来,短程高热,发病急骤,多为感染性发热,分析感染原因时需多考虑各种病原菌的可能,比如细菌、病毒、军团菌、支原体、结核杆菌、真菌等,避

免盲目加用抗生素后效果不好,治疗后评估偏离这个思路。而长期发热,特别是低热,首先要考虑非感染因素,如肿瘤、血液系统疾病、结缔组织疾病、内分泌疾病、功能性发热等。(图3-6)

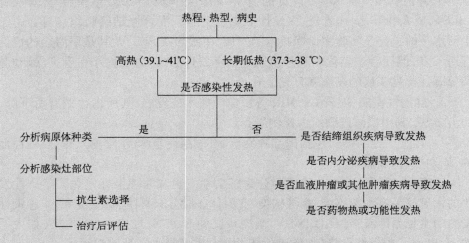

图 3-6 发热待查思路简图

但是,有时这两种思路是交叉的,一定不能墨守成规。比如系统性红斑狼疮患者合并了细菌感染,那么需要同时考虑两条线,并且分析哪种因素在导致发热中起主导作用。

此外,千万不能漏了药物热!最近,我们遇见了一例少见的沙星类药物光过敏导致发热的病例。患者,女,58 岁,因下肢皮肤丹毒已经应用左氧氟沙星治疗 14 天,体温、症状、体征完全缓解。可是,只要一出医院大门晒晒太阳,就会发热,原来是沙星类药物的光过敏反应,停用沙星类药物发热就好了。所以,对于长时间应用抗生素的患者,在临床症状、体征均明显好转的情况下,出现低热,一定要考虑到药物热的可能。

这个患者的第二个问题,也是和内分泌专科息息相关的问题,就是高渗。

糖尿病非酮症高渗综合征(diabetic nonketotic hyperosmolar syndrome,DNHS)的诊断建立在超高血糖和高血钠带来的高渗透压上,一般血糖在 33.3 mmol/L,血渗透压在 350 mmol/L 以上。临床上常用 JACKSON 公式进行血渗透压的估算,也就是

$$血液透压 = 2(Na + K) + GLU + 尿素氮$$

其中 Na 是血钠,mmol/L;K 是血钾,mmol/L;GLU 是静脉血糖,mmol/L。

通过该患者入院记录中描述的血糖和血钠,可以估算出血渗透压在360 mmol/L左右,已经超过350 mmol/L,所以根据发病时的静脉血糖值和血渗透压,DNHS诊断确立。

DNHS的临床特点:多见于老年人,2/3患者既往无糖尿病病史或仅有轻微血糖异常。缓慢起病,多有精神症状和意识的改变。由于大部分患者为老年患者,容易出现心脑肾呼吸等多系统的并发症,病死率明显高于DKA。

DNHS治疗的重点:

1. 降低血渗透压,关键在胃肠补液

患者意识清楚,可以口服补液,意识不清,可鼻饲补液。由于大部分患者为老年人,心肺功能已经退化,胃肠补液是避免大量静脉补液诱发心衰的最好方法。如果出现消化道应激性溃疡,需要禁食的患者则需要使用另外的办法。

2. 缓慢降血糖,警惕低血糖和脑水肿

DNHS的患者对胰岛素极其敏感,大部分会在脱水时或完全纠正后出现血糖的迅速下降,所以对这些患者需要额外的重视和密集的血糖监测。尤其是外周血中血糖下降过快,易导致脑水肿的发生,需要尽可能避免。

3. 关注心脑肾肺功能,处理诱发因素

DNHS的主要死亡原因是多脏器衰竭,早期发现心脑肾肺等多器官的功能异常和衰竭征兆并处理,常常是抢救成功的关键,而肺部感染、尿路感染、足部感染、褥疮等是DNHS常见的诱发因素,需要及时发现并积极治疗。

4. 不要盲目乐观,积极告知病情,加强医患沟通

DNHS的诊断一旦确立,需要告知患者家属病情危重,有较高的病死率,需要不断地进行医患沟通。因为这些患者往往会突然出现病情变化,如并发急性心肌梗死、急性脑梗死、急性肾功能衰竭等入院前没有的疾病。如事后沟通,家属较难理解且易产生纠纷,所以应该对此病有足够的预期和交代。本案例患者住院16天,发热15天,第一周均为高热,表现为稽留热和间歇热交替,直到出院,患者和家属都没有任何怨言和纠纷,不停地在做各种检查。一方面说明在医师尽力抢救后患者病情在逐渐好转,另外一方面也说明了医师和患者家属之间的沟通非常密切和到位。在这些疑难杂症的处理中,沟通真的非常重要。

第四节　重症甲亢的出院记录

Graves甲亢性心脏病、Graves甲亢危象均是甲状腺疾病中的急危重症,在实习大纲中也要求实习医生掌握。那么实习生必须学会Graves甲亢性心脏病、

Graves 甲亢危象的定义、诱发因素、诊断标准和治疗方法。如何从活生生的病例中学到这些知识点？让我们认真写一份 Graves 甲亢性心脏病、甲亢危象早期治疗好转的患者的出院记录。

在这节里，先复习一下患者的病史资料，再体会如何从书写出院记录中学习重症甲亢的诊治。

【学习目标】 掌握 Graves 甲亢性心脏病的诊断和治疗，Graves 甲亢危象的早期识别和诊治。

【病例资料及分析】

江苏省苏北人民医院
扬州大学临床医学院
出 院 记 录

科室:内分泌科		病区:××	床号:××		住院号:××
姓名:夏××	性别:女	年龄:63 岁	婚姻:已婚		职业:农民
入院诊断:甲状腺功能亢进症;甲状腺功能亢进性心脏病;胫前黏液性水肿				入院时间:201×－06－03	
手术名称:—					
出院诊断:甲状腺功能亢进症;甲状腺功能亢进性心脏病;甲状腺危象早期				出院日期:201×－06－19	

入院时情况：

患者因心慌手抖十年余，双下肢浮肿一年，加重十天入院。入院查体：神志清楚，精神一般，营养中等，发育良好，体型中等，步入病房，双眼轻度突出，甲状腺Ⅱ°肿大，无明显压痛，有血管杂音。心率 100 次/分，律齐，无病理性杂音。腹平软，无压痛、反跳痛，肝脾肋下未及。双下肢中度可凹性浮肿，可见胫前皮肤红肿 10 cm×5 cm，明显高于皮面。

诊疗经过：

入院后进一步查甲状腺功能：$FT_3 > 50.0$ pmol/L，$FT_4 > 100.0$ pmol/L，TSH < 0.0050 mIU/L，TGA 601.40 IU/mL，TPO 抗体 442.10 IU/mL；查血常规示：白细胞 3.9×10^9/L，单核细胞百分比 13%；生化示：总胆红素 28.2 μmol/L，间接胆红素 22.5 μmol/L，肌酐 31.0 μmol/L，钾 2.95 mmol/L，视黄醇结合蛋白 18 mg/L，胱抑素 C 1.70 mg/L，肾功能未见明显异常；尿常规未见异常；心肌酶谱示：谷草转氨酶 38 U/L，乳酸脱氢酶 322 U/L，肌酸激酶 18 U/L，肌酸激酶同工酶 10 U/L；全胸片示：两肺下野纹理增多增粗，提示肺循环血量增多，必要时结合胸部 CT 检查。心影增大。CT 头颅平扫示：左侧脑室前角旁少许缺血灶，脑萎缩。肝脏、胆囊、胰腺、脾脏未见明显异常。甲状腺超声示：甲状腺弥漫性病变，血管丰富，双侧颈部多发淋巴结可见。心电图示：窦性心动过速、T 波改变、左心室高电压。予利尿、补钾、改善心率、护胃、补钾治疗。考虑患者为甲状腺心脏病，甲状腺危象早期，予吸氧、丙硫氧嘧啶、普萘洛尔、拜新同、地塞米松、利尿剂治疗后好转，后逐渐减量激素改为泼尼松口服，复查血细胞分析示：红细胞 5.92×10^{12}/L，白细胞 10.2×10^9/L，复查电解质未见异常；复查肝功能示：直接胆红素 9.3 μmol/L，总胆红素 31.4 μmol/L，间接胆红素 22.1 μmol/L，球蛋白 31.6 g/L，乳酸脱氢酶 269 U/L；复查血糖示：葡萄糖 6.74 mmol/L；甲状腺功能示：FT_3 14.51 pmol/L，FT_4 78.20 pmol/L，TSH < 0.005 mIU/L。现患者病情稳定，予今日出院。

出院情况:好转	伤口愈合:无/无	离院方式:医嘱离院

现患者病情稳定,一般情况可,无畏寒发热,无腹泻,无周期性瘫痪,无腹胀,无恶心、呕吐,无夜间阵发性呼吸困难,无咳嗽、咳痰,无咯血、胸痛。予今日出院。

X 光片号:3004179X	CT 号:3004179X
MRI 号:—	病理检查号 :—

出院医嘱:

1. 低碘饮食。

2. 卧床休息,避免劳累。

3. 继续服药:硝酸异山梨酯片早中晚各 1 片,普萘洛尔片早晚各 1 片,碳酸钙 D$_3$ 片早 1 片,硝苯地平控释片早 1 片,泼尼松片早中晚各 1 片,丙硫氧嘧啶片早中晚各 2 片,氢氯噻嗪早 1 片,螺内酯早 1 片。

4. 二周后至门诊复诊,复查甲状腺功能、肝功能、血常规、血糖、电解质分析,逐渐加量泼尼松,不适及时随诊。

主治医师:×× ×	医师:×× ×

①一式二份;②一份归入院病历 ;③另一份交病员或归门诊病历

江 苏 省 苏 北 人 民 医 院
扬 州 大 学 临 床 医 学 院

入 院 记 录

科室:内分泌科	病区:××	床号:××	住院号:××
姓名:夏××	职业及单位:农民		
性别:女	住址及电话:××		
年龄:63 岁	供史者(与患者关系):××		
婚姻:已婚	联系人:××		电话:××
出生地:××	入院日期:201× – 06 – 03		
民族:××	记录时间:××		

主诉:心慌手抖十年余,双下肢浮肿一年,加重十天。

现病史:患者十年前无明显诱因下出现怕热、心慌、多汗、易饥、手抖,有体重明显减少约 5 kg,曾在我院门诊查甲状腺功能确诊为甲亢,一直服用他巴唑 5 mg tid、心得安 10 mg tid,未定期复查。一年前出现双下肢浮肿,未予重视,有活动后气喘胸闷,十天前停用抗甲亢药物他巴唑,出现双下肢浮肿加重,来我院进一步治疗。起病以来,病程中无畏寒发热,无双眼胀痛、畏光、流泪,无腹泻,无周期性瘫痪,无腹胀,无恶心、呕吐,无夜间阵发性呼吸困难,无咳嗽、咳痰,无咯血、胸痛,有轻度纳差,睡眠可。

既往史:否认"食物、药物"过敏史,否认"肝炎、结核"传染病史,否认手术外伤病史,否认高血压病史。

个人史:生于原籍,无长期异地旅居史,无冶游史,否认有"血吸虫病"疫水接触史,无烟、酒等不良生活嗜好。

婚育史:适龄婚育,爱人及子女均体健。

月经史:50 岁已绝经,既往痛经:无,不规则流血史:无。

家族史:否认糖尿病、甲亢等家族性疾病病史,无遗传性疾病病史。

以上内容已经患方确认　　　　　　签字　　　　　　与患方关系

149

体 格 检 查

T:37.0℃   P:100 次/分   R:18 次/分   BP:160/80 mmHg

　　神志清楚,精神一般,营养中等,发育良好,体型中等,步入病房,全身皮肤黏膜无黄染,无瘀斑,未扪及浅表淋巴结肿大。头颅无畸形,<u>双眼轻度突出</u>,双眼睑无浮肿,结膜无充血,巩膜无黄染,双侧瞳孔等大等圆,对光反射存在。乳突无压痛,无鼻翼扇动,口腔黏膜无溃疡,咽不红,双侧扁桃体不肿大。颈软,气管居中,<u>甲状腺Ⅱ°肿大,无明显压痛,有柔和收缩期血管杂音</u>。胸廓对称,双肺呼吸音清,未闻及干湿性啰音,<u>心率100次/分,律齐,无病理性杂音</u>。腹平软,无压痛、反跳痛,肝脾肋下未及,双肾区无叩击痛。脊柱四肢无畸形,四肢肌力、肌张力正常,生理反射存在,病理反射未引出。<u>双下肢中度可凹性浮肿,可见胫前皮肤红肿</u>,双足背动脉搏动可,肛门外生殖器未检及异常。

　　专科检查:神志清楚,精神一般,营养中等,发育良好,体型中等,步入病房,双眼轻度突出,甲状腺Ⅱ°肿大,无明显压痛,有血管杂音。心率100次/分,律齐,无病理性杂音。腹平软,无压痛、反跳痛,肝脾肋下未及,双肾区无叩击痛。脊柱四肢无畸形,四肢肌力、肌张力正常,生理反射存在,病理反射未引出。双下肢中度可凹性浮肿,可见胫前皮肤红肿。

实验室及器械检查

　　略

修正诊断:	初步诊断:略
	医师签名:
	入院诊断:甲状腺功能亢进症;甲状腺功能亢进性心脏病;胫前黏液性水肿
医师签名:	主治医师签名:××× 201×-06-03 11:08

　　为了方便记忆,在临床教学上通常把 Graves 甲亢最典型的临床表现归纳成"7+1",即7个系统,1个高代谢症状群。7个系统有心血管系统、精神神经系统、消化系统、运动骨骼系统、生殖系统、血液系统和内分泌系统。1个高代谢症状群指的是怕热多汗,消瘦,疲乏无力,糖耐量异常或糖尿病,负氮平衡。

　　在本案例中,患者有哪些系统受到了影响?在现病史中,下划线标出的是受累系统和未受累系统。患者有明显心慌,活动后胸闷气喘,心血管系统受到明显影响。既往有纳差消瘦,消化系统也有明显受累。患者无明显乏力主诉,无烦躁易怒、失眠等精神神经系统的主诉(但实际上这个重要的症状和精神状态的改变在问诊中被漏掉了)。因为第二天上级医师查房就发现患者回答问题的时候注意力不集中,有词不达意的情况。所以在问诊前和问诊的过程中需要评估患者的精神状态和问答可靠性,否则会出现结果的严重偏差。该患者已经绝经,看不出甲亢对生殖系统的影响。血液系统和内分泌系统的影响需要在入院后的进一步检查中评估。

在临床上很难遇见和书本上的经典临床症状——对号入座的病例。但作为医师,必须非常熟悉该种疾病的典型临床表现,才能与患者真实的临床表现进行对照分析。

从本病例的现病史中可以看出,这个患者一直都有食欲亢进,但是,近10天停用抗甲亢药物后反而出现纳差,不思饮食,这是为什么? 这恰恰是提示 Graves 甲亢加重的重要临床表现。该患者长期甲亢控制不良,已经出现心功能不全,且以右心功能不全为主,从其出现下肢浮肿,活动后胸闷气喘就可以大致判断;右心功能不全常常影响胃肠道,容易导致胃肠道瘀血,出现纳差,不思饮食。反过来,胃肠道症状的异常也可以帮助我们证实,该 Graves 甲亢患者已经出现了心功能不全。更重要的是,Graves 甲亢危象最早期的临床症状就是原本应该食欲亢进反而出现了不思饮食、纳差,甚至恶心呕吐。

那么,这个患者应该如何治疗? 请继续往下看。

201×-06-03 11:10

患者夏××,女,63 岁,因"心慌手抖十年余,双下肢浮肿一年,加重十天"住入我院,病例特点:1. 老年女性,慢性病程,进行性加重。2. 既往否认"食物、药物"过敏史,否认"肝炎、结核"传染病史,否认手术外伤史,否认高血压病史。3. 患者十年前无明显诱因下出现怕热、心慌、多汗、易饥、手抖,在门诊查甲状腺功能确诊为甲亢,一直服用他巴唑 5 mg tid、心得安 10 mg tid,一年前出现双下肢浮肿,未予重视,有活动后气喘胸闷,十天前停用抗甲亢药物,出现双下肢浮肿加重,来我院进一步治疗。起病以来,病程中无畏寒发热,无双眼胀痛、畏光、流泪,无腹泻,无周期性瘫痪,无腹胀,无恶心、呕吐,无夜间阵发性呼吸困难,无咳嗽、咳痰,无咯血、胸痛,饮食差,睡眠可。4. BP 160/80 mmHg,神志清楚,精神一般,营养中等,发育良好,体型中等,步入病房,全身皮肤黏膜无黄染,无瘀斑,未扪及浅表淋巴结肿大。头颅无畸形,双眼轻度突出,双眼睑无浮肿,结膜无充血,巩膜无黄染,双侧瞳孔等大等圆,对光反射存在。乳突无压痛,无鼻翼扇动,口腔黏膜无溃疡,咽不红,双侧扁桃体不肿大。颈软,气管居中,甲状腺Ⅱ°肿大,无明显压痛,有血管杂音。胸廓对称,双肺呼吸音清,未闻及干湿性啰音,心率 100 次/分,律齐,无病理性杂音。腹平软,无压痛、反跳痛,肝脾肋下未及,双肾区无叩击痛。脊柱四肢无畸形,四肢肌力、肌张力正常,生理反射存在,病理反射未引出。双下肢中度可凹性浮肿,可见胫前皮肤红肿,双足背动脉搏动可,肛门外生殖器未检无异常。辅检:暂缺。

诊断及诊断依据:诊断:甲状腺功能亢进症;甲状腺功能亢进性心脏病;胫前黏液性水肿。

诊断依据:1.老年女性,心慌手抖十年余,双下肢浮肿一年,加重十天;2.患者十年前无明显诱因下出现怕热、心慌、多汗、易饥、手抖,在门诊查甲状腺功能确诊为甲亢,一直服用他巴唑5 mg tid、心得安10 mg tid,一年前出现双下肢浮肿,未予重视,有活动后气喘胸闷。查体:BP 160/80 mmHg,双下肢中度可凹性浮肿,可见胫前皮肤红肿。

鉴别诊断:1.全身性水肿,如① 心源性,常有慢性或急性心功能衰竭表现,往往以右心衰竭为主,常伴有体循环衰竭之征象,结合该患者病史及临床表现暂不予考虑;② 肾源性,常见于各型肾炎和肾病,往往伴有尿常规改变、高血压、肾功能损害之表现,常从眼睑、颜面开始延及全身,发展常迅速,且水肿软而移动性大,现已抽血查肾功能,待检查结果回报后再予进一步讨论;③ 肝源性水肿,常有慢性肝病病史,水肿首先出现在踝部,逐渐向上蔓延,而头面部及上肢常无水肿,同时临床上主要有肝功能减退和门脉高压两方面表现,结合患者病史及临床表现,暂不予考虑;④ 营养不良性水肿,常由慢性消耗性疾病长期营养缺乏、蛋白丢失性胃肠病、重度烧伤所致低蛋白血症或维生素 B_1 缺乏,常表现为皮下脂肪减少所致组织松弛,组织压降低,加重了水肿液的潴留。水肿常从足部开始逐渐蔓延至全身,现已抽血检查肝功能以明确有无低蛋白血症,待检查结果回报后再予进一步讨论。2.局部性水肿,常由局部静脉、淋巴回流受阻或毛细血管通透性增加所致。如肢体血栓形成致血栓性静脉炎、丝虫病致橡皮腿、局部炎症、创伤或过敏等。如黏液性水肿、经前期紧张综合征、药物性水肿、特发性水肿等。

诊疗计划:1.入院后完善相关检查,进一步评估病情,明确诊断,进一步查心电图,心脏彩超等检查;2.加用双克、螺内酯利尿等治疗;3.加用保肝治疗,进一步检查,准备同位素治疗。

201×-06-04 14:56 ××主治医师查房记录

患者有明显纳差,乏力,有多汗,全身轻颤,时有胸闷。入院后查甲状腺功能:FT_3 > 50 pmol/L,FT_4 > 100 pmol/L,TSH < 0.005 mIU/L。查血常规示:白细胞 3.9×10^9/L,血钾 2.95 mmol/L。肝功能示:总胆红素 28.2 mmol/L,间接胆红素 22.5 mmol/L,转氨酶正常。查体:血压 140/80 mmHg,神志清楚,全身皮肤湿润多汗,轻度烦躁,对答时注意力不集中,双眼轻度突出,双眼睑无浮肿,巩膜无黄染,甲状腺Ⅱ°肿大,无明显压痛,有血管杂音。胸廓对称,双肺呼吸音清,未闻及干湿性啰音,心率100次/分,律齐,无病理性杂音。腹平软,无压痛、反跳痛,肝脾肋下未及,双肾区无叩击痛。脊柱四肢无畸形,四肢肌力、肌张力正常,生理反射存在,病理反射未引出。双下肢中度可凹性浮肿,可见胫前皮肤红肿,范围 10 cm×5 cm,双足背动脉搏动可。××主治医师查房认为:1.患者甲亢病史十余年,目前有自行停药史,有心慌气急下肢浮肿,首先考虑甲亢性心脏病,心功能不全,查甲状腺功能明显升高,甲亢症状明显,目前行同位素治疗风险较大,容易诱发甲亢危象,暂不行进一步同位素治疗前检查。2.加用PTU 100 mg tid,同时加用激素对抗过高甲状腺激素作用,避免甲亢危象发生。3.告病重,加用氯化钾口服补钾,予吸氧,注意监测病情变化。4.患者肝功能显示轻度胆红素升高,考虑甲亢免疫损害,可进一步排除肝胆疾病,加用保肝药。密切监测肝功能变化。

201×-06-05 15:01　××主任医师查房记录

患者纳差、乏力稍有好转,但仍有明显多汗、中上腹不适、全身轻颤,进食少。查体:神志清楚,双眼轻度突出,双眼睑无浮肿,巩膜无黄染,甲状腺Ⅱ°肿大,无明显压痛,有血管杂音。胸廓对称,双肺呼吸音清,未闻及干湿性啰音,心率87次/分,律齐,无病理性杂音。腹平软,无压痛、反跳痛,肝脾肋下未及,双肾区无叩击痛。脊柱四肢无畸形,四肢肌力、肌张力正常,生理反射存在,病理反射未引出。双下肢中度可凹性浮肿,可见胫前皮肤红肿。××主任医师查房指出:该患者目前诊断为甲状腺功能亢进症、甲亢性心脏病。患者进食少,伴有明显乏力、纳差,已查甲状腺功能明显升高,有甲亢危象倾向,目前需要考虑出现甲亢危象早期,停药可能为诱发因素,目前加用地塞米松5 mg静脉治疗,注意血糖、电解质变化,根据患者一般情况如有好转逐渐减量,同时予以抗甲状腺药物PTU足量口服、保护胃黏膜等治疗。患者病情重,嘱卧床休息、吸氧,家属陪护。

201×-06-06 20:16

患者纳差、乏力有所好转,仍时有心慌、中上腹不适。查体:神志清楚,双眼轻度突出,双眼睑无浮肿,巩膜无黄染,甲状腺Ⅱ°肿大,无明显压痛,有血管杂音。胸廓对称,双肺呼吸音清,未闻及干湿性啰音,心率85次/分,律齐,无病理性杂音。腹平软,无压痛、反跳痛,双下肢轻度可凹性浮肿。入院后行甲状腺功能检查示:$FT_3 > 50$ pmol/L,$FT_4 > 100$ pmol/L,$TSH < 0.005$ mIU/L。目前诊断为甲状腺功能亢进症、甲亢危象早期、甲亢性心脏病、胫前黏液性水肿。予以PTU加量,心得安控制心室率,减轻甲亢交感神经兴奋症状、小剂量糖皮质激素等治疗,复查电解质。

201×-06-07　××主治医师查房记录

患者纳差、乏力明显好转,偶有心慌不适,无中上腹不适。查体:神志清楚,双眼轻度突出,双眼睑无浮肿,巩膜无黄染,甲状腺Ⅱ°肿大,无明显压痛,有血管杂音。胸廓对称,双肺呼吸音清,未闻及干湿性啰音,心率82次/分,律齐,无病理性杂音。腹平软,无压痛、反跳痛,双下肢无浮肿,胫前红肿明显消退。复查电解质示血钾、血钠、血氯、二氧化碳结合力正常。××主治医师查房指出:该患者目前诊断为甲状腺功能亢进症、甲亢危象早期、甲亢性心脏病。入院后经予以抗甲状腺药物、控制心室率、小剂量地塞米松治疗后症状好转,心功能明显改善。患者甲亢病史十余年,病程中病情反复,符合同位素治疗指征,但需待甲状腺功能有所下降,病情稳定后停用抗甲亢药物后再行同位素治疗。但停药时间不宜过长,避免再次诱发甲亢加重。

201×-06-08 20:47　××主任医师查房记录

患者纳差、乏力明显好转,偶有心慌不适。查体:神志清楚,双眼轻度突出,双眼睑无浮肿,巩膜无黄染,甲状腺Ⅱ°肿大,无明显压痛,有血管杂音。胸廓对称,双肺呼吸音清,未闻及干湿性啰音,心率82次/分,律齐,无病理性杂音。腹平软,无压痛、反跳痛,双下肢无浮肿。××主任医师查房指出:该患者目前诊断明确:甲状腺功能亢进症、甲亢危象早期、甲亢性心脏病,经治疗患者目前病情较前逐渐平稳,停病重,可停止静脉使用糖皮质激素,改为口服,同时予以钙尔奇D预防糖皮质激素性骨质疏松。

该患者一共住院 16 天,这里只截取了前 5 天的病程记录。因为从临床病例的特点来看,前五天的病情分析、判断和治疗往往是重症患者抢救成功的关键时期,正可谓是一场没有硝烟的战争。

该患者入院时是由低年资住院医师接诊,由于患者长时间甲亢未能良好控制,出现了甲亢性心脏病,正好又自行停药 10 天,确实符合同位素治疗适应证。

但是,第二天上级医师查房就发现了不对劲的地方。在查房的时候,发现这个患者纳差、乏力、心慌多汗的主诉非常突出。查体发现,该患者全身轻颤,全身皮肤湿润多汗,轻度烦躁,对答时注意力不集中,甲状腺Ⅱ°肿大,无明显压痛,有血管杂音,下肢中度可凹性浮肿。入院后查甲状腺激素均明显升高,无法测出具体数值,这些都在提示患者病情危重,正在向甲亢危象的方向发展。甲亢危象的典型表现是体重锐减,恶心呕吐,发热,心动过速,心力衰竭,大汗淋漓,腹痛腹泻,谵妄,昏迷,甲状腺激素明显升高。虽然该患者还没有出现这些典型表现,但是甲状腺功能极度亢进的表现已经凸显(消化道症状,精神神经系统症状),此时行同位素治疗容易诱发甲亢危象。所以第二天就纠正了治疗方向,甚至不能等到白细胞上升至 4.0×10^9/L 以上,就立刻按照甲亢性心脏病、心功能不全、甲亢危象早期进行处理。

第三天的主任查房也支持了这个思路,并且指出,停药可能是此次出现甲亢危象早期症状的诱因,虽然患者确实有同位素治疗适应证,但需要等甲亢症状有所控制,病情稳定后再进行。甲亢危象的常见诱因有手术、感染应激、同位素治疗、不正规停药等,而此患者的甲亢危象的诱发首先考虑不正规停药。最终治疗的结果表明了这个判断是正确的。

目前,还有一些评分法可以帮助医生判断有无甲亢危象,表 3-2 的诊断方法比较简单实用。根据这个量表,可以看到本案例患者的评分已经达到了 40 ~ 45,需要考虑甲亢危象早期。

表 3-2 甲亢危象的诊断标准

	分数		分数
体温(℃)		心血管系统(次/min)	
37.2	5		
37.8	10	99 ~ 109	5
38.3	15	110 ~ 119	10
38.9	20	120 ~ 129	15
39.4	25	130 ~ 139	20

续表

	分数		分数
≥40	30	≥140	25
中枢神经系统		充血性心衰	
无	0	无	0
轻(焦虑)	10	轻度(脚肿)	5
中度(谵妄、精神病、昏睡)	20	中度(双侧肺底湿润)	10
重度(癫痫、昏迷)	30	重度(肺水肿)	15
消化系统		心房纤颤	
无	0	无	0
中度(腹泻、恶心/呕吐、腹痛)	10	有	10
重度(不能解释的黄疸)	20		
诱因			
无	0		
有	10		

注:分数≥45,甲亢危象;分数 25～44,危象前期;分数 <25,无危象

同时,抢救患者的用药过程中,需要熟练掌握药物的适应证,密切监测药物的不良反应,如丙基硫氧嘧啶(PTU)的不良反应、地塞米松的不良反应都非常重要。

现在,再来看这位医学生写的出院记录,显然他阅读了整个病历后,对诊断和治疗过程中的检查、检验有很好的归纳,在诊疗过程中也详细描述了其他器械检查,如"全胸片示:两肺下野纹理增多增粗,提示肺循环血量增多,必要时结合胸部 CT 检查。心影增大。CT 头颅平扫示:左侧脑室前角旁少许缺血灶,脑萎缩。肝脏、胆囊、胰腺、脾脏未见明显异常。甲状腺超声示:甲状腺弥漫性病变,血管丰富,双侧颈部多发淋巴结可见。心电图示:窦性心动过速、T 波改变、左心室高电压"。这些都可以提示心功能不全,心脏扩大。根据甲亢性心脏病的诊断标准,在甲亢基础上出现心律失常或心功能衰竭或心脏扩大,就可以诊断。并且他抓住了治疗要点,抗甲亢治疗的同时,纠正心功能不全,纠正电解质紊乱,激素治疗对抗高水平甲状腺激素作用。特别是写了治疗后的复查结果,他写了复查血糖、甲状腺功能、血常规、肝功能的内容,可知他是真正理解并掌握了抗甲状腺药物的不良反应,了解了服用这些药物需要监测的检验项目。

但遗憾的是,出院记录中的"出院情况"中,没有提到入院时的最主要问题,

右心功能不全的最典型体征——下肢水肿这一症状是否好转,也没有提到胫前红肿情况是否好转,范围是否缩小,纳差的情况是否好转,出院时心率多少,甲状腺肿大和血管杂音是否改善。治疗是否好转,除了化验结果明显改善,还要有症状和体征的好转,有无问题残留。如果最重要的问题没有解决,怎么能叫好转出院呢? 这反映了实习医生的诊疗逻辑思维还没有完全成熟。

出院医嘱是出院记录中最能反映医生水平和功力的,患者还需要继续服用哪些药物,哪些需要停用,哪些需要复诊后调整剂量,对于初到临床的医学生们来说也许有些困难,但是仔细研究上级医师的长期医嘱和临时医嘱有助于提高诊疗水平。从病程中可以看到住院第五天才将每天静脉使用的地塞米松 5 mg减为 3 mg,后停用静脉地塞米松改为口服泼尼松,到出院时共使用糖皮质激素11 天。为避免激素撤退反应,必须缓慢减量,所以在出院记录和出院医嘱中应仔细向患者说明。同时,甲亢性心脏病的治愈往往是迟于甲亢的治愈,所以在甲亢彻底控制之前,需要继续使用消心痛、呋塞米、安体舒通减少心负荷。最重要的是不能停用 PTU、心得安,但随着出院时患者心率、甲亢情况的好转,PTU 的用量也由住院期间的 100 mg qid 减为 100 mg tid,心得安由住院期间的 10 mg tid 减为 10 mg bid。

所以,要想写好甲亢危重患者的出院记录并不容易,需要仔细阅读病史,再次询问患者和查体,根据患者目前的状况,分析是否需要继续住院期间的治疗。

当你认真地写完出院记录后,也一定掌握了 Graves 甲亢的常见临床表现,Graves 甲亢性心脏病的诊断标准,Graves 甲亢危象和危象早期的识别方法、评分诊断方法和简单处理,那么接下来就是不断地临床应用和创新了。

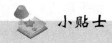 小贴士

甲亢同位素治疗的适应证和禁忌证

^{131}I 治疗可以作为成人格雷夫斯甲亢(Graves 甲亢)的首选治疗方法之一。^{131}I 治疗尤其适用于下述情形:对抗甲状腺药物(antithyroid drugs,ATD)过敏或出现其他不良反应;ATD 疗效差或多次复发;有手术禁忌证或手术风险高;有颈部手术或外照射史;病程较长;老年患者(特别是有心血管疾病高危因素者);合并肝功能损伤;合并白细胞或血小板减少;合并心脏病等。在 Graves 甲亢合并慢性淋巴细胞性甲状腺炎的患者中,甲状腺摄碘率(radio active iodine uptake,RAIU)增高者也可以进行 ^{131}I 治疗。

^{131}I 治疗伴 Graves 甲亢甲亢的禁忌证包括妊娠、哺乳；确诊或临床怀疑甲状腺癌（此时首选手术治疗）；不能遵循放射性治疗安全指导的患者；在未来 6 个月内计划妊娠的女性也不适用 ^{131}I 治疗；此外，育龄期女性在 ^{131}I 治疗前应注意排除妊娠。

第五节 高钙危象的出院记录

骨盐代谢异常是内分泌科的一大类疾病。很多内分泌科的疾病都会影响钙磷代谢。甲状旁腺疾病和骨代谢疾病之间的关系非常密切。高钙血症是内分泌科临床常见的代谢紊乱疾病之一，大部分患者的初始症状不典型，但一旦加重，特别是发生高钙危象就会危及生命，且这些患者会散在分布于不同的科室，需要及时识别和处理。每个在内分泌科轮转的实习大夫都需要掌握高钙危象的定义、临床表现和急诊处理方法。

【学习目标】 掌握高钙血症和高钙危象的定义，高钙血症的诊断和鉴别诊断，高钙危象抢救流程。

【病例资料及分析】 出院记录片段（实习医生撰写）

入院时情况（简要病史，阳性特征，有关实验室及器械检查结果）

患者因"甲状腺结节术后三天，心悸，恶心呕吐一天"入院。既往有高血压、甲状腺大部切除术、阑尾炎手术病史。查体：BMI 24.97kg/m^2，神志清楚，精神萎靡，颈软，气管居中，甲状腺部位可见敷料覆盖。双肺呼吸音清，未闻及干湿性啰音，心率 110 次/分，律齐，无病理性杂音。腹平软，右下腹可见陈旧性手术瘢痕，无压痛、反跳痛，肝脾肋下未及，双肾区无叩击痛。脊柱四肢无畸形，四肢肌力、肌张力正常，生理反射存在，病理反射未引出，无足背动脉搏动减弱。辅查：我院（202×－09－05）检查检验项目：末梢血糖（随机）8.8mmol/L；尿液分析：pH 值 8.5，尿蛋白 1＋，尿隐血＋－，白蛋白肌酐比 2＋，蛋白肌酐比值 1＋；肝肾功能电解质：总蛋白 95.10g/L，白蛋白 58.40g/L，球蛋白 36.70g/L，总胆红素 38.80μmol/L，非结合胆红素 37.90μmol/L，天门冬氨酸氨基转移酶 44.00U/L，r－谷氨酰基转移酶 92.00U/L，氯 90.90mmol/L，血钙 4.15mmol/L；心电图：窦性心动偏速。

带教医师在审核这份出院记录的时候，对实习医生提出了几个问题：

1. 高钙血症的典型临床症状有哪些？
2. 高钙血症的常见病因有哪些？
3. 这个患者能不能被诊断为高钙危象？
4. 我们用了哪些高钙危象的抢救措施？效果如何？

实习医生的回答让人满意：

1. 这个患者出现了高钙血症的典型临床症状，如心血管症状，心慌、心悸；消化道症状，恶心呕吐、厌食等；肌肉骨骼症状，全身乏力；神经系统症状。患者出现烦躁不安、注意力不集中，但还没有出现共济失调、嗜睡等症状。

2. 高钙血症的常见病因有：原发性甲状旁腺功能亢进症，比如甲状旁腺的肿瘤；恶性肿瘤如多发性骨髓瘤；药物继发性，如钙剂或维生素 D 过量；肾脏疾病继发，如尿毒症患者也会出现继发性甲状旁腺功能亢进症导致高钙血症。

3. 这个患者入院时血钙水平明显升高，测定值为 4. 15mmol/L，大于 3. 5mmol/L，同时伴随明显的临床症状，高钙危象诊断应该成立。

4. 对这个患者应用的抢救措施有：（1）交代病情和停用所有钙剂和维生素 D 药物。（2）监护心律、神志、尿量、血压的变化，卧床休息，嘱其多饮水。（3）生理盐水补液利尿。（4）保护胃粘膜治疗，预防消化道急性溃疡。治疗后患者血钙很快下降至正常水平，乏力纳差、恶心呕吐的症状很快好转。治疗效果很好。

带教医师对以上回答进行了补充和进一步地讲解。

1. 高钙血症是内分泌科临床常见的电解质紊乱疾病，但不是所有高钙血症的患者都会出现这些典型症状，甚至一部分患者没有临床症状，只是在体检或手术筛查时被偶然发现，又称之为无症状高钙血症。以上案例中的患者出现了一些典型症状与其血钙在短期内急速升高有关，我们又称为急性高钙血症。而慢性高钙血症往往与机体的自我保护和代偿有关，会表现为一些隐匿的症状，如食欲不振、长期乏力、夜尿增多、尿结石频发、严重骨质疏松等。这个患者入院后查了骨密度、泌尿系统 B 超，尚没有出现骨质疏松和泌尿系统结石等异常，所以我们认为，该患者属于短期内急性血钙升高。通过询问病史，该患者术后短期内大量服用钙剂和 D 制剂，有明确的诱因。

2. 高钙血症是体内钙调节紊乱导致的。钙的吸收、成骨和破骨的平衡、钙的排出过程，受到多种内分泌激素的调控，如甲状旁腺激素（parathyroid hormone，PTH）、雌激素、维生素 D、降钙素、生长激素等，任何一个环节出现问题都会导致血钙水平异常。所以，充分理解钙调节过程的激素调控后，就能理解高钙血症和低钙血症的常见病因。其中，高钙血症最常见的病因有原发性甲状旁腺功能亢进症和恶性肿瘤，这两大类疾病占高钙血症患者所有病因的 90% 以上。临床症状和起病的骤缓也有助于判断病因，比如出现明显的临床症状，且来势凶猛，往往提示恶性肿瘤的存在，如局部溶骨性高钙血症、恶性肿瘤体液性高钙血症等。而起病缓慢，迁延数年，通过筛查才发现的无症状者常常是原发性甲状旁腺功能亢进症。另外，很多内分泌科的疾病也会合并高钙血症，如甲状腺功能亢进症。在临床工作中，已经不止一次遇见甲状腺功能亢进症患者出现血钙轻度升高,但进一步检查 PTH 和甲状旁腺 ECT 均没有明显异常。还有嗜铬细胞瘤、肾上腺皮质功能减退症、肢端肥大症、VIP 瘤等都有可能合并高钙血症。所以,在遇到慢性无症状的轻度高钙血症,且没有 PTH 升高时,还需要考虑可能存在基础疾病。

本案例中的患者很幸运,最后证实为药物过量而非恶性肿瘤导致的急性高钙血症。那么,哪些药物会诱发高钙血症呢? 钙剂和维生素 D 剂量过大,维生素 A 中毒,噻嗪类利尿剂和阿米洛利,精神类用药如碳酸锂,乳腺癌化疗药物如他莫昔芬,茶碱类,生长激素等药物的应用都可能会导致高钙血症。

3. 在血总钙水平超过 3.5mmol/L(14mg/dL)时,高钙血症患者常会出现泌尿道症状,如多尿、夜尿次数增多,后出现消化道症状,如纳差、恶心呕吐,继而少尿导致血钙进一步升高,终至高热、昏迷、抽搐、心肌明显损伤,甚至死亡。所以一旦高钙血症出现消化道恶心呕吐症状,应视为警报。故临床按血钙水平划分病情,血总钙值 <3mmol/L 为轻度高钙血症,3~3.5mmol/L 为中度高钙血症, >3.5mmol/L 同时伴随明显临床症状称为高钙危象。所以本案例中的患者可以毫无疑问地诊断为高钙危象,且如果没有及时发现,可能会造成严重后果。

4. 高钙危象的抢救方法

(1)扩容,促进尿钙排出,卧床,监护

扩容指生理盐水水化,开始 24~48 小时每天静脉注射 3000~4000mL 生理盐水,但是对老年患者和已经有心肾功能不全者需特别慎重,短时间内输注大量的生理盐水,可能会诱发心衰。如果患者能口服补液,鼓励多饮水或鼻饲补水。在容量补足的前提下可同时使用呋塞米,但一般不超过 3 天。需要注意的是,噻嗪类利尿剂和阿米洛利会减少尿钙的排出,所以高钙血症时禁用这类利尿剂,并需要监测血压、尿量、电解质的变化。由于高钙危象会导致严重的心肌损伤和心律失常,必须进行病情告知,要求患者尽可能卧床,进行心电监测。

(2)应用二膦酸盐抑制骨吸收

静脉使用二膦酸盐是治疗高钙血症最有效的方法之一。严重的高钙血症患者应尽早开始使用,因为二膦酸盐起效较慢,2~4 天起效,4~7 天才能达到最大效果。特别是临床预测为肿瘤导致的严重高钙血症,用一般方法后较难降钙,应尽快使用帕米膦酸钠(60~90mg)或唑来膦酸钠(0.02~0.04mg/kg)加入 500mL 以上生理盐水溶液中静滴。

(3)使用降钙素

降钙素在抑制破骨细胞骨吸收的同时,还能增加尿钙排泄,所以起效快,在 2~6 小时就能够将血钙降低 0.5mmol/L 左右,但多次注射后,效果逐渐减弱,会出现"降钙素脱逸现象",所以在重度高钙且预测短时间难以降低时,可以同时

内分泌科规范化培训手册

使用降钙素和二膦酸盐。这样,在降钙素出现脱逸现象时,双膦酸盐已经起效了。目前,我院临床常用的有鲑鱼降钙素和依降钙素,但需要注意,降钙素制剂都是多肽,如果患者是过敏体质(比如胰岛素过敏、各种抗生素过敏、甲亢患者)或有类似过敏史,需要事先皮试。

5. 糖皮质激素的使用

糖皮质激素是应激保命激素,大部分危象抢救都离不开它。特别是血液系统恶性肿瘤如淋巴瘤导致的高钙危象用它最适合,通常使用短效制剂氢化可的松 200～300mg 每日静脉滴注,3～5 天,但它对实体肿瘤或原发性甲旁亢导致的高血钙没有什么效果。所以,在高钙危象中是否使用糖皮质激素,一定要先辨别病因。

6. 透析

对顽固性或肾功能不全的高钙危象患者,建议使用低钙或无钙透析液进行腹透或血透,可以达到迅速降低血钙的目的。随着现代 ICU 技术的发展,连续肾脏替代疗法(continuous renal replacement therapy,CRRT)技术的成熟,对于内科保守治疗仍然不能有效降低血钙的患者,且因此出现继发性脏器功能障碍时,应尽早建议 ICU 会诊和 CRRT 治疗。

弄清楚了高钙血症的一些基本概念,带教医师又穷追不舍地抛出几个问题:为什么这个患者在甲状腺结节手术后短期内出现血钙大幅度的波动呢? 除了药物诱导的高钙危象,这个患者还有没有其他的问题?

为了回答这些问题,实习医生开始仔细研读这个患者的近期手术病史和病程录。

【病历资料:术前病程录】

202×-08-31 8:07

患者谈××,女,51 岁,因发现甲状腺结节 2 月余于 202×-08-31 住入我院。病例特点:1. 患者因发现甲状腺结节 2 月余入院。2. 患者 2 月余前体检发现甲状腺结节,未见明显颈部肿块,颈区无明显疼痛,无畏寒发热,无声音沙哑、无呛咳,无心悸及双手颤抖,无怕热多汗,无易怒,无呼吸、吞咽困难等症状。今来我院就诊,我院彩超提示:甲状腺左侧叶探及一枚结节,大小约 36×24×16mm,纵横比<1,边缘光滑,内部为实质性回声,其内实质呈低回声,内部钙化有,呈粗大强回声。甲状腺右侧叶探及一枚结节,大小约 17×9mm,纵横比<1,边缘模糊,内部为实质性回声,其内实质呈等回声,内部钙化无。门诊拟以"甲状腺肿瘤"收入院治疗。起病以来,患者精神、睡眠好,食欲佳,大小便正常,体重无明显减轻。3. 30 年前行阑尾炎切除术,高血压病史 3 年,口服厄贝沙坦氢氯噻嗪片,控制可。否认糖尿病、冠心病病史,否认伤寒、肝炎、结核病史,否认手术外伤史,无食物、药物过敏史,无输血史。4. 查体:气管居中,颈软,甲状腺左叶可触及一个 2×3cm 大小肿块,质地中等,无压痛,表面光滑,边界清,随吞咽上下移动,颈部未触及明显肿大淋巴结。5. 本院甲状腺彩超:甲状腺左侧叶探及

160

一枚结节,大小约 $36 \times 24 \times 16mm$,纵横比 <1,边缘光滑,内部为实质性回声,其内实质呈低回声,内部钙化有,呈粗大强回声。甲状腺右侧叶探及一枚结节,大小约 $17 \times 9mm$,纵横比 <1,边缘模糊,内部为实质性回声,其内实质呈等回声,内部钙化无。

诊断及诊断依据:诊断:甲状腺肿瘤;高血压病。

诊断依据:1.发现甲状腺结节2月余。2.专科检查:气管居中,颈软,甲状腺左叶可触及一个 $2 \times 3cm$ 大小肿块,质地中等,无压痛,表面光滑,边界清,随吞咽上下移动,颈部未触及明显肿大淋巴结。3.本院甲状腺彩超:甲状腺左侧叶探及一枚结节,大小约 $36 \times 24 \times 16mm$,纵横比 <1,边缘光滑,内部为实质性回声,其内实质呈低回声,内部钙化有,呈粗大强回声。甲状腺右侧叶探及一枚结节,大小约 $17 \times 9mm$,纵横比 <1,边缘模糊,内部为实质性回声,其内实质呈等回声,内部钙化无。

鉴别诊断:1.甲亢:主要临床表现为甲状腺肿大、性情急躁、容易激动、怕热多汗、食欲亢进但却消瘦、体重减轻、心悸、脉率增快,查 T_3、T_4、Tsh 及基础代谢率可助诊断。2.甲癌:甲状腺内质硬肿块,固定,表面不光滑,晚期可产生声音嘶哑、呼吸吞咽困难和交感神经受压引起的 Horner 综合征,手术切除病理可诊断。3.单纯性甲状腺肿:甲状腺不同程度的肿大和肿大结节对周围器官引起的压迫症状是本病主要的临床表现,早期弥漫性肿大,质软,随后,在肿大腺体一侧或两侧可扪及多个或单个结节,活检或手术切除标本病检可鉴别。

诊疗计划:完善相关检查,心电图、胸片、肝肾功能、凝血功能等,排除手术禁忌,拟行手术,向患者及其家属详细交代病情,取得理解。

202×-08-31 副主任医师查房记录

1.发现甲状腺结节2月余。2.专科检查:气管居中,颈软,甲状腺左叶可触及一个 $2 \times 3cm$ 大小肿块,质地中等,无压痛,表面光滑,边界清,随吞咽上下移动,颈部未触及明显肿大淋巴结。3.本院甲状腺彩超:甲状腺左侧叶探及一枚结节,大小约 $36 \times 24 \times 16mm$,纵横比 <1,边缘光滑,内部为实质性回声,其内实质呈低回声,内部钙化有,呈粗大强回声。甲状腺右侧叶探及一枚结节,大小约 $17 \times 9mm$,纵横比 <1,边缘模糊,内部为实质性回声,其内实质呈等回声,内部钙化无。副主任查房示:患者目前诊断甲状腺肿瘤,拟今日手术,继续完善相关检查及准备,告知手术风险及注意事项,签字同意手术,安排手术。

术前讨论记录

202×-08-31 10:05

参加讨论人员:略

主持人:略

具体讨论内容:

住院医师汇报病史:1.患者因发现甲状腺结节2月余入院。2.患者2月余前体检发现甲状腺结节,未见明显颈部肿块,颈区无明显疼痛,无畏寒发热,无声音沙哑、无呛咳,无心悸及双手颤抖,无怕热多汗,无易怒,无呼吸、吞咽困难等症状。今来我院就诊,我院彩超提示:甲状腺左侧叶探及一枚结节,大小约 $36 \times 24 \times 16mm$,纵横比 <1,边缘光滑,内部为实质性回

声,其内实质呈低回声,内部钙化有,呈粗大强回声。甲状腺右侧叶探及一枚结节,大小约 17×9mm,纵横比 <1,边缘模糊,内部为实质性回声,其内实质呈等回声,内部钙化无。门诊拟以"甲状腺肿瘤"收入院治疗。起病以来,患者精神、睡眠好,食欲佳,大小便正常,体重无明显减轻。3.30 年前行阑尾炎切除术,高血压病史 3 年,口服厄贝沙坦氢氯噻嗪片,控制可。否认糖尿病、冠心病病史,否认伤寒、肝炎、结核病史,否认手术外伤史,无食物、药物过敏史,无输血史。4. 查体:气管居中,颈软,甲状腺左叶可触及一个 2×3cm 大小肿块,质地中等,无压痛,表面光滑,边界清,随吞咽上下移动,颈部未触及明显肿大淋巴结。5. 本院甲状腺彩超:甲状腺左侧叶探及一枚结节,大小约 $36 \times 24 \times 16$mm,纵横比 <1,边缘光滑,内部为实质性回声,其内实质呈低回声,内部钙化有,呈粗大强回声。甲状腺右侧叶探及一枚结节,大小约 17×9mm,纵横比 <1,边缘模糊,内部为实质性回声,其内实质呈等回声,内部钙化无。入院后完善相关检查,拟今日手术,请各位讨论。

主任医师 1:患者彩超提示甲状腺左侧叶探及一枚结节,大小约 $36 \times 24 \times 16$mm,纵横比 <1,边缘光滑,内部为实质性回声,其内实质呈低回声,内部钙化有,呈粗大强回声。考虑"结节性甲状腺肿/甲状腺腺瘤"可能性大,鉴别诊断包括"甲状腺癌""甲状腺腺瘤"等。甲状腺癌肿块质地较硬,边界不清楚,部分可伴颈部淋巴结肿大,术中切除肿块后行快速病检,如为恶性需行根治性手术,如"甲状腺腺叶 + 峡部切除"或加"对侧腺叶次全切除"等,如术前 B 超有淋巴结肿大,需行颈部淋巴结清扫术。在术前应充分与患者及其亲属沟通,术中损伤喉返神经、喉上神经等,术后声嘶、呛咳、切口感染、切口裂开、切口内出血可能。

主任医师 2:患者手术前检查无明确手术禁忌症,有手术治疗指征。患者彩超提示:甲状腺左侧叶探及一枚结节,大小约 $36 \times 24 \times 16$mm,纵横比 <1,边缘光滑,内部为实质性回声,其内实质呈低回声,内部钙化有,呈粗大强回声。术中可能需行甲状腺部分切除或次全切除或甲状腺腺叶切除。术中易损伤喉返神经、甲状旁腺等,术后声嘶、手足麻木、抽搐等,术后发生甲减需长期服用"甲状腺素片"替代治疗。术中仔细操作,避免损伤喉返神经、甲状旁腺等,术后检查血电解质、PTH 及甲状腺功能等。

副主任护师:甲状腺手术术后护理方面需注意观察引流管内引流液的色泽及量,了解有无声嘶、呛咳、手足麻木等,床边备气管切开包。

主持人小结意见:拟行手术名称:甲状腺大部切除术,三级手术。拟手术时间:202× –08 –31;术前准备情况:完成;手术指征:有;手术方式:全麻;术中注意事项:术中注意保护喉返神经及甲状旁腺,创面严格止血,避免术后出血等;预后估计:好转;麻醉和术中及术后可能出现的意外及防范措施:手术麻醉过程中,可能发生呼吸、心脏骤停等意外风险。麻醉并发症严重者可致休克,危及生命,术中密切监测生命体征,必要时转入 ICU。术中易损伤喉返神经、甲状旁腺等,术后声嘶、手足麻木、抽搐等,术后发生甲减需长期服用"甲状腺片"替代治疗。术中仔细操作,避免损伤喉返神经、甲状旁腺等,术后检查血电解质、PTH 及甲状腺功能等。术后护理方面需注意观察引流管内引流液的色泽及量,了解有无声嘶、呛咳、手足麻木等,床边备气管切开包。

主持人小结意见:患者拟今日在全麻下行"甲状腺大部切除术",向患者及家属充分交代病情及手术风险,如快速病检为恶性需行根治手术等。术后发生甲减需长期服用"甲状腺素片"。术中注意保护喉返神经及甲状旁腺,创面严格止血,避免术后出血等。术后密切观察病情变化。

术后病程记录

手术时间:略

手术者:略

第一助手:略

术后诊断:结节性甲状腺肿

诊断依据:依据术中所见

麻醉方式:全身麻醉

手术名称:甲状腺大部切除术(甲状腺左叶切除+右侧叶大部分切除)三级手术

手术简要经过:全麻成功后,平卧于床,肩部垫高,使颈前部充分暴露,手术野皮肤消毒后,铺无菌巾单各层。取胸骨柄切迹上2cm,沿皮肤皱褶,弧形对称切开皮肤,长约7cm。在颈阔肌深面、颈前静脉的浅面分离皮瓣,上至甲状软骨切迹,下至胸骨柄切迹。切开颈白线。分离颈前肌群。探查发现:甲状腺左叶明显肿大多发结节性肿块直径2~3cm大小,质韧,占据甲状腺左叶。甲状腺右叶实质数枚结节性肿块直径最大约2.5cm,遂决定行甲状腺左叶切除+右叶大部分切除。将左颈前肌群向外侧牵开,同时用血管钳钳夹甲状腺组织,切断并结扎甲状腺左叶下极血管,将甲状腺左叶上极血管切断并结扎,显露喉返神经并予以保护,将甲状腺左叶切除。将右颈前肌群向外侧牵开,同时用血管钳钳夹甲状腺组织,把右侧腺叶向内向前下牵拉,切开甲状腺右侧腺叶组织。将甲状腺右叶组织结节性肿块约多枚连同周围少许甲状腺组织切除,创面缝扎止血。创面妥善止血,置硅胶管一根于甲状腺表面引流,经切口引出。可吸收线间断缝合颈白线及颈阔肌,3-0可吸收线缝合皮肤。手术顺利,麻醉满意,术后安全返回。术中病理示结节性甲状腺肿。

生命体征:T 36.1℃;P 72次/分;R 18次/分;BP153/ 96mmHg

术后处理措施:术后予以补液治疗。

术后注意事项:注意观察切口有无出血及切口引流情况。

202×-09-01 副主任医师查房记录

术后第一天,患者诉咽部不适,轻度咳嗽,无明显发热,无声音嘶哑,喝水无呛咳,手足无抽搐,睡眠可,大小便无异常。查体:神志清,精神可,颈部无肿胀,切口无红肿及渗液,颈部引流管引流出20mL淡血性液体。副主任医师查房:患者术后生命体征平稳,查房未见明显手足抽搐,未诉麻木等症状,未见明显声音嘶哑,目前无甲状旁腺损伤、喉返神经损伤表现,今日给予止血、止咳祛痰等治疗,观察病情变化。

202×-09-02 08:14 副主任医师查房记录

今晨查房,患者体温正常,诉切口无疼痛,颈部活动尚好。查体:生命体征平稳,精神好,颈前部切口无渗血渗液,皮下无血肿,颈部引流管在位通畅,引出5mL淡血性液体。副主任医师查房指示:患者术后一般情况良好,术后恢复可,今日拔除颈部引流管并出院,详细告知出院注意事项,嘱按时来院拆线。

冰冻石蜡常规报告：

（甲状腺左叶）结节性甲状腺肿伴钙化。

（甲状腺右叶）结节性甲状腺肿。

第二次住院病程记录

202×－09－05

患者谈××,女,51岁,因甲状腺结节术后三天,心悸,恶心呕吐一天于202×－09－05住入我院。病例特点:1.患者中年女性,急性病程。2.既往有高血压病史3年余,现口服厄贝沙坦氢氯噻嗪1#qd,平素规律监测血压,血压控制尚可。有阑尾炎手术20余年。否认冠心病、脑梗死等慢性病史,否认肝炎、结核等传染病史,否认药物过敏史,否认其它手术、大外伤及输血史。3.患者202×－8－31于我院行甲状腺大部切除术(甲状腺左叶切除＋右侧叶大部分切除)。术后有一过性手麻,查血钙偏低,甲状旁腺激素偏低,给予左旋甲状腺素75μg qd,骨化三醇1片bid,钙尔奇2片tid后缓解出院,术后三天患者出现一过性恶心、呕吐,呕吐物为胃内容物。患者今晨10点左右服药后出现恶心、呕吐,呕吐物为胃内容物,无呕血,伴头晕,无头痛,无视物模糊、视物旋转,无一过性黑朦,无意识模糊,伴大汗,休息后缓解。进食午餐后再次呕吐,呕吐物为胃内容物,伴心慌、胸闷,无胸痛,无呼吸困难。来我院急诊查:末梢血糖(随机)8.8mmol/L;尿液分析:pH值8.5,尿蛋白1＋,尿隐血＋－,白蛋白肌酐比2＋,蛋白肌酐比值1＋;肝肾功能电解质:总蛋白95.10g/L,白蛋白58.40g/L,球蛋白36.70g/L,总胆红素38.80μmol/L,非结合胆红素37.90μmol/L,天门冬氨酸氨基转移酶44.00U/L,r谷氨酰基转移酶92.00U/L,氯90.90mmol/L,钙4.15mmol/L;心电图:正常心电图。急诊拟以“高钙危象”收入我科。病程中,患者无畏寒发热,有全身乏力,无口干多饮多尿,无视物模糊,无手足麻木,无下肢静息痛,无间歇性跛行,精神、睡眠可,饮食欠佳,大小便正常,体重无明显变化。4.入院查体:BMI 24.97kg/m²,神志清楚,精神萎靡,颈软,气管居中,甲状腺部位可见敷料覆盖。双肺呼吸音清,未闻及干湿性啰音,心率110次/分,律齐,无病理性杂音。腹平软,无压痛反跳痛,肝脾肋下未及,双肾区无叩击痛。脊柱四肢无畸形,四肢肌力、肌张力正常,生理反射存在,病理反射未引出,无足背动脉搏动减弱。5.辅查:我院检查检验项目(202×－09－05):末梢血糖(随机)8.8mmol/L;尿液分析:pH值8.5,尿蛋白1＋,尿隐血＋－,白蛋白肌酐比2＋,蛋白肌酐比值1＋;肝肾功能电解质:总蛋白95.10g/L,白蛋白58.40g/L,球蛋白(GHX)36.70g/L,总胆红素38.80μmol/L,非结合胆红素37.90umol/L,天门冬氨酸氨基转移酶44.00U/L,r谷氨酰基转移酶92.00U/L,氯90.90mmol/L,钙4.15mmol/L;心电图:正常心电图。

诊断及诊断依据:诊断:高钙危象;高血压病;甲状腺结节术后。

诊断依据:1.患者中年女性,急性病程;2.此次因“反复恶心、呕吐三天”入院。结合患者病史、查体、辅查可明确诊断。

鉴别诊断:1.恶性肿瘤:约20%恶性肿瘤如乳腺癌、肺癌、甲状腺癌等,特别在疾病晚期破坏骨组织,导致高钙血症。2.原发性甲状旁腺功能亢进:甲状旁腺激素分泌过多,导致骨组织吸收,从而释放大量钙,导致血钙增高。3.氢氯噻嗪类利尿剂:导致体液排出过多,引起低血容量,使得肾小管内钙再吸收增加,尿钙排出减少,导致高钙血症。4.肾衰竭:肾衰竭少尿期,尿钙无法排出,导致高钙血症。5.多发性骨髓瘤:多发性骨髓瘤症状多样,包括血钙升高、肾功能不全、贫血、骨痛,部分患者会出现肝脾大、淋巴结肿大、发热等。

诊疗计划:告病重。1.入院后立即告病重,给予吸氧、心电监护,急查心肌损伤标志物,给予护胃、补液、利尿加强尿钙排出等治疗。2.告知患方,患者目前血钙高,患者住院期间可能出现恶心、呕吐、嗜睡、精神恍惚、心律失常,甚至昏迷、心脏骤停等。告知患者家属,嘱24小时陪护,注意监测患者生命体征变化。3.待生命体征稳定,血钙控制后进一步排除其他导致高血钙可能原因,如肿瘤、多发性骨髓瘤等。

202×-09-06 副主任医师查房记录

今日患者入院第2天,未再恶心呕吐,头晕较前稍好转,无头痛,无视物模糊,精神一般,饮食欠佳,大小便正常。查体:心电监测示BP124/75mmHg,神志清楚,精神萎靡,颈软,气管居中,甲状腺部位可见敷料覆盖。双肺呼吸音清,未闻及干湿性啰音,心率87次/分,律齐,无病理性杂音。腹平软,无压痛反跳痛,肝脾肋下未及,双肾区无叩击痛。脊柱四肢无畸形,四肢肌力、肌张力正常,生理反射存在,病理反射未引出,无足背动脉搏动减弱。辅检:心损:肌红蛋白63.70 ng/mL;血常规:白细胞10.64×10^9/L,中性粒细胞7.51×10^9/L;大生化:钙3.06 mmol/L,总胆红素17.4μmol/L,直接胆红素5.2μmol/L,r谷氨酰转肽酶74 U/L,葡萄糖6.59 mmol/L,尿酸537 umol/L;甲功:甲状旁腺激素<1.200 pg/mL;降钙素、血沉未见明显异常。副主任查房后示:患者中年女性,急性病程;此次因"反复恶心、呕吐三天"入院,既往高血压、甲状腺大部切除术、阑尾炎手术病史,结合患者病史、查体、辅查,患者目前高钙危象诊断明确,治疗上予补液、利尿、控制血压等对症支持治疗。告知患方患者目前血钙高,患者住院期间可能出现恶心、呕吐、嗜睡、精神恍惚、心律失常,甚至昏迷、心脏骤停等。告知患者家属,嘱陪护,注意监测患者生命体征变化。

202×-09-07 主任医师查房记录

今日患者入院第3天,查看患者,神清,精神萎,未再呕吐,全身乏力较前好转,无口干多饮多尿,无视物模糊,无发热咳嗽,饮食睡眠一般,大小便正常。查体:心电监测示BP113/75mmhg,神志清楚,精神萎靡,颈软,气管居中,甲状腺部位可见敷料覆盖。双肺呼吸音清,未闻及干湿性啰音,心率80次/分,律齐,无病理性杂音。腹平软,无压痛反跳痛,肝脾肋下未及,双肾区无叩击痛。脊柱四肢无畸形,四肢肌力、肌张力正常,生理反射存在,病理反射未引出,无足背动脉搏动减弱。主任查房后示:患者中年女性,急性病程;此次因"反复恶心、呕吐三天"入院,结合患者病史、查体、辅查,患者目前诊断高钙危象;高血压病;甲状腺结节术后。患者血钙高,甲状旁腺激素低,考虑继发性高钙,继发性高钙病因主要有:(1)恶性肿瘤;(2)甲状腺功能亢进症;(3)肾功能衰竭;(4)药物所致高钙,建议进一步完善胸腹部CT、肿瘤指标、骨密度测定等检查。目前治疗上予补液、利尿、控制血压等对症支持治疗,明日复查电解质评估病情,密切观察患者病情变化。

202×-09-08

今日查看患者,患者未诉特殊不适,全身乏力较前好转,无恶心呕吐,无腹痛腹泻,饮食睡眠一般,二便如常。查体:BP114/79 mmHg,神志清楚,精神萎靡,颈软,气管居中,甲状腺部位可见敷料覆盖。双肺呼吸音清,未闻及干湿性啰音,心率78次/分,律齐,无病理性杂音。腹平软,无压痛反跳痛,肝脾肋下未及,双肾区无叩击痛。脊柱四肢无畸形,四肢肌力、肌张力正常,生理反射存在,病理反射未引出,无足背动脉搏动减弱。辅检:复查电解质:钙2.50 mmol/L,肿瘤标志物未见明显异常。考虑患者继发性高钙,完善胸腹部CT、肿瘤指标、骨密度测定等检查进一步评估病情。目前治疗上予补液、控制血压等对症支持治疗。目前患者病情平稳,予停病重,续观。

202×－09－11 11:22 主任医师查房记录

今日查看患者,患者无恶心呕吐,无特殊不适,无发热咳嗽,饮食睡眠一般,二便如常。查体:BP114/79mmHg,神志清楚,精神萎靡,颈软,气管居中,甲状腺部位可见敷料覆盖。双肺呼吸音清,未闻及干湿性啰音,心率78次/分,律齐,无病理性杂音。腹平软,无压痛反跳痛,肝脾肋下未及,双肾区无叩击痛。脊柱四肢无畸形,四肢肌力、肌张力正常,生理反射存在,病理反射未引出,无足背动脉搏动减弱。辅检:24小时尿体积2500 mL,24小时尿钾钠氯钙、血清蛋白电泳未见明显异常。全腹部CT:脂肪肝。右侧附件饱满。胸部CT:右肺上叶微小结节,较前变化不显著,建议定期复查。甲状腺呈术后改变,周围脂肪间隙模糊。脂肪肝。骨密度测定:骨量减少。主任查房后示:患者目前诊断:高钙危象;高血压病;甲状腺结节术后;肺结节;脂肪肝。患者胸腹部CT、骨密度测定未见明显异常,其高钙危象考虑继发性高钙,现复查血钙降低至正常范围内,目前患者病情平稳,拟预约近日出院。患者血压控制不佳,加用厄贝沙坦氢氯噻嗪控制血压。治疗上继续予补液等对症支持治疗,目前观察患者病情变化。

202×－09－13

患者因"甲状腺结节术后三天,心悸,恶心呕吐一天"入院。既往高血压、甲状腺大部切除术、阑尾炎手术病史。查体:BMI 24.97kg/m^2,神志清楚,精神萎靡,颈软,气管居中,甲状腺部位可见敷料覆盖。双肺呼吸音清,未闻及干湿性啰音,心率100次/分,律齐,无病理性杂音。腹平软,无压痛反跳痛,肝脾肋下未及,双肾区无叩击痛。脊柱四肢无畸形,四肢肌力、肌张力正常,生理反射存在,病理反射未引出,无足背动脉搏动减弱。入院后完善相关检查:心损:肌红蛋白63.70 ng/mL;血常规:白细胞10.64×10^9/L,中性粒细胞7.51×10^9/L;总胆红素17.4μmol/L,直接胆红素5.2μmol/L,r谷氨酰转肽酶74 U/L,葡萄糖6.59 mmol/L,尿酸537μmol/L;甲功:甲状旁腺激素<1.200 pg/mL;24小时尿体积2500 mL,降钙素、血沉、肿瘤标志物、24小时尿钾钠氯钙、血清蛋白电泳未见明显异常。全腹部CT:脂肪肝;右侧附件饱满。胸部CT:右肺上叶微小结节,较前变化不显著。建议定期复查。甲状腺呈术后改变,周围脂肪间隙模糊。脂肪肝。骨密度测定:骨量减少。治疗上予补液、利尿、降钙素、控制血压等对症支持治疗后,复查电解质:钙2.50 mmol/L。患者现无特殊不适症状,病情好转,建议出院后定期复查电解质,PTH,甲状腺功能。

仔细阅读完病程记录,实习医生交给带教医生两张图(见图3-7、图3-8),犹犹豫豫地说:"老师,这个患者术前血钙就有点高啊,PTH也高。这个患者会不会有其他引起高钙的原因？这个刀应不应该开呢？"

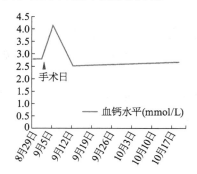

图 3-7　手术前后患者的血钙水平变化

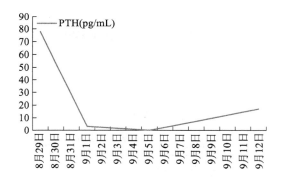

图 3-8　手术前后患者的甲状旁腺激素变化

　　非常好！提出一个有价值的问题比解决一个问题更重要！这个患者的术前病因确实值得好好讨论，进行鉴别诊断，但这个刀要开。术前的轻度高钙和高PTH 血症显然没有引起外科医生的足够重视。所以内、外科的协作非常重要。如果涉及内分泌腺体，如垂体、肾上腺、甲状腺、甲状旁腺、胰腺（里面有很多内分泌腺体）等手术，高明的外科医生会建议患者到内分泌科看过再动手。

　　结节性甲状腺肿会有 PTH 的升高，难道甲状腺肿块是甲状旁腺？然而术中和术后的病理告诉我们并不是。甲状旁腺是临近甲状腺的另一个内分泌腺体，通常有 4 个，分别位于甲状腺侧叶的后面和甲状腺囊之间，但数量和位置都有很大的变异性。摘除的甲状腺肿中会不会有增生的甲状旁腺细胞？如果能在手术前做一个甲状腺结节细针穿刺和甲状旁腺 ECT 显像就更完美了。

　　正常情况下，PTH 和血钙之间存在负反馈关系，血钙低，PTH 会升高；血钙高，PTH 会降低。如果血钙高，而 PTH 正常，也意味着负反馈障碍。所以在术前，这个患者的甲状旁腺负反馈是有问题的，而术后甲状旁腺激素的调节就恢复了,所以说这个刀要开。不过需要后期对这个患者不断随访,观察其甲状旁腺功能和甲状腺功能的变化。

此时,你也应该明白为什么即使经过治疗,血钙正常了,也考虑和药物因素有关,在出院嘱托中还一定要写明建议患者定时复查电解质、甲状腺功能和甲状旁腺激素了。

看到这里,作者想再问一个问题,如果血清钙明显降低,PTH 也明显降低,这会是什么问题呢?如果能正确回答出来,你已经掌握了血钙的调节和常见血钙异常疾病的诊断了。

第六节　以高钠血症就诊的 MEN - 1 的出院记录

【学习目标】　掌握高钠血症的定义,高钠血症的诊断和鉴别诊断,高钠血症的治疗,了解 MEN 和 MEN - 1 的定义。

【病历资料及分析】

出院记录(部分)

姓名:戴××	性别:女	年龄:41 岁	婚姻:已婚	职业:农民

入院诊断:尿崩症;电解质代谢紊乱(高钠、高氯、高钙);低钾血症;2 型糖尿病;术后垂体功能减退症;药物性股骨头坏死	入院时间:202× - 10 - 13
手术名称:——	
出院诊断:多发性内分泌腺瘤病 MEN - 1;全垂体功能减退症;原发性甲状旁腺功能亢进症;中枢性尿崩症;胰腺肿瘤;胰岛细胞瘤;尿病;药物性股骨头坏死;脂肪肝;肝功能异常;磨玻璃肺结节;瘤标志物异常	出院日期:202× - 10 - 29

入院时情况:

患者因垂体瘤术后 20 年,烦渴多饮伴全身乏力半月入院,既往有糖尿病病史 8 年,最高血糖 45mmol/L,予胰岛素皮下注射,后自述血糖不高后停用一年至今,未监测血糖;有股骨头坏死行髋关节置换、脾切除及甲状旁腺瘤手术史,有下肢静脉血栓病史,青霉素过敏。查体:神志清楚,精神萎靡,反应稍迟钝,向心性肥胖,无皮肤紫纹,轮椅推入院,全身皮肤黏膜无黄染,无瘀斑,未扪及浅表淋巴结肿大。面部及双侧眼睑浮肿,双眼不突,结膜无充血,巩膜无黄染,双侧瞳孔等大等圆,左眼失明,对光反射消失,右眼视力正常,甲状腺不肿大。胸廓对称,右肺呼吸音减低,未闻及干湿性啰音,心率 78 次/分,律齐,无病理性杂音。腹平软,全腹无压痛,无反跳痛,左侧腹部可见手术瘢痕,长约 20cm,肝脾肋下未及,双肾区无叩痛,双下肢轻度可凹性浮肿,左下肢可见烫伤瘢痕。双上肢肌力正常,左下肢肌力 5 - 级,右下肢肌力 4 级,四肢肌张力正常,生理反射存在,双侧病理征阳性。肛门外生殖器未检。辅检:XX 医院(202×-10-11):血沉 35mm/hr,LH<0.300IU/L,FSH<0.300IU/L,孕酮Ⅲ<0.159nmol/L,雌二醇<18.400pmol/L,FT₃3.71pmol/L,FT₄5.89pmol/L,睾酮<0.087nmol/L,泌乳素 13.30ng/mL,TSH 0.466mIU/L,葡萄糖 4.94mmol/L。202×-10-12 急诊:钾 2.86mmol/L,钠 146.90mmol/L,氯 118.40mmol/L,钙 2.67mmol/L,镁 1.15mmol/L。

诊疗经过:

入院后查血气:pH 值 7.42,二氧化碳分压 39.00 mmHg,氧气分压 75 mmHg,钠离子 153.40 mmol/L,葡萄糖 9.5mmol/L,乳酸 2.9mmol/L,钙离子 1.405mmol/L,氯离子 114.6;尿常规:比重 1.009,尿胆原 1+,HBA1c 5.8 %,皮质醇 8:00　82.70 nmol/L、16:00　49.20 nmol/L、24:00　52.80 nmol/L,促肾上腺皮质激素 5.66 pg/mL,C 肽 8.98 ng/mL;血常规:白细胞 13.17×10⁹/L;大生化:丙氨酸氨基转移酶 48 U/L,天门冬氨酸氨基转移酶 77 U/L,乳酸脱氢酶 278 U/L,葡萄糖 2.71mmol/L,尿酸 447μmol/L,钙 2.82mmol/L,钠 156.0mmol/L,氯 123.0 mmol/L;甲功:游离三碘甲腺原氨酸 2.00 pmol/L,游离甲状腺素 5.05 pmol/L,促甲状腺激素 0.398 mIU/L,抗甲状腺球蛋白抗体 13.80 IU/mL,抗甲状腺过氧化物酶抗体 23.30 IU/mL,促甲状腺素受体抗体<0.800,甲状旁腺激素 224.00pg/mL;肿瘤指标:糖链抗原 199 63.20 U/mL,甲胎蛋白 17.30 ng/mL,24 小时尿氯 88.0,24 小时尿体积 2750 mL,促黄体生成素<0.300 IU/L,促卵泡刺激素<0.300 IU/L,孕酮Ⅲ<0.159 nmol/L,雌二醇<18.400 pmol/L,睾酮<0.087 nmol/L,泌乳素 11.10 ng/mL,24 小时尿游离皮质醇 818.68;降钙素原、感染性标志物未见异常,尿培养未见细菌生长;垂体 MRI:垂体术后表现,建议结合增强扫描。左侧蝶窦炎症。甲状腺彩超:甲状腺体积偏小。泌尿系及残余尿彩超未见明显异常,髋关节 CT:右侧髋关节退行性改变,局部囊性灶形成。右侧髋臼窝略浅。胸部 CT:两肺多发小结节。两肺散在炎症。左肺下叶含气囊腔。上腹部 CT:再生脾可能。脂肪肝。肝脏密度不均匀,建议增强扫描。腹、盆腔及腹股沟多发小淋巴结显影。十二指肠水平段后方、下腔静脉前方结节,考虑肿大淋巴结可能。患者病程中出现发热,无畏寒寒战,血培养未见细菌生长,予降钙、补液、抗感染、保肝、激素替代、护胃等对症处理,复查电解质患者血钠血氯进一步升高,加予弥凝(血管加压素)对症治疗后血钠下降至正常,患者病程中反复出现夜间及凌晨低血糖,查空腹胰岛素 128.00 μIU/mL,胰岛素释放指数明显升高,上腹部增强 CT:脂肪肝;肝右叶包膜缘多发小斑片状异常强化灶,考虑异常灌注。再生脾。十二指肠水平段后下方-腹主动脉两侧低密度结节,考虑肿大淋巴结。请胆胰外科会诊后建议探查,患者拒绝,甲状腺彩超未见甲状旁腺瘤,进一步完善甲状腺 ECT 及腹部增强 CT,甲状腺 ECT 未见明显异常,肝胃间隙淋巴结肿大。脐下静脉曲张。患者右髋关节疼痛行走困难,骨科关节会诊考虑:右髋股骨头坏死,建议转关节外科手术治疗,但患者拒绝,暂予止痛对症治疗,患者目前病情好转,未再发热,乏力纳差明显好转,复查电解质紊乱明显好转,要求出院。

出院情况:好转　伤口愈合:无/无　离院方式:医嘱离院

患者夜间有无症状低血糖,无畏寒发热,无恶心呕吐,血钠正常。查体:BP 102/60mmHg,神志清楚,轻度肥胖,左眼失明,对光反射消失,右眼视力正常,对光反射存在,口唇紫绀,颈软,甲状腺不大,可见陈旧性手术瘢痕。胸廓对称,右肺呼吸音低,心率 85 次/分,律齐,无病理性杂音。腹平软,全腹无压痛,无反跳痛,左侧腹部可见手术瘢痕,长约 20cm,左下肢肌力 5 - 级,右下肢肌力 4 级,双侧病理征阳性。双下肢无明显浮肿。左下肢可见烫伤瘢痕。出院时症状与体征:BP 102/60mmHg,神志清楚,轻度肥胖,左眼失明,对光反射消失,右眼视力正常,对光反射存在,口唇紫绀,颈软,甲状腺不大,可见陈旧性手术瘢痕。胸廓对称,右肺呼吸音低,心率 85 次/分,律齐,无病理性杂音。腹平软,全腹无压痛,无反跳痛,左侧腹部可见手术瘢痕,长约 20cm,左下肢肌力 5 - 级,右下肢肌力 4 级,双侧病理征阳性。双下肢浮肿好转。左下肢可见烫伤瘢痕。

X 光片号:3015526×× CT 号:3015526××

MRI 号:3015526×× 无病理

出院医嘱:

1. 嘱患者注意休息,避免劳累受凉,防止跌倒,糖尿病饮食,需密切监测血压血糖,尿量的变化;患者易出现夜间自发性低血糖,注意监测和及时进食。

2. 继续治疗

五酯胶囊,11.25mg/粒,早中晚各两粒

雷贝拉唑肠溶片,10mg/片,早一片

泼尼松片,5mg/片,早中晚各一片

甲钴胺胶囊,0.5mg/粒,早中晚各一粒

塞来昔布胶囊,200mg/粒,早一片

去氨加压素片 0.1mg/片,早晚各半片

雷替斯 75μg qd

3. 一周后当地医院复查电解质,肾功能,一月后复查甲状腺功能,PTH。如反复血钙,PTH 升高,可加用盖平 25mg qd.(需在专科医生指导下使用)。

4. 三月后复查腹部 CT,建议进一步行基因检测,待情况稳定后至骨科关节就诊考虑关节手术事宜。内分泌科、胆胰外科、骨科关节、甲乳外科、呼吸科门诊随诊,定期复查肝肾功电解质、甲功、激素、肿瘤标志物、胸腹部 CT 等,不适及时就诊。

为了能进一步消化这些复杂的内分泌疾病的名称,我们先来看一下这个患者为什么来看病。下面是该患者的入院情况。

入院时情况
(简要病史,阳性特征,有关实验室及器械检查结果)

患者 20 年前于外院发现垂体瘤伴左眼失明,后行手术治疗,手术方式和术后病理不详。术后口服泼尼松、雷替斯、碳酸钙、氯化钾,但反复出现烦渴多饮、高钠血症,多次在当地医院住院治疗,曾加用弥凝治疗,但出院后自行停用。半月余前又开始出现烦渴多饮,但无

明显多尿,约 4~5 次/天,尿量每天约在 2000~2200 mL 左右,小便色黄浑浊,伴有全身乏力,双下肢疼痛浮肿,不能行走,精神萎靡,容易犯困,伴心慌胸闷,食欲不佳,恶心欲吐。来力,双下肢疼痛浮肿,不能行走,精神萎靡,容易犯困,伴心慌胸闷,食欲不佳,恶心欲吐。来我院门诊查电解质:镁 1.38 mmol/L、钾 5.52 mmol/L、钠 162.0 mmol/L、氯 128.0 mmol/L,拟诊断为"高钠血症"急诊收入病房。追问病史,家属述既往有多次类似发作,曾有意识不清一次,于外院多次住院查血钠升高,对症处理好转,此次病程中,患者神清,无畏寒发热,无咳嗽咳痰,无腹胀腹痛腹泻,夜间睡眠欠佳,大便正常,近期体重无明显变化。

既往史:既往有糖尿病病史 8 年,最高血糖 45mmol/L,予胰岛素皮下注射,后自述血糖不高后停用,未监测血糖;有股骨头坏死行髋关节置换、脾切除及甲状旁腺瘤手术史,有下肢静脉血栓病史,具体不详,否认高血压病、冠心病等慢性病史,否认外伤史;否认肝炎、结核等传染病史;否认输血史;青霉素过敏,否认其他药物食物过敏史,预防接种史不详。

个人史:出生并居住于原籍,生活条件一般,无疫水疫区、毒物及放射性物质接触史,否认吸烟史,少量饮酒,否认性病及冶游史,预防接种史不详。

婚育史:适龄结婚,未生育。爱人体健。

月经史:12 岁初潮,每 28~30 天月经周期,21 岁垂体手术后停经至今。痛经:无。不规则流血史:无。

家族史:其父死于胰腺肿瘤(具体不详)。

入院时体格检查:T 36.5℃,P 78 次/分,R 18 次/分,BP 107/68mmHg。神志清楚,精神萎靡,反应迟钝,营养中等,向心性肥胖,无皮肤紫纹,轮椅推入院,全身皮肤黏膜干燥,无黄染,无瘀斑,未扪及浅表淋巴结肿大。头颅无畸形,双侧鼻唇沟对称,伸舌不偏。面部及双侧眼睑浮肿,双眼不突,结膜无充血,巩膜无黄染,双侧瞳孔等大等圆,左眼失明,对光反射消失,右眼视力较差,对光反射存在,乳突无压痛,无鼻翼扇动,口唇紫绀,口腔黏膜无溃疡,咽无充血,双侧扁桃体不肿大。颈软,气管居中,甲状腺部位可见 5cm 弧形手术瘢痕。胸廓对称,右肺呼吸音减低,未闻及干湿性啰音,心率 78 次/分,律齐,无病理性杂音。腹平软,全腹无压痛,无反跳痛,左侧腹部可见手术瘢痕,长约 20cm,肝脾肋下未及,双肾区无叩痛,双下肢轻度可凹性浮肿,左下肢可见烫伤瘢痕。脊柱、四肢无畸形,双上肢肌力正常,左下肢肌力 5-级,右下肢肌力 4 级,四肢肌张力正常,生理反射存在,双侧病理征阳性。肛门外生殖器未检。

专科检查:神志清楚,精神萎靡,反应迟钝,营养中等,向心性肥胖,无皮肤紫纹,面部及双侧眼睑浮肿,双眼不突,左眼失明,对光反射消失,右眼视力较差,对光反射存在,口唇紫绀,颈软,甲状腺部位可见 5cm 弧形手术瘢痕。胸廓对称,右肺呼吸音减低,未闻及干湿性啰音,心率 78 次/分,律齐,无病理性杂音。腹平软,双肾区无叩痛,全腹无压痛,无反跳痛,左侧腹部可见手术瘢痕,长约 20cm,肝脾肋下未及,左下肢肌力 5-级,右下肢肌力 4 级,双侧病理征阳性。双下肢轻度可凹性浮肿。左下肢可见烫伤瘢痕。

实验室及器械检查:门诊检查检验(××医院 202×-10-11):血沉 35 mm/hr,促黄体生成素 <0.300 IU/L,促卵泡刺激素 <0.300 IU/L,孕酮Ⅲ <0.159 nmol/L,雌二醇 <18.400 pmol/L,游离三碘甲腺原氨酸 3.71 pmol/L,游离甲状腺素 5.89 pmol/L,睾酮 <0.087 nmol/L,泌乳素

13.30 ng/mL,促甲状腺激素 0.466 mIU/L,葡萄糖 4.94 mmol/L。202×-10-12 本院急诊:钾 2.86 mmol/L,钠 146.90 mmol/L,氯 118.40 mmol/L,钙 2.67 mmol/L,镁 1.15 mmol/L。

这份入院记录有很多主诉、手术病史、症状和检验异常,如发热、高钠、乏力、纳差、高钙、高氯、骨痛、糖尿病、夜间低血糖、深静脉血栓、股骨头坏死……我们该如何入手? 这里有个救命原则,即哪个症状和检验指标最严重,最可能影响生命,就先从哪个入手。这个患者最严重、最容易出现生命危险的显然是严重的高钠血症,已经影响了神志反应和消化道。需要尽快辨别原因和处理。

正常生理情况下,人体的血清钠是保持恒定的,如果血清钠高于 145mmol/L,就称为高钠血症。如果血清钠高于 150mmol/L,就需要引起足够的重视和警惕。因为高钠和高渗状态是紧密相连的,长期严重的高渗状态会使组织脱水,导致功能障碍,出现不可逆的脑损伤。如果血清钠高于 158mmol/L,惊厥的发生率就高达 70%。这个患者入院时血清钠为 162mmol/L,是不折不扣的严重高钠血症,会危及生命,也是需要最先处理的问题。

那么该患者的高钠血症是什么病因导致的呢? 需要和哪些疾病相鉴别呢? 让我们学习一下病程记录,看看上级医师是如何层层剥开诊断的迷雾的。因为病历太长了,我们截取了一部分。

病程记录(部分)

202×-10-14 副主任医师查房记录

患者昨日有发热,最高温度为 38℃,无畏寒寒颤,精神稍萎,全身乏力较前稍缓解,无胸闷气喘心慌,无恶心呕吐,无头痛头昏,食纳睡眠欠佳,24 小时尿量约 3170mL,大便正常,有明显纳差。查体:BP 99/60mmHg,T37.6℃,神志清楚,精神萎靡,反应迟钝,营养中等,向心性肥胖,无皮肤紫纹,面部及双侧眼睑浮肿,双眼不突,左眼失明,口唇轻度紫绀,颈软,甲状腺不肿大。胸廓对称,右肺呼吸音减低,未闻及干湿性啰音,心率 82 次/分,律齐,无病理性杂音。腹平软,双肾区无叩痛,全腹无压痛,无反跳痛,左侧腹部可见手术瘢痕,长约 20cm,肝脾肋下未及,左下肢肌力 5 - 级,右下肢肌力 4 级,双侧病理征阳性。双下肢轻度可凹性浮肿。左下肢可见烫伤瘢痕。血气:pH 值 7.42,二氧化碳分压 39.00 mmHg,氧气分压 75 mmHg,乳酸 2.9 mmol/L。尿常规:比重 1.009,尿胆原 1 +。HBA1c 5.8 %,皮质醇 8:00 82.70 nmol/L、16:00 49.20 nmol/L,24:00 52.80 nmol/L,C 肽 8.98 ng/mL。血常规:白细胞 13.17 × 10⁹/L。大生化:白蛋白 37.3 g/L,丙氨酸氨基转移酶 48 U/L,天门冬氨酸氨基转移酶 77 U/L,乳酸脱氢酶 278 U/L,碱性磷酸酶 217 U/L,r 谷氨酰转肽酶 250 U/L,葡萄糖 2.71 mmol/L,尿酸 447 μmol/L,钙 2.82 mmol/L,钠 156.0 mmol/L,氯 123.0 mmol/L。甲功:游离三碘甲腺原氨酸 2.00 pmol/L,游离甲状腺素 5.05 pmol/L,促甲状腺激素 0.398 mIU/L,抗甲状腺球蛋白抗体

13.80 IU/mL,抗甲状腺过氧化物酶抗体23.30 IU/mL,促甲状腺素受体抗体<0.800,甲状旁腺激素224.00 pg/mL。肿瘤指标:糖链抗原199 63.20 U/mL,甲胎蛋白17.30 ng/mL,降钙素原、感染性标志物未见异常。垂体MRI:垂体术后表现,建议结合增强扫描。左侧蝶窦炎症。甲状腺彩超:甲状腺体积偏小。

副主任医师查房后指出:1.患者病程较长,有多种手术病史,病情复杂,此次就诊原因是明显高钠,有垂体瘤手术病史,有烦渴多饮,全身皮肤干燥轻度脱水表现。有垂体前叶功能不全表现,有血糖偏低,血压偏低,垂体性甲减等实验室结果异常,故目前出现的严重高钠考虑和垂体前叶不全及尿崩症均有关。虽然24小时尿量轻度升高,可能与垂体前叶功能不全没有完全纠正掩盖尿崩症症状有关。家属补充病史,既往有多次类似发作,意识不清一次,于外院多次住院查血钠升高,且每次住院均伴有发热,抗炎治疗后都能好转,高渗导致脱水热不能排除。2.患者自述平素小便量正常,需进一步完善泌尿系及残余尿彩超排除尿潴留。昨日及今晨患者出现低热,指脉氧波动在90%左右,血气提示氧分压降低,乳酸升高,口唇紫绀,提示慢性缺氧,肺部听诊右肺呼吸音减低,未闻及干湿性啰音,结合长期卧床病史,需警惕坠积性肺炎,完善胸部CT、炎症指标及血尿培养查明发热原因,同时予头孢曲松抗感染治疗,同时可加用少量氢化可的松对抗应激,注意观察体温变化及电解质变化。患者既往有糖尿病病史,目前有低血糖,关注患者血糖变化,根据血糖监测情况调整剂量;患者血压较低,近期饮食欠佳,病情重,住院期间可能出现急性心脑血管意外,告知患者家属,嘱做好陪护,继续观察生命体征变化。3.患者有多个内分泌腺体的异常,垂体瘤,甲状旁腺功能亢进症,需要进一步排除MEN可能,但目前先以抢救生命为先,患者高钠明显,暂不宜行禁水加压素等试验,可进一步查PTH等。

202×-10-15 科主任医师查房记录

患者今晨再次出现发热,体温38.2℃,无畏寒寒战,无咳嗽咳痰,精神萎靡,全身乏力,伴心慌,无胸闷气喘,无恶心呕吐,无头痛头昏,食纳睡眠欠佳,小便量约3200mL,大便正常。查体:BP 104/63mmHg,T 38.2℃,神志清楚,精神萎,反应迟钝,营养中等,向心性肥胖,无皮肤紫纹,面部及双侧眼睑浮肿,双眼不突,左眼失明,对光反射消失,右眼视力正常,对光反射存在,口唇紫绀,颈软,甲状腺不肿大。胸廓对称,右肺呼吸音减低,未闻及干湿性啰音,心率86次/分,律齐,无病理性杂音。腹平软,双肾区无叩痛,全腹无压痛,无反跳痛,左侧腹部可见手术瘢痕,长约20cm,肝脾肋下未及,左下肢肌力5-级,右下肢肌力4级,双侧病理征阳性。双下肢轻度可凹性浮肿。左下肢可见烫伤瘢痕。泌尿系及残余尿彩超未见明显异常。科主任、主任医师查房分析:患者20年前发现垂体瘤于外院行手术切除,术后甲状腺、皮质功能低下,伴多饮多食多尿等糖尿病症状,考虑垂体功能减退,前叶功能减退为主,予雷替斯、泼尼松等相应激素替代治疗,术后至今曾于外院行甲状旁腺瘤手术,反复出现电解质紊乱(高钠血症为主),于当地医院多次就诊好转后出院。此次患者再次出现电解质紊乱(高钠、高氯、高钙、低钾血症),烦渴多饮伴全身乏力,入院后出现发热。查电解质钙2.82 mmol/L、钠156.0 mmol/L、氯123.0 mmol/L,皮质醇降低,T_3、T_4降低,TSH低限,考虑垂体前叶功能不全,同时有反复高钠,原因首先考虑为垂体后叶功能低下,中枢性尿崩症,现有发热,血白细胞明显升高,胸片可见散在炎症,暂不能排除感染性发热,予抗生素对症治疗,但同时非感染性发热如脱水性或中枢性发热不能排除,患者同时还有 PTH 升高,肿瘤指标升高。患者存在多个内分泌腺体(甲状腺、甲状旁腺、胰腺、皮质、垂体等)功能异常,诊断多发性内分泌腺肿瘤综合征 MEN-Ⅰ型。MEN-Ⅰ型主要受累腺体为甲状旁腺、胰腺及腺垂体,肾上腺皮质、甲状腺也可受累,建议进一步完善相关检查以协助诊治。患者皮质醇及甲状腺功能低下,甲状旁腺功能亢进,不排除甲状旁腺瘤术后复发可能,查甲状腺及甲状旁腺彩超未见明显异常,必要时完善甲状旁腺 ECT 以明确诊断。患者既往血糖异常升高,后因反复低血糖停用胰岛素,目前时有血糖偏低,若出现低血糖症状及时同步查血清胰岛素水平。已完善胸腹部 CT 检查,结果待回报,注意关注是否存在肾上腺瘤、胰岛素瘤等。治疗上继续予控制出入量、适当补液、抗感染、保肝、激素替代等对症处理。患者口服泼尼松激素替代不足,加予氢化可的松静注,辅以护胃治疗,动态复查电解质。近期 24 小时小便量波动在 3200mL 左右,血钠无进一步下降,建议加用醋酸去氨加压素(弥凝)治疗。密切关注患者病情变化和电解质变化。

202×-10-17

患者精神状态较前好转,仍有低热,体温 37.6℃,热峰较前下降,无畏寒寒战,无咳嗽咳痰,全身乏力较前好转,无心慌胸闷,无恶心呕吐,食纳睡眠较前稍好转,小便量约2500mL,大便正常。查体:BP 108/55mmHg,神志清楚,精神可,反应迟钝,营养中等,向心性肥胖,无皮肤紫纹,面部及双侧眼睑浮肿,双眼不突,左眼失明,对光反射消失,右眼视力正常,对光反射存在,口唇紫绀,颈软,甲状腺不肿大。胸廓对称,右肺呼吸音减低,未闻及干湿性啰音,心率 78 次/分,律齐,无病理性杂音。腹平软,全腹无压痛,无反跳痛,左侧腹部可见手术瘢痕,长约 20cm,肝脾肋下未及,左下肢肌力 5-级,右下肢肌力 4级,双侧病理征阳性。双下肢轻度可凹性浮肿。左下肢可见烫伤瘢痕。尿培养未见细菌生长,促肾上腺皮质激素 5.66 pg/mL,24 小时尿氯 88.0,24 小时尿体积 2750 mL,24 小时尿体积 2750 mL,24 小时尿游离皮质醇 818.68。髋关节 CT:右侧髋关节退行性改变,局部囊性灶形成,请结合临床;右侧髋臼窝略浅。胸部 CT:两肺多发小结节,建议定期复查。两肺散在炎症。左肺下叶含气囊腔。请结合临床。腹部 CT:再生脾可能。脂肪肝。肝脏密度不均匀,建议增强扫描。腹、盆腔及腹股沟多发小淋巴结显影。十二指肠水平段后方、下腔静脉前方结节。仍有夜间血糖偏低,予输液及时补充糖分能量,患者双下肢乏力较前稍好转,可适当下床活动,观察患者步态疑似关节活动障碍,结合长期服用激素及既往股骨头坏死病史,予完善右髋关节 CT,报告提示股骨头缺血性改变,请骨科关节会诊协助诊治。已加用弥凝治疗,注意监测电解质变化,现患者精神状态较前好转,仍有低热,热峰较前下降,继续激素替代、护胃、保肝、抗感染等治疗,续观。

疑难危重病例讨论记录参加讨论人员:略

主持人:略

讨论日期:202×-10-19

讨论内容:略

实习医生汇报病史:略

住院医师:患者目前诊断尿崩症;电解质代谢紊乱(高钠、高氯、高钙、低钾);术后垂体功能减退症;药物性股骨头坏死。尿崩症原因包括中枢性(头颅外伤、手术、肿瘤、感染、脑血管病等)及肾性(肾小管间质病变、代谢性疾病及药物等),结合患者病史,考虑为既往垂体瘤相关或垂体瘤手术损伤可能,进一步完善相关检查以明确病因。患者合并发热,指脉氧波动在90%左右,血气提示氧分压降低,乳酸升高,口唇紫绀,提示慢性缺氧,查明发热原因。目前予纠正电解质紊乱及抗感染治疗后有所好转,请各位上级医师指导进一步治疗方案。

副主任医师:患者入院后查电解质高钙、高钠、高氯,皮质醇降低,T_3、T_4降低,PTH升高,肿瘤指标升高,且反复血糖偏低,高钠原因考虑为垂体后叶功能异常(尿崩症?),现有发热,血象升高,暂考虑为感染性发热,予抗生素对症治疗后明显好转,但脱水导致中枢性发热不能排除。患者存在多个内分泌腺体(甲状腺、甲状旁腺、胰腺、皮质、垂体等)功能异常,诊断多发性内分泌腺肿瘤综合征 MEN-Ⅰ型。MEN-Ⅰ型主要受累腺体为甲状旁腺、胰腺及腺垂体,肾上腺皮质、甲状腺也可受累,建议进一步完善静脉血糖、C肽、胰岛素、胸腹部CT、甲状腺ECT、垂体MRI等相关检查以协助诊治。

主任医师:患者目前诊断多发性内分泌腺肿瘤综合征 MEN-Ⅰ型;尿崩症;电解质代谢紊乱(高钠、高氯、高钙);2型糖尿病;术后垂体功能减退症;药物性股骨头坏死。治疗上继续予降钙、补液、抗感染、保肝、激素替代、护胃等对症处理,动态复查电解质。昨日复查电解质,患者血钠血氯进一步升高,完善腹部CT,反复出现低血糖,同步查胰岛素明显升高,必要时完善甲状腺ECT及腹部增强CT。目前对症治疗效果不佳,当前首要任务需纠正电解质紊乱,加予弥凝(血管加压素)对症治疗。患者病情重,复杂多变,需向患者及家属充分告知病情并制定相应的治疗策略。

护士长:患者病情复杂,随时有变化可能,既往股骨头坏死病史,全身乏力,存在跌倒风险,嘱家属做好陪护,关注体温,加强巡视,及时发现病情变化。

主持人总结意见(科主任):患者中年女性,20年前发现垂体瘤于外院行手术切除,术后甲状腺、皮质功能低下,伴多饮多食多尿等糖尿病症状,考虑垂体功能减退,前叶功能减退为主,予相应激素替代治疗;曾于外院行甲状旁腺瘤手术,反复出现电解质紊乱(高钠血症为主),于当地医院多次就诊好转后出院。此次患者再次出现电解质紊乱(高钠、高氯、高钙、低钾血症),烦渴多饮伴全身乏力,入院后出现发热。查电解质:高钠、高氯、高钙,皮质醇降低,T3、T4降低,PTH升高,肿瘤指标升高,且反复血糖偏低,患者存在多个内分泌腺体(甲状腺、甲状旁腺、胰腺、皮质、垂体等)功能异常,诊断多发性内分泌腺肿瘤综合征 MEN-Ⅰ型。MEN-Ⅰ型主要受累腺体为甲状旁腺、胰腺及腺垂体;肾上腺皮质、甲状腺也可受累,建议进一步完善静脉血糖、C肽、胰岛素、胸腹部CT、甲状旁腺CT、垂体MRI等相关检查以协助诊治。治疗上继续予降钙、补液、抗感染、保肝、激素替代、护胃等对症处理，复查电解质患者血钠血氯进一步升高，完善腹部CT未见肾上腺瘤、胰岛素瘤等征象，必要时完善甲状腺ECT及腹部增强CT。目前对症治疗效果不佳，可加予弥凝（血管加压素）对症治疗。患者病情重，复杂多变，需向患者及家属充分告知病情严重性，密切观察患者病情变化。

202×-10-20 科主任查房记录

今晨查房，患者精神状态较前好转，仍有低热，体温37.1℃，热峰较前下降，无畏寒寒战，无咳嗽咳痰，全身乏力较前好转，无心慌胸闷，无恶心呕吐，食纳睡眠一般，小便量约1450mL，大便正常。查体：BP 101/56mmHg，神志清楚，精神可，反应迟钝较前好转，营养中等，向心性肥胖，无皮肤紫纹，面部及双侧眼睑浮肿，双眼不突，左眼失明，对光反射消失，右眼视力正常，对光反射存在，口唇紫绀，颈软，甲状腺不肿大。胸廓对称，右肺呼吸音减低，未闻及干湿性啰音，心率76次/分，律齐，无病理性杂音。腹平软，全腹无压痛，无反跳痛，左侧腹部可见手术瘢痕，长约20cm，肝脾肋下未及，左下肢肌力5-级，右下肢肌力4级，双侧病理征阳性。双下肢轻度可凹性浮肿。左下肢可见烫伤瘢痕。辅助检查：电解质示钙2.79mmol/L，磷0.73mmol/L，钠146.0mmol/L，氯112.0mmol/L，血葡萄糖4.12mmol/L，胰岛素128.00uIU/mL。髋关节DR示右侧髋关节退行性改变，股骨头斑片状高密度影。右侧髋臼窝略浅。骨盆DR示左侧人工髋关节置换术后改变；右侧髋关节退行性改变，右侧股骨头斑片状高密度影；右侧髋臼窝略浅。科主任查房：反复追问病史，患者20年前因左眼失明就医，考虑诊断垂体瘤，侵袭性大腺瘤可能性大（具体不详），行手术治疗，术后长期予以口服激素替代治疗，考虑为手术后垂体前叶功能不全，现患者辅助检查提示甲状腺激素、性激素、皮质激素均降低，考虑患者为疾病应激所致的替代治疗的激素不足所致。患者持续性出现高钠、高氯，考虑患者为术后所致的垂体后叶功能不全所致的抗利尿激素分泌不足的中枢性尿崩症，可予以禁水，加压素试验明确病情，考虑患者现为高渗状态，病情危重，暂不行相应试验，经验性予以去氨加压素治疗。患者尿量不多，考虑患者为垂体前叶功能不全所致的激素分泌不足导致了尿量的变化，呈现为尿量下降，密切关注患者尿量变化，24小时尿量不能低于1000mL。追问病史，患者2016年因原发性甲状旁腺功能亢进行手术治疗，现辅助检查指标提示患者高钙、低磷，甲状旁腺激素明显增高，甲状腺彩超提示甲状腺体积偏小，根据患者病情不能除外是否有甲状旁腺腺瘤或转移等，现患者病情危重，不宜行相应检查，待患者病情平稳后行甲状旁腺ECT检查以明确病情。患者频繁出现血糖偏低状态，血胰岛素异常增高，不能除外胰岛细胞瘤可能，患者存在多个内分泌腺体（甲状腺、甲状旁腺、胰腺、皮质、垂体等）功能异常，临床确诊诊断多发性内分泌腺肿瘤综合征MEN-Ⅰ型。MEN-Ⅰ型主要受累腺体为甲状旁腺、胰腺及腺垂体；肾上腺皮质、甲状腺也可受累，治疗方法主要为顺势手术，现患者内环境紊乱，首先纠正高血钠，适当补液。待内环境稳定后，建议患者行基因检测。

202×-10-22

患者体温波动在37.1~37.4℃，面部潮红减退，一般情况较前好转，乏力较前好转，食纳睡眠一般，大小便正常。查体：BP 94/60mmHg，神志清楚，精神可，无反应迟钝，向心性肥胖,无皮肤紫纹,面部及双侧眼睑浮肿,双眼不突,左眼失明,对光反射消失,右眼视力正常,对光反射存在,口唇紫绀,颈软,甲状腺不肿大。胸廓对称,右肺呼吸音减低,未闻及干湿性啰音,心率85次/分,律齐,无病理性杂音。腹平软,全腹无压痛,无反跳痛,左侧腹部可见手术瘢痕,长约20cm,肝脾肋下未及,左下肢肌力5-级,右下肢肌力4级,双侧病理征阳性。双手手背浮肿,双下肢浮肿好转。左下肢可见烫伤瘢痕。胰岛素128.00 μIU/mL、钠133.90 mmol/L、氯108.30 mmol/L、钙2.57 mmol/L、无机磷0.58,骨盆正位片(以耻骨联合为中心):左侧人工髋关节置换术后改变;右侧髋关节退行性改变,右侧股骨头斑片状高密度影;右侧髋臼窝略浅。髋关节正侧位片:右侧髋关节退行性改变,股骨头斑片状高密度影。右侧髋臼窝略浅。再次请骨科关节会诊考虑:右髋股骨头坏死,可转关节外科手术治疗,予降钙素及加压素治疗后患者血钠、血氯、血钙等较前明显下降,减量弥凝。仍有反复低血糖,胰岛素瘤不能排除,若患者一般情况好转,可与甲状腺ECT及腹部增强CT检查,若明确存在胰岛素瘤及甲状旁腺瘤,可行手术治疗,现患者内环境紊乱,建议继续当前治疗,与患方沟通交代病情,若患方同意可完善相关检查。

202×-10-28　副主任医师查房记录

患者一般情况较前好转,血糖较前稳定,食纳睡眠一般,大小便正常。右下肢疼痛行走时明显加重,查体:BP 102/57mmHg,神志清楚,精神可,反应较前好转,向心性肥胖,无皮肤紫纹,双眼不突,左眼失明,对光反射消失,右眼视力正常,对光反射存在,口唇紫绀,颈软,甲状腺不肿大。胸廓对称,右肺呼吸音低,未闻及干湿性啰音,心率82次/分,律齐,无病理性杂音。腹平软,全腹无压痛,无反跳痛,左侧腹部可见手术瘢痕,长约20cm,左下肢肌力5-级,右下肢肌力4级,跛行步态,双侧病理征阳性。双手浮肿,双下肢浮肿好转。左下肢可见烫伤瘢痕。上腹部增强CT:脂肪肝;肝右叶包膜缘多发小斑片状异常强化灶,考虑异常灌注。再生脾。十二指肠水平段后下方-腹主动脉两侧低密度结节,考虑肿大淋巴结。肝胃间隙淋巴结肿大。脐下静脉曲张,查右髋关节在位,右侧髋臼窝略浅。右髋边缘可见少许骨质增生影,右侧股骨头见斑片状高密度影,髋关节面尚光整,关节间隙未见变窄,关节骨科考虑股骨头坏死。副主任医师查房示:患者反复夜间低血糖,查同步空腹胰岛素128.00 μIU/mL,CT上腹部增强显示:胰颈部小结节状低密度影,较大径约4mm、未见明显强化,请胆胰外科会诊阅片考虑胰腺钩突部肿瘤,患者一般情况差,手术风险较大,和患方沟通后患者因经济原因拒绝进一步查MRI、血基因检测及手术,要求出院后3个月复查腹部CT,建议其情况稳定后自行至骨科关节及胆胰外科就诊考虑关节及胰岛素瘤手术事宜。向患者交待低血糖风险和手术必要性,目前复查电解质正常,一般情况好转,可先安排出院,门诊随访。

从这个诊疗过程,可以看到,很多内分泌疾病非常复杂,诊断过程很曲折,很多时候需要大家群策群力,进行疑难病例的讨论。高年资的医师在对疑难危重患者的诊疗过程中,需要起到把关作用。很幸运,我们医院和科室有这么完备的医生团队和组织架构,总能在第一时间将这些疑难杂症识别出来。

实习医生可以结合患者的病理生理过程来理解高钠的原因：

1. 水摄入不足：如禁水，患者极度衰弱而无人帮助进水，或者吞饮障碍却没有及时通过其他途径补足。

2. 水丢失过多：比如尿崩症，无论是中枢性尿崩症还是肾性尿崩症均会出现尿浓缩障碍导致失水、高钠血症。

3. 钠摄入过多：如急性肾功能衰竭，心肺复苏后，大量高渗盐水输注。

4. 钠排泄减少：如肾上腺功能亢进症患者，醛固酮增多症患者会出现因钠排泄减少导致的高钠血症。

所以，根据患者细胞外液容量的变化，高钠血症还可以分为低容量性高钠血症，正常容量性高钠血症和高容量性高钠血症。

进行高钠血症的诊断和鉴别诊断，第一步且最重要的是详细采集病史和查体。这个患者有明确垂体瘤手术病史，且手术后出现闭经，甲状腺功能低下，反复高钠，多次查血清钠均高于 150mmol/L，可确诊高钠血症。显然，需要首先考虑反复出现的高钠血症和颅脑部手术有关。第二步要监测血尿渗透压和 24 小时尿钠，但很多医院没有查血尿渗透压的仪器，但可以估算，估算公式有很多，此处不赘述。该患者入院后查血钠、血氯均明显升高，血糖轻度升高，肾功能正常，24 小时尿钠正常，尿比重明显降低，血清醛固酮水平正常，皮质醇水平明显低下，排除肾性排钠减少的可能；血浆渗透压明显升高，且高于尿渗透压，首先考虑尿崩症。由于该患者血钠重度升高，不宜行禁水加压素试验，避免加重高钠血症。如果患者病情容许，建议进行禁水加压素试验以便确诊。第三步，治疗后随访。联系病史，我们直接进行实验性治疗，上了弥凝。病情的演变也证实了我们的想法，患者的高钠血症明显好转。如果治疗后效果不好，还要再考虑诊断是否正确。

这个患者的尿崩症导致的高钠血症如此复杂，在于患者在垂体瘤术后出现了明显的垂体前叶功能不全，既掩盖了尿崩症症状，医师始终观察不到患者有明显多尿，也干扰了检查结果。在感染应激的情况下，我们补充了足量的氢化可的松后，反而出现血钠的进一步升高，就是和垂体前叶功能不全纠正后尿崩症症状完全显示出来有关。

一般来说，治疗高钠血症治疗需要对因治疗，即尽快确定高钠血症的原因，针对病因治疗，方能有较好的临床效果。如失水导致的高钠血症需要足量补液，而钠中毒则需要补水利钠。在纠正高钠血症的过程中不能过快，避免诱发脑水肿。每小时降低血钠以小于 2mmol/L 为宜。在脱水导致的高钠血症的治疗中，口服补液和鼻饲管补液非常重要，但在有梗阻、呕吐等情况存在时，需要静脉补液，同时需要监测心功能变化。

了解了高钠血症的定义、诊断和鉴别诊断及治疗后，我们从这个患者身上可以进一步了解什么是 MEN。多发性内分泌腺瘤病(multiple endocrine neoplasia, MEN)是一种累及多种内分泌器官的伴有常染色体显性遗传的遗传性疾病,临床表现多样,多为两个或两个以上的内分泌腺体同时或先后发生功能性肿瘤,引起相应激素过剩的临床症候群。根据病变的不同组合,主要分为 MEN - 1、MEN - 2、MEN 混合型三种类型。

MEN - 1 型,其特征是主要累及甲状旁腺、内分泌胰腺、垂体前叶,肾上腺皮质、胸腺等内分泌组织。甲状旁腺是 MEN - 1 最常见的病变部位。而在 MEN - 2 中,甲状腺髓样癌往往是最常见、最早出现的病变。

这个患者的整个病史和病程,可以用思维导图进行显示,如图 3-9 所示。

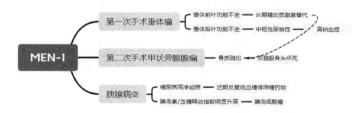

图 3-9 MEN - 1 型患者病史和病程思维导图

从高钠血症出发,我们理出了这么多线索,到最后又归因为一,真是诊断学之美。

参考文献

[1] 张文武:《急诊内科学》,人民卫生出版社,2000 年。

[2] Lucke J F. Students T Test and the Glasgow Coma Scale. Annals of Emergency Medicine,1996.

[3] Teasdale G,Jennett B. Assessment of Coma and Impaired Consciousness. A Practical Scale. Lancet,1974.

[4] Hayakawa K,Ramasamy B,Chandrasekar P H. Fever of Unknown Origin: An Evidence-based Review. American Journal of the Medical Sciences,2012.

[5] Efstathiou S P,et al. Fever of Unknown Origin:Discrimination Between Infectious and Non-infectious Causes. European Journal of Internal Medicine,2010.

[6] Burch H B, Wartofsky L. Life-threatening Thyrotoxicosis. Thyroid Storm. Endocrinology and Metabolism Clinics of North America,1993.

[7] 中华医学会核医学分会:《^{131}I 治疗格雷夫斯甲亢指南(2013 版)》,《中华核医学与分子影像杂志》,2013 年第 33 期。

第四章
内分泌科常见病用药解析

面对种类繁多的降糖药物、胰岛素等,大多数年轻医师都会有点儿迷茫。为什么同样都是血糖高,有些患者用这种胰岛素,有些患者用那种胰岛素,有些患者不宜选用口服药物降糖,有些患者则不宜使用胰岛素。甲亢、甲减患者的用药有什么注意事项;对于骨质疏松患者,如何正确地补钙;如何指导垂体前叶功能减退症患者在出院后继续正确用药,都是需要掌握和学习的内容。

第一节　糖尿病常用药物

规范化培训医师需要了解的常见的降血糖药物主要有胰岛素、口服降糖药、GLP-1 类似物。

一、令人眼花缭乱的胰岛素

大部分三甲医院的药房里,都有 10 种以上的胰岛素和胰岛素类似物。为什么需要这么多种的胰岛素和胰岛素类似物呢? 又如何在临床上进行选择使用呢?

1. 胰岛素的分类

根据来源和化学结构,胰岛素可分为动物胰岛素、人胰岛素和人胰岛素类似物。根据作用时间长短可分为超短效胰岛素类似物、常规(短效)胰岛素、中效胰岛素、长效胰岛素(包括长效胰岛素类似物)和预混胰岛素(包括预混胰岛素类似物)。

表 4-1 列举了苏北人民医院常用的胰岛素的种类,常用商品名、英文名或缩写和应用途径。不同医院的胰岛素种类和常用商品名可能略有区别,可根据实际自行总结。

表4-1 苏北人民医院常用胰岛素一览表

胰岛素种类	常用商品名	英文名称或缩写	应用途径
短效猪胰岛素	胰岛素注射液	Insulin injection（RI）	静脉或皮下使用
中效猪胰岛素	低精蛋白锌胰岛素混悬液	NPH	皮下使用
长效猪胰岛素	精蛋白锌胰岛素混悬液	PZI	皮下使用
生物合成人胰岛素	诺和灵 R®	Novolin R	皮下使用
重组人胰岛素注射液	优泌林®	Recombinant human insulin injection	静脉或皮下使用
精蛋白生物合成人胰岛素	诺和灵 N®	Isophane protamine biosynthetic human insulin injection	皮下使用
预混人胰岛素（30R）	诺和灵 30R®	Novolin 30R	皮下使用
预混人胰岛素（50R）	诺和灵 50R®	Novolin 50R	皮下使用
精蛋白锌重组人胰岛素混合注射液	优泌林® 30/70	Humulin 70/30	皮下使用
精蛋白锌重组赖脯胰岛素混合注射液	优泌乐® 50	Humalog Mix 50	皮下使用
预混人胰岛素类似物	门冬胰岛素30®	Insulin aspart 30 injection	皮下使用
门冬胰岛素注射液	诺和锐®	Insulin aspart injection	静脉或皮下使用
甘精胰岛素注射液	来得时®	Insulin glargine injection	皮下使用
重组甘精胰岛素	长秀霖	Recombinant insulin glargine injection	皮下使用
德谷胰岛素	诺和达	Insulin Degludec injection	皮下使用

2. 胰岛素的起效时间、达峰时间和持续作用时间

从表4-2 中可见,不同的胰岛素和胰岛素类似物的起效时间、达峰时间和持续时间都有很大差别。这其实反映了医学逐渐发展的过程,从最初的提纯动物胰岛素到生物工程仿制真正的人胰岛素,从单纯模拟胰岛素的分子结构到改造胰岛素的分子结构以更好地模拟胰岛素的生理作用,经过了九十多年的时间。

表 4-2　常用胰岛素及其作用特点

胰岛素制剂		起效时间	峰值时间	作用持续时间
短效	短效胰岛素（RI）（皮下）	30～60 min	2～4 h	5～7 h
	短效胰岛素（RI）（静脉）	10～30 min	15～30 min	30～60 min
	生物合成人胰岛素（诺和灵 R）	30 min	1.5～3.5 h	7～8 h
	重组人胰岛素注射液（优泌林®）	10～15 min	2～4 h	4～12 h
	速效人胰岛素类似物（门冬胰岛素）（皮下）	10～20 min	1～3 h	3～5 h
	速效胰岛素类似物（赖脯胰岛素）（皮下）	10～15 min	30～70 min	2～5 h
中效	中效胰岛素（NPH）	1.5 h	4～10 h	18～24 h
长效	长效胰岛素（PZI）	3～4 h	8～16 h	24～36 h
	长效胰岛素类似物（甘精胰岛素）	2～3 h	无峰	24 h
	长效胰岛素类似物（地特胰岛素）	3～4 h	6～8 h	14～24 h
	德谷胰岛素	2～3 天	无峰	42h
预混胰岛素	预混胰岛素（30R）	0.5 h	2～8 h	14～24 h
	预混胰岛素（50R）	0.5 h	2～3 h	10～24 h
	预混胰岛素类似物（预混门冬胰岛素 30）	10～20 min	1～4 h	24 h
	预混胰岛素类似物（预混赖脯胰岛素 25）	15 min	30～70 min	16～24 h
	预混胰岛素类似物（预混赖脯胰岛素 50）	15 min	30～70 min	16～24 h

　　临床试验已经部分证明,生物工程生产出的人胰岛素较动物提纯的胰岛素纯度高,所含杂质和污染物少,抗原性小,较少诱发胰岛素抗体的产生,亦较少产生胰岛素抵抗,生物利用度明显高于动物胰岛素。人胰岛素类似物与人胰岛素相比,有分子结构的差异,但在模拟生理性胰岛素分泌时间和减少低血糖发生方面优于人胰岛素。所以,目前临床上应用的主要是人胰岛素预混制剂或人胰岛素类似物预混制剂,但是单株峰猪胰岛素价格便宜,且可以直接用于静脉注射,仍然在临床上有着不可替代的重要作用。长效胰岛素类似物和短效胰岛素类似物均大量用于各种特殊糖尿病患者,满足各种特殊的临床治疗需要,但在孕妇和

儿童中的应用仍然需要进一步的临床证据。

所以,从临床治疗的角度来说,胰岛素虽然品种众多,琳琅满目,却是个个有用,一个都不能少。

对于在内分泌科轮转的医学生来说,首先需要知道的是,胰岛素也是一种药物,同样有各种各样的不良反应,同样会有过敏反应。既不要把它当成洪水猛兽,也不能当作没有任何不良反应的万能降糖药,绝不能滥用!

3. 胰岛素的适应证和适用人群

(1)1型糖尿病患者在发病伊始就需要胰岛素治疗,而且终生需胰岛素替代治疗。虽然所有的内分泌科医师和相关的科研人员正在努力寻找其他的治疗方法,如免疫疗法、胰岛移植等,但是到目前为止,还没有任何一种方法获得公认和临床推广。

(2)2型糖尿病患者在严格饮食控制、运动治疗和口服降糖药联合治疗的基础上,如果血糖仍然未达到控制目标,即可开始口服药物和基础胰岛素的联合治疗。一般来说,经过较大剂量的多种口服药物联合治疗后,HbA1c仍大于7.0%时,就可以考虑启动胰岛素治疗。

(3)对新发病与1型糖尿病鉴别困难的患者,如果有明显消瘦,有GAD等抗体阳性,合并其他的自身免疫性疾病(如白癜风、甲亢),LADA(迟发型自身免疫性糖尿病)不能排除,或因患其他消耗性疾病(如结核、肿瘤)导致营养不良,应该把胰岛素作为起始一线治疗药物。

(4)无论哪种类型的糖尿病患者,一旦出现急性并发症,如酮症酸中毒、高渗性昏迷,均需要使用胰岛素治疗。

(5)肝、肾功能不全的糖尿病患者。

(6)糖尿病患者合并严重应激情况(如感染、创伤、手术、急性心肌梗死、脑血管意外等)时,无论哪种类型的糖尿病患者均有胰岛素治疗指征。

(7)糖尿病合并慢性并发症(如心脑血管并发症、肾脏或视网膜病变、糖尿病足、糖尿病神经病变等)且进展迅速、病情恶化时,均需要胰岛素治疗。

(8)具有口服降糖药禁忌证如妊娠、哺乳,对口服降糖药物过敏的糖尿病患者。

(9)继发性糖尿病患者:胰腺切除后的继发性糖尿病,库欣综合征继发的糖尿病,生长激素瘤继发的糖尿病等均需要胰岛素治疗。

讨 论

一名 2 型糖尿病患者患有糖尿病约 10 年,一直使用口服降糖药,平时血糖控制尚可,空腹血糖波动在 5～7 mmol/L,餐后血糖波动在 7～9 mmol/L。目前因肝脓肿住院,出现高热,入院后测空腹血糖 15.7 mmol/L,这时是不是需要胰岛素治疗呢?

4. 胰岛素的选择

选择胰岛素种类主要根据患者的病情、病程长短、有无并发症、体重、肝肾状况、年龄、饮食习惯、代谢需要、生活方式、认知水平、经济状况等进行评估和选择。一个消瘦的老年男性患者和一个妊娠糖尿病的患者所采用的胰岛素治疗方案会有所区别。对于临床医学生来说,了解选择胰岛素的基本原则就足够了,而要真正掌握如何贴切地选择胰岛素,还需要在临床中反复实践。

选择胰岛素的基本原则:

(1)大多数 1 型糖尿病患者应该选择一天多次胰岛素注射(3～4 次短效胰岛素和基础胰岛素相结合,即通常说的一日 4 次的强化血糖胰岛素注射方案)或连续皮下胰岛素输注方案。(2014 年 ADA 糖尿病诊疗指南 A 级证据)

(2)对于妊娠糖尿病和 17 岁以下青少年糖尿病尽可能不首选胰岛素类似物。虽然门冬胰岛素的说明书(中文版)中已经用 RCT 的证据证实,在妊娠糖尿病患者和青少年糖尿病患者中可以放心使用,但是,说明书中只是说明了在青少年糖尿病患者中药代动力学和成人无异,并没有提及其他生长发育、肿瘤发生率等远期方面。当然,这些问题对于短期的药物实验来说,确实不能完美回答。该产品在中国上市时间为 2006 年 11 月 29 日,到目前也不过短短的十多年时间。所以,说明书里加了这么一句话,"如果儿童能从快速起效中获益,则可以优先使用本品"。内分泌专科医师应该关注这方面的治疗指南和治疗证据的更新,目前在这两个特定人群中选择此类胰岛素的时候还需要更仔细些。

(3)不能正常进食的患者(比如术前、术后禁食),胃肠道病变、昏迷的患者只能选择常规胰岛素、超短效胰岛素、超短效胰岛素类似物静脉使用或基础胰岛素皮下注射,且需要密切监测血糖变化。

(4)空腹胰岛素分泌缺陷而餐后胰岛素分泌延后或正常的患者,首先选择基础胰岛素。

(5)病程较长,胰岛素分泌缺陷的 2 型糖尿病患者,首先选择预混人胰岛素或预混人胰岛素类似物。

(6)脆性糖尿病、肝源性糖尿病患者,首先选择一日 4 次的胰岛素注射方案。

（7）如果患者有严重肾功能不全,尽可能应用短效或超短效胰岛素或预混胰岛素类似物,避免应用预混胰岛素或长效胰岛素。因为对于肾功能不全患者,药物的排泄将变慢,作用时间也会相应延长,可能出现严重低血糖。

讨　论

1. 2型糖尿病患者,糖尿病病史4年,一直服用二甲双胍,控制尚可。目前因车祸导致胫骨下端骨折住院,血糖轻度升高,空腹血糖波动在6～7.5 mmol/L,餐后血糖波动在10～12 mmol/L,饮食正常,没有并发感染,外科医生建议其手术。术前请你会诊,这时候需不需要胰岛素治疗呢?

2. 一个1型糖尿病患者在报纸广告上看到了某种中药可以激活胰腺功能,可以让服用者停用胰岛素,前来咨询是否能够停用胰岛素,改用此中药治疗。你应该如何答复他?

5. 胰岛素治疗的注意事项和不良反应

经皮下注射的胰岛素,注射部位可选择大腿或腹壁。如专业人员注射,也可选择臀部或三角肌区域。注射点应在同一注射区域内轮换。所有胰岛素的作用效果都会受剂量、注射点吸收情况、血流、温度及运动量的影响。

在患者合并肾功能或肝功能不全时,通常胰岛素需要剂量减少。

胰岛素治疗过程中发生的不良反应以低血糖反应常见。严重的低血糖症可导致意识丧失和(或)惊厥、暂时性或永久性脑功能损害,甚至死亡。所以,无论使用哪种胰岛素,医护人员都要教会患者监测血糖,识别低血糖的症状,学会自救和求救。在不良反应中,全身性过敏反应的发生很罕见,但可能危及生命。

口服降糖药、丙吡胺、氯贝丁酯、氟西汀、单胺氧化酶抑制药、非选择性β-肾上腺素受体阻断药、血管紧张素转换酶抑制药、水杨酸盐、生长抑素类似物(如奥曲肽)、硫胺类制剂等药物可增强胰岛素的降血糖作用,并可增加患者对低血糖的敏感性。胰岛素和以上药物合用时,应减少用量。

口服避孕药(雌激素、孕激素)、利尿药、糖皮质激素、甲状腺激素、生长激素、拟交感神经药、酚噻嗪衍生物、烟酸、异烟肼及达那唑等药物可能减弱胰岛素的降血糖作用,合用时应增加胰岛素的用量。

β-肾上腺素受体阻断药、可乐定、锂盐、胍乙啶、利舍平对胰岛素的降血糖作用,既可增强,也可减弱,且可能掩盖胰岛素所致的低血糖症状。乙醇可加强和延长胰岛素的降血糖作用,所以应告知患者应用胰岛素的过程中尽可能不饮酒和食用含乙醇的饮料或食物。

吸烟可通过释放儿茶酚胺而拮抗胰岛素的降血糖作用,还能减少胰岛素的吸收,所以建议应用胰岛素治疗的糖尿病患者戒烟,并且在戒烟过程中还需监测血糖,避免戒烟过程中的体重增加导致血糖波动。

6. 胰岛素泵的适应证和使用要点

胰岛素泵治疗是采用人工智能控制的胰岛素输入装置,通过持续皮下输注的方式,模拟胰岛素的生理性分泌模式,从而控制高血糖的一种胰岛素治疗方法。

胰岛素泵分开环式和闭环式,在胰岛移植尚未推广的今天,胰岛素泵强化治疗仍是胰岛素替代治疗的最好方式。胰岛素泵的工作原理是用微马达推动螺杆,按照设定的剂量每小时注射胰岛素,从而达到缓慢降糖的目的。胰岛素泵的降糖特点是模拟生理性胰岛素的分泌模式,通过预先设定好的 24 小时的胰岛素基础量和三餐前的追加量,精确地控制胰岛素的输出量,能够很好地控制血糖,降低血糖的波动,同时减少低血糖的发生。

虽然胰岛素泵的操作比较复杂,规范化培训医生仍需要对胰岛素泵有一定的了解,学习如何开、关胰岛素泵,了解常见的泵故障的解决办法,避免遇见带泵患者低血糖昏迷的紧急情况下不知如何处理。图 4-1 是苏北人民医院常用的几种皮下胰岛素泵。

根据 2010 年《中国胰岛素泵治疗指南(征求意见稿)》和《中国胰岛素泵治疗指南(2014 版)》(以下简称《指南》),胰岛素泵治疗的适应证可分为短期胰岛素泵治疗适应证和长期胰岛素泵治疗适应证。作为一种持续皮下输注胰岛素的装置,胰岛素泵原则上适用于所有需要应用胰岛素治疗的糖尿病患者,但是也有一些例外情况。

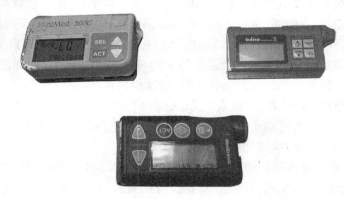

图 4-1　苏北人民医院常用的几种皮下胰岛素泵

（1）短期胰岛素泵治疗的适应证

① 1型糖尿病患者和需要长期强化胰岛素治疗的T2DM患者,在住院期间可通过胰岛素泵治疗稳定血糖控制、缩短住院天数,并为优化多次胰岛素注射的方案提供参考数据。

② 需要短期胰岛素强化治疗的新诊断或已诊断的T2DM患者。

③ 糖尿病患者的围手术期血糖控制。

④ 应激性高血糖患者的血糖控制。

⑤ 妊娠糖尿病或糖尿病合并妊娠者及糖尿病孕前准备。

不宜短期应用胰岛素泵治疗者:酮症酸中毒严重脱水患者,高渗性非酮症性昏迷患者,伴有严重循环障碍的高血糖者。

（2）长期胰岛素泵治疗的适应证

需要长期胰岛素治疗者均可采用胰岛素泵治疗。研究显示,T1DM患者和需要长期胰岛素强化治疗的T2DM患者使用胰岛素泵获益更多,特别是血糖波动大,虽采用胰岛素多次皮下注射方案,血糖仍无法得到平稳控制的糖尿病患者;无感知低血糖者;频发低血糖者;黎明现象严重导致血糖总体控制不佳者;作息时间不规律,不能按时就餐者;要求提高生活质量者;胃轻瘫或进食时间长的患者;需要长期胰岛素替代治疗的其他类型糖尿病(如胰腺切除术后)患者。

不宜长期应用胰岛素泵治疗者:不需要长期胰岛素治疗者;对皮下输液管过敏者;不愿长期皮下埋置输液管或不愿长期佩戴泵者;患者及其家属缺乏胰岛素泵使用相关知识,接受培训后仍无法正确掌握如何使用胰岛素泵者;有严重的心理障碍或精神异常者;无监护人的年幼或年长患者,生活无法自理者。

（3）胰岛素泵的使用要点

第一,由于胰岛素泵的治疗费用相对较高,而且操作相对复杂,要确定需要带泵的患者并进行选择。根据《指南》的适应证可以知道,血糖波动较大、初始血糖明显升高(>20 mmol/L)、妊娠糖尿病合并明显高血糖、危重、腹部手术不能进食等需要立刻使用胰岛素治疗的患者,均可以使用胰岛素泵治疗。这些患者在医院内用泵治疗必须在医护人员严密的监控下,即短期胰岛素泵应用。如果患者回家继续使用胰岛素泵治疗,就是长期胰岛素泵治疗,这对患者的要求更高,患者选择面也相对较窄,不能勉强。

第二,泵中应用胰岛素种类为短效胰岛素或者超短效胰岛素类似物。

第三,带泵前的准备。带泵前及时停用既往使用的中、长效胰岛素;制定合理的食谱;应该安排专科护士对带泵患者进行低血糖症状识别和处理的教育。

第四,医师需要预先估计基础率和餐前大剂量。

基础输注率简称基础率,是指维持机体基础血糖代谢所需的胰岛素的量。

一般以胰岛素用量 U/h 表示。

$$每日基础输注率 = 全天胰岛素总量 \times (40\% \sim 60\%)(平均50\%)$$

医嘱检测三餐前及三餐后 2 小时、晚上 10 点、凌晨 3 点,共 8 个血糖值。基础输注率与时间段应根据患者的血糖波动情况、血糖控制目标、糖尿病诊断类型及生活状况设定。一般可以根据患者的体重来确定全天胰岛素用量,对体重与标准体重差异在 20% 以内的患者可以按 0.4 ~ 1.0 U/kg 计算全天胰岛素总量。还应该考虑患者的具体情况,如是否存在生理、心理或社会应激。对孕妇而言,不同妊娠阶段所需胰岛素剂量是不同的,在 1 ~ 3 个月时大约需要 0.7 U/kg,4 ~ 6 个月时需要约 0.8 U/kg,到了 7 ~ 9 个月增加到大约 0.9 U/kg,妊娠的最后阶段需要 1.0 U/kg,而在分娩后,产妇胰岛素的需求比妊娠时会有大幅减少,需要特别当心。基础输注率的设定模式较多,不同胰岛素泵的设定模式不同,但都可根据血糖控制的需要设置为一个或多个时间段,临床大多分为 3 ~ 6 个时间段。相对 T2DM,T1DM 一般采用更多分段。在运动或某些特殊情况时,可相应地设定临时基础输注率。

餐前大剂量是指在三餐前一次性快速输注的胰岛素量。初始设定的餐前大剂量总量一般为全天胰岛素用量的 50%,按照三餐 1:1:1 分配。特殊情况下可根据饮食成分、生活习惯,特别是碳水化合物含量及血糖情况个性化设定。

初始胰岛素泵治疗时,一般选用总剂量的 50% 为基础输注量,50% 为餐前大剂量。年轻的患者或进食量特别大的糖尿病患者可采用基础输注量 40%、餐前大剂量 60% 的方法来分配。

补充大剂量是指在临时加餐时所追加的一次性快速输注的胰岛素量。临时进餐前追加量是根据食物中碳水化合物含量和碳水化合物系数(即该患者每 1U 胰岛素所能平衡的碳水化合物克数)进行计算。

$$补充大剂量(U) = \frac{食物的碳水化合物含量(g)}{碳水化合物系数(g/U)}$$

第五,禁食或不能规律进餐的患者只能使用胰岛素泵的基础量,不能加用餐前量,并需要更密切地监测血糖,避免过低或过高。

第六,皮肤严重脱水和外周循环较差的患者由于皮下注射胰岛素的吸收较差,不宜使用皮下埋管的胰岛素泵治疗。所以在《指南》中将 DKA、DNHS 伴有严重脱水和外周循环障碍的患者列为胰岛素泵治疗的相对禁忌证,而没有明显脱水的高血糖的 DKA 患者应用胰岛素泵治疗效果还是比较好的。

第七,不能配合血糖监测的患者不能使用胰岛素泵治疗。

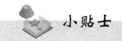 小贴士

需要告知注射胰岛素患者的注意事项

1. 应用胰岛素过程中的任何改变都必须小心

每次使用胰岛素之前都应仔细检查胰岛素的纯度、效价、注册商标、类型、生产方法(重组人胰岛素、动物提纯胰岛素),这些改变是否是医生所建议的,因为任何改变都会导致剂量的改变。

必须在专科医生指导下更换并调整剂量。

混合使用两种剂型的胰岛素时,必须在专科医生指导下进行。注意不要改变抽取胰岛素的顺序,不要任意更换专科医生推荐的注射器和针头的型号。另外,不同厂家生产的注射器与药液瓶可能不匹配。如果将两种不兼容的注射器和胰岛素药液瓶硬安在一块儿使用,会使注射精度和准确性出现问题,而且非常危险!

2. 胰岛素的储藏

胰岛素应储藏于冰箱中,2~8℃保存,切勿冷冻或接近冰格。冰冻过的胰岛素不可使用,而且一定不要使用超过有效期的胰岛素。

胰岛素是一种活性蛋白质,一旦低于0℃冷冻,即使溶解了,也已经失去活性。对于胰岛素绝对缺乏的患者,这种胰岛素会很危险!正规医院的胰岛素运送都有专门的冷链,且有温度记录供检查。对于来路不明的胰岛素,要谨慎使用,虽然外表看起来正常,但很可能已经失效。

3. 使用注射器的注意事项

注射胰岛素的一次性注射器不得重复使用。可以反复使用的注射器,每次使用前必须更换针头。注射器不得与他人共用。

4. 自我监测血糖

开始使用胰岛素的患者应定期检查血糖,学会自我监测血糖或尿糖。如果血糖检查持续高于或低于正常值或尿糖持续阳性,表示糖尿病未得到良好控制,必须通知医生。

5. 经常保持足够的胰岛素库存及注射器和针头。养成佩戴糖尿病患者识别证件的习惯,以确保离家发生低血糖或其他并发症时能及时得到帮助和适当的治疗。

6. 注射部位

注射的部位不同,胰岛素吸收的速率不一样。胰岛素在皮下吸收由快到

慢的顺序是上腹部 > 下腹部 > 上臂 > 大腿。胰岛素在水肿的区域吸收较为缓慢。如果在水肿部位注射，会造成延迟性低血糖，而且易发生感染。

避开瘢痕组织注射，胰岛素在瘢痕组织不易扩散，影响疗效。

专科护士或医生应该定期检查注射胰岛素患者的注射部位有无增生，有无硬结，因为一旦出现硬结，胰岛素在硬结部位不易扩散和吸收，影响疗效。如有严重增生，需要更换胰岛素注射剂型或注射方式。

二、令人头痛的口服降糖药

目前，市场上可以买到的口服降糖药实在太多了，并且新型的降糖药物还在不断的研发、上市中，2017 年后出现了新一轮新型降糖药的上市高潮。而光是二甲双胍就有 6 个常用商品名，4 种复方制剂。

这么多口服降糖药物该如何选择？不要说患者，就连医师们也常感头痛。初到内分泌科的规范化培训临床医师要想搞清楚所有的口服降糖药，确实有点儿困难，但是万变不离其宗。

《内科学》(第八版，人民卫生出版社，2013 年) 中主要介绍了六类口服降糖药物，临床中实际常用的也是这六类药物，它们是双胍类、磺酰脲类、格列奈类、噻唑烷二酮类、α - 葡萄糖苷酶抑制剂类和 DPP - Ⅳ 抑制剂。近年来，出现了 SGLT-2 受体抑制剂等新型药物，且已广泛应用于临床，本章将单列介绍。国外还应用溴隐亭治疗神经递质紊乱造成的血糖升高，这些在本书里暂时没有做详细的说明。

1. 常用口服降糖药

表 4-3 中列举了 18 种常用口服降糖药，但这些不足市场上所有降糖药的 1/10。高血糖的口服药物治疗多基于 2 型糖尿病的两个主要病理生理改变——胰岛素抵抗和胰岛素分泌受损，只是作用靶点有所不同。但是要提醒临床医师和准医师注意，为了保护患者和自己，使用相关药物之前需要仔细阅读药物说明书。

表 4-3 常用口服降糖药一览表

化学名	英文通用名	常用商品名	规格（mg/片）	达峰时间（h）
苯乙双胍	Phenformin	降糖灵	25	3 ~ 5
二甲双胍	Metformin	美迪康，格华止	250，500，850	1.5 ~ 1.8

化学名	英文通用名	常用商品名	规格（mg/片）	达峰时间（h）
二甲双胍缓释片	Metformin sustained releasetablets	卜可,泰白	500	7
格列本脲	Glibenclamide	优降糖	2.5	3.2±0.6
格列吡嗪	Glipizide	美吡达,迪沙片	5	1~2
格列吡嗪控释片	Glipizide controlled releasetablets	瑞易宁	5	1~3
格列齐特	Gliclazide	达美康	30	2~6
格列喹酮	Gliquidone	糖适平	30	2~3
格列美脲	Glimepiride	万苏平,亚莫利	1,2	1
瑞格列奈	Repaglinide	诺和龙,孚来迪	0.5,1,2	1
那格列奈	Nateglinide	唐力	120	0.99±0.35
阿卡波糖	Acarbose	拜糖平,卡博平	50	2
伏格列波糖	Voglibose	倍欣	0.2	2
罗格列酮	Rosiglitazone	文迪雅,爱能	4	2
吡格列酮	Pioglitazone	瑞彤	15	3~7
沙格列汀	Saxagliptin	安立泽	5	2.5
西格列汀	Sitagliptin	捷诺维	100	12.4
维格列汀	Vildagliptin	佳维乐	50	3

2. 双胍类

【常用种类】　目前,临床上使用的双胍类药物主要是盐酸二甲双胍（Metformin）。常用商品名因生产厂家、生产工艺不同而不同,常用的有格华止、美迪康、卜可等。但也有部分地区仍有苯乙双胍出售,常用商品名为降糖灵。

【药理作用和适应证】　二甲双胍口服后主要在小肠吸收,一般2小时血浆浓度达峰值,药效可维持8小时以上,以原型在肾脏排泄。二甲双胍仅在高血糖时发挥降糖作用,主要是通过促进葡萄糖氧化,减少肝脏葡萄糖的输出和改善外周胰岛素抵抗,活化 AMPK 从而降低血糖。所以,许多国家和国际组织制定的糖尿病治疗指南,包括中国糖尿病学会指南在内的大多数指南都推荐二甲双胍作为2型糖尿病患者控制高血糖的一线用药和联合用药中的基础用药,特别是伴有肥胖、超体重、高胰岛素血症、高脂血症的2型糖尿病患者更是首选二甲双胍。单独使用二甲双胍类药物一般不导致低血糖,但二甲双胍与胰岛素或促胰岛素分泌剂联合使用时可增加低血糖发生的危险性。所以,初诊 2 型糖尿病患者若没有禁忌证首选二甲双胍,病程较长有明显胰岛素抵抗的 2 型糖尿病患者也可使用二甲双胍联合其他降糖药物或胰岛素。

【不良反应】 二甲双胍的主要不良反应为胃肠道反应、药疹。罕见的严重不良反应是乳酸酸中毒,但乳酸酸中毒在应用降糖灵的患者中更多见。

【禁忌证】 双胍类药物禁用于肾功能不全者[血肌酐水平男性 >1.5 mg/dL,女性 >1.4 mg/dL 或肾小球滤过率 <60 mL/(min·1.73^2)];肝功能损伤患者;孕妇;酗酒者;既往曾发生过乳酸酸中毒者;近期有上消化道出血,处于低氧状态者,如慢性心功能不全、心力衰竭、慢阻肺、严重感染导致缺氧状态者;择期接受大手术的患者,在做造影检查使用碘化造影剂时,应暂时停用二甲双胍。部分二甲双胍的说明书中还有严重糖尿病视网膜病变患者慎用的内容。轻度的非增殖期的糖尿病视网膜病变患者有必要使用二甲双胍时仍应使用。

3. 磺酰脲类

【常用种类】 目前常用的磺酰脲类药物主要为第一代磺酰脲类药物,包括甲苯磺丁脲(Tolbutamide),常用商品名为 D860、氯磺丙脲(Chlorpropamide);第二代磺酰脲类药物,按降糖作用由强到弱依次为格列本脲(Glibenclamide)、格列波脲(Glibornuride)、格列吡嗪(Glipizide)、格列齐特(Gliclazide)、格列喹酮(Gliquidone)等,常用商品名分别有优降糖(格列本脲),瑞易宁、秦苏、迪沙片等(格列吡嗪),达美康、弗莱因等(格列齐特),糖适平(格列喹酮);第三代磺酰脲类药物的代表药物格列美脲(Glimepiride),常用商品名为亚莫利、万苏平等。

【药理作用和适应证】 磺酰脲类药物属于促胰岛素分泌剂,主要药理作用是通过刺激胰岛 β 细胞分泌胰岛素,增加体内的胰岛素水平而降低血糖。磺酰脲类药物主要作用于胰岛 β 细胞膜上的 ATP 敏感性钾通道(K_{ATP})。K_{ATP} 由内层 4 个整流钾通道和外层 4 个磺酰脲类受体组成。磺酰脲类受体由 17 个跨膜螺旋组成。现在已知,至少有两个不同的药物结合位点 A 和 B,A 位点是指连接跨膜螺旋-215 和跨膜螺旋-216 的肽段,B 位点是指在胞内侧连接跨膜螺旋-25 和跨膜螺旋-26 的肽段。不同的磺酰脲类药物作用位点有所区别,所以对胰岛细胞的影响也不同。由于第一代磺酰脲类药物促进胰岛细胞凋亡,有明显肝肾毒性,临床上已很少使用,目前主要使用的是第二代和第三代磺酰脲类药物。在选用的时候要考虑患者的血糖、胰岛功能、病程、肝肾功能、经济条件、服药依从性等多种因素。磺酰脲类药物只用于 2 型糖尿病。有肾功能明显损害的患者,首选胰岛素;不能接受胰岛素治疗而需要选择磺酰脲类药物时,首选格列喹酮等。合并冠心病的糖尿病患者,首选格列奇特、格列美脲等。患者服药依从性差,建议服用每天一次的缓释或控释磺酰脲类药物。

【不良反应】　磺酰脲类药物最主要的不良反应是低血糖和药疹。随着磺酰脲类药物的升级换代,越是新一代磺酰脲类药物,降糖效果相对越弱,而低血糖发生相对越轻和越少,所以老年患者或肝肾功能不全容易发生低血糖的患者,应尽可能选用新一代的磺酰脲类药物。有研究显示,磺酰脲类药物可能导致体重增加,需在治疗过程中进行监测。

【禁忌证】　对磺酰脲类药物过敏患者,1型糖尿病患者,胰岛素功能明显缺陷的2型糖尿病患者。

4. 噻唑烷二酮类

【常用种类】　常用的有罗格列酮(Rosiglitazone),常用商品名为文迪雅;吡格列酮(Pioglitazone),常用商品名为瑞彤。

【药理作用和适应证】　噻唑烷二酮类是一种核受体作用药物,通过作用于PPAR-γ受体,改善胰岛素抵抗降低血糖。可用于心功能正常,有明显胰岛素抵抗的2型糖尿病患者。有文献报道,噻唑烷二酮类药物在PCOS患者中的应用,但需要注意该类药物说明书上并没有将此类患者加入常规适应证。

【不良反应】　体重增加和水肿是噻唑烷二酮类药物的常见不良反应,在与胰岛素联合使用时表现更加明显。噻唑烷二酮类药物的使用还与骨折和心衰风险增加相关。罗格列酮的安全性尚存在争议,虽然2013年经过大型临床试验的证实,并不增加心肌梗死和心血管死亡风险,但其使用在我国受到了较严格的限制。对于未使用过罗格列酮及其复方制剂的糖尿病患者,只能在无法使用其他降糖药或使用其他降糖药达不到血糖控制目标的情况下,才可考虑使用罗格列酮及其复方制剂。对于使用罗格列酮及其复方制剂的患者,应评估心血管疾病风险,在权衡用药利弊后,方可继续用药。

【禁忌证】　有心衰(纽约心衰分级Ⅱ级以上)的患者,有活动性肝病或转氨酶增高超过正常上限2.5倍的患者,以及有严重骨质疏松和骨折病史的患者。

5. 格列奈类

【常用种类】　常用的有瑞格列奈(Repaglinide),常用商品名为诺和龙、孚来迪等;那格列奈(Nateglinide),常用商品名为唐力;米格列奈(Mitiglinide)。

【药理作用和适应证】　本类药物为非磺酰脲类的胰岛素促泌剂,主要通过刺激胰岛素的早期分泌而降低餐后血糖,具有吸收快、起效快和作用时间短的特点。此类药物需在餐前即刻服用,可单独使用或与其他降糖药物联合应用(磺酰脲类除外)。由于该类药物只有很少部分从肾脏排泌,肾功能损害和轻度肾功能不全的患者也可以使用。所以这类药物主要的适用人群是餐后血糖升高更显著的2型糖尿病患者,以及肝功能正常、肾功能损害和轻度肾功能不全但不愿意或不能注射胰岛素的 2 型糖尿病患者。

【不良反应】 格列奈类药物的常见不良反应是低血糖和体重增加,但低血糖的发生频率和程度较磺酰脲类药物轻。由于该类药物完全从肝胆系统代谢,需检测肝功能。

【禁忌证】 1 型糖尿病患者,肝功能异常患者,2 型糖尿病合并胆道急慢性炎症患者。

6. α-糖苷酶抑制剂

【常用种类】 常见的 α-糖苷酶抑制剂有阿卡波糖(Acarbose),常用商品名为拜糖平、卡博平、阿卡波糖胶囊;伏格列波糖(Voglibose),常用商品名为倍欣等;米格列醇(Migltol)。

【药理作用和适应证】 α-糖苷酶抑制剂通过抑制小肠黏膜各种糖苷酶活性导致碳水化合物在小肠吸收减少而降低餐后血糖。适用于以碳水化合物为主要食物成分和餐后血糖升高的患者。该类药物不增加体重,并且有使体重下降的趋势,可与磺酰脲类、双胍类、噻唑烷二酮类或胰岛素合用。单独服用本类药物通常不会发生低血糖。适合于难以控制饮食,肥胖的 2 型糖尿病患者。STOP－NIDDM 研究显示,阿卡波糖可以防止或延缓糖耐量异常(impaired glucose tolerance,IGT)进展成为 2 型糖尿病,部分 IGT 患者可以使用该类药物,但是绝大部分 IGT 患者都不愿意长期服药,需要充分的知情沟通。

【不良反应】 常见不良反应为胃肠道反应,表现为腹胀,排气增多。服药时从小剂量开始,逐渐加量是减少不良反应的有效方法。α-糖苷酶抑制剂很少出现严重低血糖,但是一旦出现,或是合用 α-糖苷酶抑制剂的患者出现低血糖,治疗时需使用葡萄糖、牛奶或蜂蜜,因为该类患者食用蔗糖或淀粉类食物纠正低血糖的效果可能较差。这点需特别注意!

【禁忌证】 过敏患者,曾有肠道手术或肿瘤疾病患者,有肝功能损害患者。

7. 二肽基肽酶－Ⅳ抑制剂(DPP－Ⅳ抑制剂)

【常用种类】 常用的有磷酸西格列汀(Sitagliptin),常用商品名为捷诺维;沙格列汀(Saxagliptin),常用商品名为安立泽;维格列汀(Vildagliptin),常用商品名为佳维乐。

【药理作用和适应证】 DPP－Ⅳ抑制剂通过抑制二肽基肽酶－Ⅳ而减少 GLP-1 在体内的失活,增加 GLP-1 在体内的水平。GLP-1 以葡萄糖浓度依赖的方式增强胰岛素分泌,抑制胰高血糖素分泌。同时,GLP-1 还可以抑制胰腺 α 细胞分泌胰高血糖素。包括中国 2 型糖尿病患者在内的临床试验显示,单用 DPP－Ⅳ抑制剂可降低 HbA1c 0.5% ~1.0%,可联用二甲双胍。DPP－Ⅳ抑制剂单独使用不增加低血糖发生的风险,不增加体重,没有水钠潴留的心脏影响。对于有明显胰岛素抵抗、不能良好控制饮食的肥胖 2 型糖尿病患者可以试用。

【不良反应】　有报道发生皮肤过敏,偶有急性胰腺炎、胃肠道反应等。

【禁忌证】　1 型糖尿病患者,DKA 患者禁用。18 岁以下患者没有安全证据。有胰腺炎高危因素或急性胰腺炎发作患者禁用。

8. 口服降糖药选择建议

（1）掌握禁忌证

多数口服降糖药在肝肾功能不全的患者中应慎用,肝肾功能严重受损者则应禁用;对需要禁食的手术前后、妊娠糖尿病和非肥胖型幼年 1 型糖尿病者禁用;对各类口服降糖药过敏者禁用;在糖尿病患者合并糖尿病酮症酸中毒、高渗性昏迷等急性并发症时禁用。使用胰岛素每日大于 20U 不宜完全用口服降糖药物替代;有心功能不全者禁用噻唑烷二酮类;年龄大于 65 岁以上者慎用双胍类降糖药;有明显高脂血症或有胰腺炎发作倾向者不要首选 DDP‐Ⅳ抑制剂类药物。

（2）了解患者个性特点,确定血糖波动类型

各国的糖尿病防治指南都提到了个体化的重要性,需要通过监测餐前和餐后的血糖变化,确定患者属于单纯餐前或餐后高血糖,还是餐前餐后均高血糖。根据患者的特点、血糖升高的类型选择合适药物。老年患者应尽可能选半衰期及药效持续时间较短、作用较缓和的药物,如阿卡波糖、格列喹酮、格列美脲等。老年人用药应注意用量和服用时间,还应密切监测血糖,和医师保持联系,及时调整治疗。

中青年患者及体型肥胖者首选双胍类、噻唑烷二酮类、二肽基肽酶‐Ⅳ抑制剂,也可与磺酰脲类合用;有明显胰岛素抵抗的患者宜选用双胍类药物、二肽基肽酶‐Ⅳ抑制剂、噻唑烷二酮类药物;正常体重和偏瘦者选用磺酰脲类药物;对餐前血糖高的患者宜选用双胍类药物,格列奈类控制餐后高血糖效果较好;糖尿病并发肾病、肾功能有轻到中度损害,且患者拒绝胰岛素治疗时,宜用格列奈类、DDP‐Ⅳ抑制剂(需根据肌酐清除率适当减少剂量);糖尿病合并冠心病病变者选择磺酰脲类时首选格列奇特。

（3）联合用药要合理

同类降糖药一般不合用;促泌剂(磺酰脲类和餐时血糖调节剂)一般不合用;联合用药不宜多于 3 种,若需合用 3 种时注意各类药物的剂量及重新审视诊断。如磺酰脲类可与双胍类或拜糖平合用,也可三者联用;瑞格列奈联合二甲双胍可为治疗磺酰脲类失效者的尝试替代方案;有明显胰岛素抵抗可选用双胍类或噻唑烷二酮类药物或二肽基肽酶‐Ⅳ抑制剂。

（4）用药效果评估非常重要

多种降糖药物联合治疗后，如果血糖仍控制不理想，就需要考虑当初的诊断是否正确（比如患者是否有库欣综合征，有无合并甲状腺功能的异常等），应再次通过询问病史，进行相关体格检查和化验确定患者有无应激状态（如感染的存在）、有无其他合并疾病、饮食是否能够控制、饮食运动方案是否合理、服药时间是否科学等，并重新制订用药方案，而不是一味地增加药物。

三、GLP-1 类似物注射剂

GLP-1 又叫人胰高血糖素样肽-1，是一种内源性肠促胰岛素激素，是回肠内分泌细胞分泌的一种脑肠肽。早在 20 世纪 60 年代，有研究发现口服葡萄糖对胰岛素分泌的促进作用明显高于静脉注射，这种额外的效应被称为"肠促胰岛素效应"，而后进一步证实，这种"肠促胰岛素效应"所产生的胰岛素占进食后胰岛素总量的 50% 以上。80 年代发现 2 型糖尿病患者肠促胰岛素作用减退，这提示，肠促胰岛素系统异常可能是 2 型糖尿病的发病机理之一。

肠促胰岛素主要由 GLP-1 和葡萄糖依赖性促胰岛素分泌多肽（GIP）组成，其中 GLP-1 在 2 型糖尿病的发生发展中起着更为重要的作用。GLP-1 由胰高血糖素原基因表达，在胰岛 α 细胞中，胰高血糖素原基因的主要表达产物是胰高血糖素，而在肠黏膜的 L 细胞中，前激素转换酶（PC1）将胰高血糖素原剪切为其羧基端的肽链序列，即 GLP-1。GLP-1 有 2 种生物活性形式，分别为 GLP-1(7-37) 和 GLP-1(7-36)酰胺，这两者仅有一个氨基酸序列不同，GLP-1 约 80% 的循环活性来自 GLP-1(7-36)酰胺。GLP-1 被发现能够促进胰腺 β 细胞葡萄糖浓度依赖性分泌胰岛素。所谓的葡萄糖浓度依赖性分泌胰岛素即指当血糖浓度较低时，GLP-1 不会促进胰岛素释放，也不会抑制胰高血糖素的分泌，当血糖浓度高于正常时，GLP-1 促进胰岛素分泌的作用会明显增强。

研究发现，GLP-1 作用于胰岛 β 细胞，通过促进胰岛素基因的转录、胰岛素的合成和分泌，刺激胰岛 β 细胞的增殖和分化，抑制胰岛 β 细胞凋亡，增加胰岛 β 细胞数量，所以具有保护 β 细胞的作用。此外，GLP-1 还可作用于胰岛 α 细胞，强烈地抑制胰高血糖素的释放，并作用于胰岛 δ 细胞，促进生长抑素的分泌，生长抑素又可作为旁分泌激素参与抑制胰高血糖素的分泌。

GLP-1 可通过多种机理明显地改善 2 型糖尿病动物模型或患者的血糖情况，其中促进胰岛 β 细胞的再生和修复，增加胰岛 β 细胞数量的作用尤为显著，这为 2 型糖尿病的治疗提供了一个非常好的前景。

GLP-1 具有葡萄糖浓度依赖性降糖作用，即只有在血糖水平升高的情况下，才发挥降糖作用，而在血糖水平正常时，则不会使其进一步降低。GLP-1 的这种葡萄糖浓度依赖性降糖特性是其临床应用安全性的基础与保障,能部分避免现有糖尿病治疗药物及方案可能造成患者严重低血糖的担心。

此外,GLP-1还可作用于中枢神经系统(特别是下丘脑),从而使人体产生饱胀感和食欲下降。除此之外,GLP-1还可能发挥降脂、降压作用,从而对心血管系统产生保护作用,它还可通过作用于中枢增强学习和记忆功能,保护神经。

GLP-1具有减轻体重的功效,研究者认为,GLP-1是通过多种途径产生降低体重的作用,包括抑制胃肠道蠕动和胃液分泌,抑制食欲及摄食,延缓胃内容物排空。该类药物目前开发进展较迅速的是美国Amylin制药公司,该公司合成了GLP-1受体激动剂Exenatide(含39个氨基酸的多肽)。Amylin制药公司于2003年11月公布了Exenatide治疗2型糖尿病的3个关键性Ⅲ期临床试验结果,都达到了糖尿病治疗终点。截至目前,已有4种GLP-1类似物经FDA批准上市,它们是艾塞那肽(Exenatide)、利拉鲁肽(Liraglutide)、利西拉来(Lixisenatide)和阿必鲁肽(Albiglutide)。前两种我们已经应用于临床,但由于使用人群尚少,需要在临床中不断地积累摸索经验。

1. 艾塞那肽注射液

【常用商品名】 百泌达

【英文药名】 Byetta(Exenatide injection)

【生产厂家】 Amylin Pharmaceuticals,Inc.和Eli Lilly and Company

【适应证】 适用于成人2型糖尿病患者控制血糖。适用于单用二甲双胍或磺酰脲类最大可耐受剂量治疗后血糖仍控制不佳的患者,可与二甲双胍和磺酰脲类联用。

【用法与用量】 本品仅用于皮下注射。应在大腿、腹部或上臂皮下注射给药。本品推荐起始剂量为5 μg,每日2次,于早餐和晚餐(或每日2次正餐前,大约间隔6小时或更长时间)前60分钟给药。不应餐后给药。治疗1个月后,可根据临床反应将剂量增加至10 μg。本品与二甲双胍或噻唑烷二酮类联用时,如果联用后不会因低血糖而需调整二甲双胍或噻唑烷二酮类的剂量,则可继续沿用原二甲双胍或噻唑烷二酮类的剂量。本品与磺酰脲类联用时,为减少低血糖的风险可考虑减少磺酰脲类的剂量。本品是澄清、无色的液体,如果出现颗粒或溶液混浊或有颜色则不能使用。

【不良反应】 不良反应中"非常常见"的定义为≥1/10;"常见"为≥1/100,但<1/10;"少见不良反应"为≥1/1000,但<1/100;"罕见不良反应"为≥1/10000,但<1/1000;"非常罕见不良反应"为<1/10000。

(1)胃肠道不适:最常报道的不良反应事件是剂量依赖性的轻、中度恶心。随着治疗的继续,大多数最初有恶心症状的患者的恶心发作次数和严重程度下降。其他胃肠道不良反应还有腹胀,腹痛,嗳气,便秘,胃肠胀气(少见),急性胰腺炎(罕见)。

(2)一般状况和注射部位反应:注射部位反应(常见)。

(3)变态反应:过敏反应(非常罕见)。

(4)代谢和营养异常:脱水(罕见),通常伴有恶心、呕吐和(或)腹泻,体重减轻。

(5)神经系统异常:味觉障碍(少见),嗜睡(罕见)。

(6)皮肤和皮下组织异常:瘙痒症和(或)荨麻疹,斑丘疹,血管性水肿(罕见),脱发(罕见)。

(7)肾及尿路异常:肾功能改变,包括急性肾功能衰竭,慢性肾功能衰竭恶化,肾功能损伤、血清肌酐升高(罕见)。

(8)与二甲双胍、一种磺酰脲类或二者合用的不良反应报道:在963例患者中发生频率≥10%的不良反应有腹泻,恶心,呕吐、低血糖。发生频率≥1%及<10%的不良反应有消化不良,胃肠道返流性疾病,无力,感觉不安,食欲下降,眩晕,头痛,多汗。

(9)免疫原性

应用艾塞那肽注射液治疗后,患者可能会产生抗艾塞那肽抗体,这与蛋白质和肽类药物的潜在免疫原性特点有关。对于大多数产生抗体的患者,其抗体滴度随时间的延长而降低。在安慰剂临床对照试验中,治疗30周时有38%的患者产生了低滴度的抗艾塞那肽抗体,未影响血糖控制。治疗30周时,另有6%的患者产生较高滴度抗体,这6%患者中有一半对艾塞那肽注射液血糖控制应答反应减弱。

【禁忌证】 禁用于已知对艾塞那肽或本品其他成分高度敏感的患者。

【注意事项】

(1)艾塞那肽注射液不是胰岛素的代替物,不应用于1型糖尿病患者或糖尿病酮症酸中毒的治疗。

(2)有使用艾塞那肽注射液治疗的患者发生急性胰腺炎的个案报道。应告知患者伴有持续性呕吐、严重腹痛是急性胰腺炎的标志性症状。如果怀疑发生急性胰腺炎,应停用艾塞那肽注射液和其他可疑药物,并进行确证试验和适当治疗。如果证实是胰腺炎,但病因不明时,不推荐继续用艾塞那肽注射液治疗。

(3)给予艾塞那肽注射液治疗后患者可能会产生抗艾塞那肽抗体,这与蛋白质和肽类药物的潜在免疫原性特点有关。接受艾塞那肽注射液治疗的患者应注意观察是否有发生过敏性反应的症状和体征。少部分患者由于产生的抗艾塞那肽抗体效价高可能会导致不能改善血糖控制。如果血糖控制情况恶化或不能达到血糖控制目标,应考虑选择其他抗糖尿病疗法。

(4)尚未进行艾塞那肽注射液与胰岛素、D-苯丙氨酸衍生物、氯茴苯酸类、α-葡萄糖苷酶抑制剂或二肽基肽酶-Ⅳ抑制剂联用的研究。

(5)不推荐肾终末期疾病患者或严重肾功能损伤(肌酐清除率<30 mL/min)患者使用艾塞那肽注射液。

(6)尚未在严重胃肠疾病包括胃轻瘫患者中进行艾塞那肽注射液研究。由于艾塞那肽注射液使用时通常伴有胃肠道不良反应,包括恶心、呕吐和腹泻,故不推荐严重胃肠疾病患者使用。

(7)在30周临床对照试验中,当艾塞那肽注射液与二甲双胍联用时未观察到低血糖发生率较安慰剂与二甲双胍联用组有增加。但艾塞那肽注射液与磺酰脲类联用时低血糖发生率较安慰剂与磺酰脲类联用组有增加。因此为了降低与磺酰脲类联用时发生低血糖的风险,可考虑减少磺酰脲类的剂量。当艾塞那肽注射液与噻唑烷二酮类联用时,无论是否同时给予二甲双胍,轻、中度低血糖症状发生率为11%,安慰剂组为7%。大多数低血糖发作是轻、中度的,口服碳水化合物均能解决。

(8)患者应了解的信息

① 应告知患者艾塞那肽注射液的潜在风险。患者应全面了解自我管理的方法,包括正确储存艾塞那肽注射液的重要性、注射技术、定时用药(艾塞那肽注射液和联用的口服药物)、坚持饮食治疗计划、有规律的体力活动、定期检测血糖和 HbA1c、识别和处理低血糖与高血糖、评估糖尿病并发症。

② 患者应了解使用艾塞那肽注射液治疗可能会降低食欲、食量和(或)体重,但不需要因这样的效应修改给药方案。使用艾塞那肽注射液治疗,特别是刚开始治疗时也可能会引起恶心。应告知患者伴有持续性呕吐、严重腹痛是急性胰腺炎的标志性症状,如果出现这些症状应及时与医生联系。

③ 如果患者怀孕或计划怀孕,应向她们的医生咨询。

【孕妇及哺乳期妇女用药】 未在妊娠妇女进行适当的和良好的对照研究。只有潜在益处超过对胎儿的潜在风险时才能在妊娠期间使用艾塞那肽注射液。尚不清楚艾塞那肽是否经人类乳汁分泌。哺乳期妇女使用艾塞那肽注射液需慎重。

【儿童用药】 儿童使用艾塞那肽注射液的安全性和有效性尚未确定。

【老年用药】 在艾塞那肽注射液临床试验中纳入了 282 例年龄≥65 岁的患者和 16 例年龄≥75 岁的患者。没有观察到这些患者与年轻患者之间在安全性和有效性方面有差异。

【药物相互作用】 艾塞那肽注射液减慢胃排空的作用可能会降低口服药

物的吸收程度和速度。服用需胃肠道快速吸收的口服药物的患者在使用艾塞那肽注射液进行治疗时需慎重。由于口服药物依赖于有效阈浓度,如避孕药和抗生素,因此需告知患者至少在注射艾塞那肽注射液前1小时服药。如果这类药物需要和食物同服,应告知患者在艾塞那肽注射的间隔与食物同服。艾塞那肽注射液对口服避孕药吸收和药效的影响尚不清楚。

在健康志愿者进行的一个对照临床药理学研究中观察到,在艾塞那肽注射液给药后30分钟给予华法林,华法林的T_{max}延迟约2小时,未观察到对C_{max}或AUC有临床相关的影响。但上市后有一些自发报告华法林和艾塞那肽注射液联用后出血的INR(国际标准化比率)增加个案。

【储藏】 首次使用前艾塞那肽注射液应冷藏于2~8℃。首次使用后可将艾塞那肽注射液存放于不超过25℃的地方。不可冷冻。如果艾塞那肽注射液已冷冻则不可使用。需避光。首次使用30天后,即使笔式注射器中仍有残留剩余药物也不可再用。

2. 利拉鲁肽注射剂

【常用商品名】 诺和力(Victoza®)

【英文药名】 Liraglutide injection

【生产厂家】 Novo Nordisk A/S

【适应证】 适用于成人2型糖尿病患者控制血糖。适用于单用二甲双胍或磺酰脲类最大可耐受剂量治疗后血糖仍控制不佳的患者,与二甲双胍或磺酰脲类药物联合使用。适用于降低伴有心血管疾病的2型糖尿病成人患者的主要心血管不良事件(心血管死亡、非致死性心肌梗塞或非致死性脑卒中)风险。

【用法与用量】 起始剂量为每日0.6 mg,至少一周后加量至1.2 mg,如果降糖效果还不理想,至少一周后加量至1.8 mg,推荐每日剂量不超过1.8 mg。可与二甲双胍、磺酰脲类药物联用。单用利拉鲁肽注射剂时,无须监测血糖,但和磺酰脲类药物联用时,仍需进行自我血糖监测。

每日注射一次,可在任何时间注射,无须根据进食时间给药。只能经皮下注射给药,应在大腿、腹部或上臂皮下注射给药。改变注射部位和注射时间时无须调整剂量,但推荐每天同一时间注射。

【不良反应】 不良反应中"非常常见"的定义为≥1/10;"常见"为≥1/100,但<1/10;"少见不良反应"为≥1/1000,但<1/100;"罕见不良反应"为≥1/10000,但<1/1000;"非常罕见不良反应"为<1/10000。

在2501例治疗组患者中非常常见的不良反应是恶心和腹泻,这些不良反应通常在持续数天或数周后减轻。常见不良反应有低血糖、厌食、食欲下降、头痛、消化不良、上腹痛、便秘、腹胀、胃食管反流、嗳气、上呼吸道感染、注射部位反应、皮疹。少见不良反应有急性肾衰竭、肾损害、荨麻疹、瘙痒。罕见不良反应有过敏。

【禁忌证】　禁用于已知对利拉鲁肽或本品其他成分高度敏感的患者。

【注意事项】

（1）利拉鲁肽注射液不是胰岛素的代替物，不应用于1型糖尿病患者或糖尿病酮症酸中毒的治疗。

（2）利拉鲁肽注射液有黑框警告，尚不能肯定是否导致人类甲状腺C细胞肿瘤（MTC）发生率的增高，不得用于有MTC既往史和MEN2患者。所以医师在应用时需要询问患者并记录有无类似病史或家族史，并且评估甲状腺及降钙素。

（3）利拉鲁肽注射液没有在NYHAⅢ至Ⅳ级充血性心力衰竭患者中的应用经验。不推荐给炎性肠病、糖尿病性胃轻瘫的患者使用。

（4）已经发现使用其他GLP-1类似物与发生胰腺炎风险相关。应该告知患者如发生严重、持续的腹痛，应立刻停用本品，并与医生联系。

（5）一些临床试验中报告了包括血降钙素升高、甲状腺肿和甲状腺肿瘤在内的甲状腺不良事件，尤其是在之前患有甲状腺疾病的患者中。

（6）尚未研究本品对驾驶和机械操作能力的影响。和磺酰脲类药物联用时，应监测血糖，避免发生严重低血糖。

（7）接受利拉鲁肽治疗的患者有报告包括急性肾衰竭和肾损害在内的脱水的体征和症状。所以，应告知患者在使用利拉鲁肽治疗期间有发生胃肠道不良反应相关性脱水的潜在风险，应采取预防措施以避免体液耗竭。

【孕妇及哺乳期妇女用药】　不得在妊娠期间和哺乳期内使用。

【儿童用药】　不推荐18岁以下儿童和青少年使用。

【老年用药】　没有观察到老年患者与年轻患者之间在安全性和有效性方面有差异，但75岁以上患者治疗经验有限。

【药物相互作用】　利拉鲁肽注射液和扑热息痛、阿托伐他汀、灰黄霉素、地高辛、赖诺普利联用无须调整剂量，与口服避孕药联用不会影响口服避孕药的避孕效果。与华法林、胰岛素的联用尚没有研究。

【储藏】　首次使用前利拉鲁肽注射液应冷藏于2~8℃。首次使用后可将利拉鲁肽注射液存放于不超过30℃的地方或冷藏于2~8℃冰箱内。不可冷冻。如果利拉鲁肽注射液已冷冻则不可使用。需避光。首次使用30天后，即使笔式注射器中仍有药物也不可再用。

这几种药物都是新型的非胰岛素注射剂。艾塞那肽于2009年在中国上市，应用时间不过十年多，利拉鲁肽于2011年在中国上市，在临床应用的时间更短。从临床应用来看，确实有些曾让我们一直头痛的患者，比如肥胖、合并胰岛素抵抗,并且使用多种药物治疗后效果都很差,又拒绝减重手术的患者,在改用了 GLP-1 类似物后,都取得了惊人的效果,而且较为安全,没有明显低血糖出现,且能有效地降低糖化血红蛋白。

从目前的临床实践来看,GLP-1 类似物和 DPP-4 类药物确实不失为一种有效的新的降糖武器,关于 GLP-1 类似物的临床和实验室的研究也在突飞猛进,GLP-1 保护胰岛 β 细胞的作用也部分被证实。但是,临床医师们需要更谨慎地选择,掌握新型药物的适应证和禁忌证,真正地提醒患者注意说明书上的注意事项,谨慎观察这些新型药物的不良反应和远期效果,这样才能最大限度地保障患者的安全。

四、SGLT-2 抑制剂

肾脏在机体糖代谢方面发挥着非常重要的作用,葡萄糖在肾小球滤过后,在肾近曲小管重吸收。钠依赖的葡萄糖运载体是一类在小肠黏膜和肾脏近曲小管中发现的转运基因家族,在肾脏重吸收葡萄糖的过程中,钠 - 葡萄糖协同转运蛋白 2(sodium - dependent glucose transporters 2,SGLT - 2)起主导作用。所以,SGLT - 2 成为一个天然的降糖靶点。SGLT - 2 抑制剂是一种较新的降糖药物,可以抑制肾脏对葡萄糖的重吸收,使过量的葡萄糖从尿液中排出,降低血糖。其代表药物有恩格列净、达格列净、坎格列净等。

下面以达格列净为例看一下 SGLT - 2 抑制剂的药物说明和注意事项。

【常用商品名】 安达唐

【英文药名】 Dapagliflozin Tablets

【适应证】 在饮食和运动基础上,本品可作为单药治疗用于 2 型糖尿病成人患者改善血糖控制。

2020 年 5 月,国外已经获批用于成人射血分数降低的心力衰竭,以降低心血管死亡和心衰住院风险。

【禁忌证】 ①不得使用于有对达格列净严重超敏反应史患者;②禁止使用于严重肾受损,肾病终末期,或透析患者。

【用法用量】口服,推荐起始剂量为 5mg,每日一次,晨服,不受进食限制。对于可以耐受 5mg,每日一次的患者且需要加强血糖控制者,可以增加为 10mg,每日一次。

【不良反应和注意事项】

① 泌尿生殖道感染。故需要嘱咐患者多饮水,定期监测尿常规,特别是更年期女性选择此类药物需更加慎重。

② 酮症酸中毒。罕见,但多国先后发布过 SGLT - 2 抑制剂类药物可能导致

酮症酸中毒的警报,故 1 型糖尿病患者目前尽可能避免使用。在急症和手术延长禁食情况下,需要停用达格列净。

③ 低血压。达格列净使用后可能会出现症状性低血压,尤其是肾功能不全患者、老年患者或正在服用髓袢利尿剂的患者。故使用该类药物前需纠正低血压或低血容量状态。

④ 对骨代谢的影响。可能会增加骨折和下肢截肢风险,在骨折高风险病人需谨慎使用。此外,随着临床应用人群的扩大和时间的延长,新的可能的不良反应也需要得到足够的重视,如高钾血症、肌肉萎缩症等。尤其在中度肾功能不全患者的研究中显示达格列净导致肾脏相关不良反应和骨折更常见。故该类人群不推荐使用。

⑤ 与胰岛素和胰岛素促泌剂联用可导致低血糖。达格列净和胰岛素、胰岛素促泌剂联用时,应特别注意监测血糖,避免严重低血糖的出现。

⑥膀胱癌。目前,尚无充分数据确定达格列净对已有的膀胱癌是否有影响。因此,活动性膀胱癌患者禁用本品。对于既往有膀胱癌病史的患者,应权衡血糖控制获益和达格列净导致癌症复发的未知风险。

第二节　Graves 甲亢常用药物

Graves 甲亢的主要治疗药物有抗甲亢药物(antithyroid drugs,ATD),包括硫脲类(丙硫氧嘧啶)、咪唑类(甲巯咪唑)、^{131}I、碳酸锂、β-受体阻断剂等。目前,香港地区常用的抗甲亢药物还有主要成分为卡比马唑的“甲亢平”等,由于内地临床应用很少,本书暂不介绍。糖皮质激素可用于 Graves 甲亢的治疗,将在本章第三节一并说明。

1. 硫脲类

【常用种类】　目前临床上使用的药物主要是丙硫氧嘧啶(Propylthiouracil),常用商品名为 PTU。

【药理作用和适应证】　抑制甲状腺激素合成,通过抑制甲状腺过氧化物酶所介导的酪氨酸碘化及偶联,使氧化碘不能结合到甲状腺球蛋白上。抑制外周组织的 T_4 转化为 T_3,使血清内的活性较强的 T_3 浓度降低。主要适应证有:① 甲亢的内科治疗:适用于病情轻,甲状腺轻、中度肿大的甲亢患者。② 甲状腺危象的治疗:作为辅助治疗以阻断甲状腺素的合成。③ 术前准备:为了减少麻醉和术后并发症,防止术后发生甲状腺危象。④ 甲状腺术后复发,又不适于放射性 ^{131}I 治疗者。

【用法和用量】 口服。用药剂量应个体化,根据病情、治疗反应及甲状腺功能检查结果随时调整。一日剂量分次口服,间隔时间尽可能平均。成人开始剂量一般为一次 100 mg,一日 3 次,一日最大量为 600 mg。通常发挥作用多在4 周以后。当症状消失,血中甲状腺激素水平接近正常后逐渐减量。大约每 2～4 周减药一次,减至最低有效剂量一日 50～100 mg 时维持治疗,总疗程一般为1.5～2 年。治疗过程中出现甲状腺功能减退或甲状腺明显增大时可酌情加用左甲状腺素或甲状腺片。儿童开始剂量为一日 4 mg/kg 体重,分次口服,维持量酌减。用于甲状腺危象,一日 400～800 mg,分 3～4 次服用,疗程不超过 1 周,作为综合治疗措施之一。甲亢术前准备,一次 100 mg,一日 3～4 次,使甲状腺功能恢复到正常或接近正常,然后加服 2 周碘剂再进行手术。

【不良反应】 不良反应多发生在用药初始的 2 个月。常见不良反应为眩晕、胃肠道反应、关节痛、头痛、唾液腺和淋巴结肿大、皮疹、药物热等,有的皮疹会发展成剥脱性皮炎。血液不良反应为轻度粒细胞减少、血小板减少、脉管炎和红斑狼疮样综合征。最严重的不良反应为粒细胞缺乏,故在用药期间需监测血常规,血白细胞低于 $4.0 \times 10^9/L$,中性粒细胞少于 $1.5 \times 10^9/L$ 应立即停药或根据医嘱调整。罕见不良反应有间质性肺炎、肾炎、黄疸、肝功能损害、免疫功能紊乱等。目前,关于 PTU 相关性抗中性粒细胞胞浆抗体(ANCA)阳性及血管炎的报道逐渐增加,故在应用 PTU 治疗中出现肾、肺功能变化时一定要检测 ANCA抗体。

【禁忌证】 对本品及其他硫脲类药过敏者,严重肝肾功能损害、严重粒细胞缺乏者。

2. 咪唑类

【常用种类】 目前临床上使用的药物主要是甲巯咪唑(Thiamazole),常用商品名为赛治、他巴唑。

【药理作用和适应证】 抗甲状腺药物抑制甲状腺激素的合成,其作用机理是抑制甲状腺内过氧化物酶,从而阻碍吸聚到甲状腺内碘化物的氧化及酪氨酸的偶联,从而减少 T_4 和 T_3 的合成。动物试验中观察到可抑制 B 淋巴细胞合成抗体,降低血循环中甲状腺刺激性抗体的水平,使抑制性 T 细胞功能恢复正常。适应证:① 可用于甲状腺功能亢进症的药物治疗,尤其适用于不伴有或伴有轻度甲状腺增大(甲状腺肿)的患者及年轻患者。② 用于各种类型的甲状腺功能亢进症的手术前准备。③ 甲状腺功能亢进症患者拟采用放射性碘治疗时的准备用药,以预防治疗后甲状腺危象的发生。④ 放射性碘治疗后间歇期的治疗。⑤ 在个别情况下,因患者一般状况或个人原因不能采用常规治疗措施,或因患者拒绝接受常规的治疗措施时,由于对甲巯咪唑片剂(在尽可能低的剂量)耐受性良好,可用于甲状腺功能亢进的长期治疗。⑥ 对于必须使用碘照射(如使用含碘造影剂检查)但有甲状腺功能亢进病史的患者和功能自主性甲状腺瘤患者作为预防性用药。

【用法和用量】　口服:① 用于甲亢的保守治疗,根据病情的严重程度,成人开始一日 30 ~ 45 mg,一般分 3 次口服。病情控制后,逐渐减量,一次减量 5 ~ 10 mg,维持量为一日 5 ~ 15 mg,疗程一般为 1 ~ 1.5 年。② 用于各种类型的甲状腺功能亢进症的术前准备。③ 放射性碘治疗前的用药。④ 放射性碘治疗后,用于间歇期治疗。⑤ 长期的抗甲状腺治疗,用于疾病不能缓解,而常规的治疗措施不能被采用或被患者拒绝时。给予尽可能低剂量的甲巯咪唑,通常每天使用本品 2.5 ~ 10 mg。

【不良反应】　常见皮疹、瘙痒、白细胞计数减少;少见严重粒细胞缺乏、血小板减少、凝血因子 Ⅱ 和 Ⅶ 降低;可见味觉减退、恶心、呕吐、上腹不适、关节痛、脉管炎、红斑狼疮样综合征。特别需要注意的是临床医生需要警惕严重粒细胞缺乏,不仅是在初次使用时出现,在甲亢复发时再次使用仍会发生粒细胞缺乏。

【禁忌证】　禁用于以下患者:对甲巯咪唑、其他硫酰胺衍生物任何赋形剂过敏;中到重度血细胞计数紊乱(中性粒细胞减少);既存的并非由甲状腺功能亢进症导致的胆汁淤积;在接受甲巯咪唑或卡比马唑治疗后,曾出现骨髓抑制或损害。在妊娠期间,不建议应用甲巯咪唑与甲状腺激素联合治疗,必须使用甲巯咪唑者,尽可能使用最低剂量。

3. 碘

【常用种类】　卢戈氏碘液(Lugol 液),即复方碘溶液:100 mL 含碘 5 g、碘化钾 10 g。

【药理作用和适应证】　卢戈氏碘液是碘和碘化钾的水溶液,5 g 碘和 10 g 碘化钾溶于 100 mL 蒸馏水中,碘的总浓度为 150 mg/mL,在 1829 年由法国医生 J. G. A. Lugol 发明,并以其姓名命名。过去经常被用作消毒剂和杀菌剂,用于饮用水的应急消毒。在实验室常规试验和医学检测中用于检测淀粉。临床中可用于甲状腺次全切除的准备、甲状腺危象的治疗等。

【用法和用量】　① 治疗甲状腺危象:在有效应用抗甲状腺药(首选 PTU) 1 ~ 2 小时后使用碘剂,复方碘溶液(Lugol 液)一次口服 5 滴,每 6 小时一次,或碘化钠 1 g,溶于 500 mL 液体中静脉滴注 12 ~ 24 小时,一般使用 3 ~ 7 日停药。② 甲状腺功能亢进症手术前准备,于术前 2 周服复方碘口服溶液,一日 3 次,一次从 5 滴逐日增加至 15 滴。

【不良反应】　① 本品可影响甲状腺功能值的测定及核素甲状腺扫描的结果。② 长期应用可出现口内铜腥味、喉部烧灼感、鼻炎、皮疹等,停药即可消退。

③ 碘主要由肾脏排泄,肾功能受损者慎用。④ 少数对碘过敏患者,在用药后立即或几小时后发生血管神经性水肿、上呼吸道黏膜刺激症状,甚至喉头水肿引起窒息。⑤ 碘是甲状腺激素的合成原料,不宜长期使用。

【禁忌证】 对碘有过敏史者、妊娠及哺乳期妇女、婴幼儿禁用。

4. 放射性^{131}碘(^{131}I)

【药理作用和适应证】 甲状腺细胞对碘化物具有特殊的亲和力,口服一定量的^{131}I 后,能被甲状腺组织大量的摄取、吸收。^{131}I 在自发衰变时,能放出 β 射线(占99%)和 γ 射线(占1%)。其中 β 射线的有效放射作用范围(射程)仅有 0.5~2 mm,能选择性地破坏甲状腺腺泡上皮而不影响邻近组织,因此不会产生其他组织或器官的毒副作用。甲状腺组织受到长时间的集中照射,其腺体被破坏后逐渐坏死,代之以无功能的结缔组织,从而降低甲状腺的分泌功能使甲亢得以治愈,达到类似甲状腺次全切除的目的。研究表明,其疗效与甲状腺质量、^{131}I 剂量、摄碘率、服用抗甲状腺药物、甲状腺超声回声等因素相关。甲状腺机能减低症(简称甲低)是甲亢^{131}I 治疗后的一种并发症,治疗后一年内出现的甲低称早发甲低,一年后发生的甲低称晚发甲低。发生甲低的可能原因一是电离辐射使甲状腺上皮细胞核受到损伤,以致不能分裂再生,时间越长,甲状腺功能越减退;二是^{131}I 的治疗剂量过大,破坏甲状腺组织过多,曾有报道,有些虽剂量很小,也可诱发甲低者;三是可能与自身免疫反应有关。如何减少^{131}I 治疗后甲低的发生,仍是尚待解决的问题。

根据2013 年版的同位素治疗指南,^{131}I 治疗可以作为成人 Graves 甲亢的首选治疗方法之一。^{131}I 治疗尤其适用于下述情形:对抗甲亢药物(antithyroid drugs,ATD)过敏或出现其他不良反应;ATD 疗效差或多次复发;有手术禁忌证或手术风险高;有颈部手术或外照射史;病程较长;老年患者(特别是有心血管疾病高危因素者);合并肝功能损伤;合并白细胞或血小板减少;合并心脏病等。在 Graves 甲亢合并慢性淋巴细胞性甲状腺炎的患者中,甲状腺摄碘率(radioactive iodine uptake,RAIU)增高者可以进行^{131}I 治疗。

【用法和用量】 治疗前准备:患者停用甲巯咪唑3 天以上,丙基硫氧嘧啶 2 周以上,禁食含碘食物2 周以上,女性患者排除哺乳及妊娠。患者治疗前后常规服用 β-受体阻滞剂;部分重症患者,首先服用抗甲状腺药物1~2 个月后再停药行^{131}I 治疗;对于合并浸润性突眼和较重的良性突眼患者,在治疗后第二天加用泼尼松 0.3~0.5 mg/kg 体重2~3 个月。

治疗前一般均需测定游离三碘甲状腺原氨酸(FT$_3$)、游离甲状腺素(FT$_4$)、促甲状腺素(TSH)、促甲状腺激素受体抗体(TRAb)、甲状腺过氧化物酶抗体(TPOAb)和甲状腺摄碘率,并且需要通过 B 超和甲状腺 ECT 的结果估算甲状腺质量。临床医师

可以结合触诊法经 99mTc 甲状腺平面显像或 B 超计算甲状腺质量或容积:

$$甲状腺质量(g) = 甲状腺面积(cm^2) × 双叶甲状腺平均高度(cm) × 0.52$$

$$甲状腺容积(mL) = 0.479(Labc + Rabc)$$

其中 L 代表左叶,R 代表右叶,a,b,c 分别代表甲状腺组织横径、前后径和上径(cm)。

根据治疗经验,给予每克甲状腺组织 ^{131}I 剂量一般为 1.38 ~ 4.28 MBq(我院数据),2013 版指南推荐剂量为每克甲状腺组织剂量 2.59 ~ 4.44 MBq,对甲状腺较大、24 小时吸 ^{131}I 率较高、摄 ^{131}I 高峰提前、年龄较大、病程较长且反复发者采用较大的每克甲状腺组织 ^{131}I 剂量。用以下公式计算 ^{131}I 使用剂量:

$$^{131}I 使用剂量(MBq) = \frac{甲状腺质量(g) × 每克甲状腺组织^{131}I 剂量(MBq)}{24 小时摄^{131}I 率(\%)}$$

我院目前注意事项提醒患者口服 ^{131}I 前至少禁食 8 小时;采用空腹一次性口服,口服 ^{131}I 前至少禁食 2 小时,口服 ^{131}I 后禁食 2 小时。

【不良反应】 应用本品有发生甲状腺功能减退的风险。在发生甲减后,可用 L-T$_4$ 替代治疗使患者的甲状腺功能维持正常。由于甲减并发症的发生率较高,在用 ^{131}I 治疗前需要患者知情并签字同意。

【禁忌证】 对碘制剂过敏者;妊娠、哺乳期妇女;GD 患者确诊或临床怀疑甲状腺癌(此时首选手术治疗);不能遵循放射性治疗安全指导者。在未来 6 个月内计划妊娠的女性也不适用 ^{131}I 治疗。此外,育龄期女性在 ^{131}I 治疗前应注意排除妊娠。

5. 锂盐

【常用种类】 目前临床上使用的药物主要是碳酸锂(lithium carbonate)。

【药理作用和适应证】 本品用于治疗躁狂症,对躁狂和抑郁交替发作的双相情感性精神障碍有很好的治疗和预防复发作用,对反复发作的抑郁症也有预防发作作用,也用于治疗分裂—情感性精神病。可抑制甲状腺激素分泌,主要用于对 ATD 和碘剂都过敏的患者,临时控制甲状腺毒症,和碘化物合用,可促使甲状腺功能低下。

【用法和用量】 口服,成人用量按体重 20 ~ 25 mg/kg 计算。躁狂症治疗剂量为一日 600 ~ 2000 mg,分 2 ~ 3 次服用,宜在饭后服,以减少对胃的刺激。剂量应逐渐增加并参照血锂浓度调整,维持剂量一日 500 ~ 1000 mg。在甲亢患者中应减少剂量,避免中毒。

【不良反应】 常见不良反应有口干、烦渴、多饮、多尿、便秘、腹泻、恶心、呕吐、上腹痛。神经系统不良反应有双手细震颤、萎靡、无力、嗜睡、视物模糊、腱反射亢进,上述不良反应加重可能是锂中毒的先兆,应密切观察。由于锂盐的治疗安全指数低,治疗量和中毒量较接近,如果有条件,应对锂盐的血药浓度进行监测,帮助调节治疗量及维持量,及时发现急性中毒。急性期治疗的血锂浓度为 0.6～1.2 mmol/L,维持治疗的血锂浓度为 0.4～0.8 mmol/L,1.4 mmol/L 视为有效浓度的上限,超过此值容易出现锂中毒。脑器质性疾病、严重躯体疾病和低钠血症患者慎用本品。服本品患者需注意,体液大量丢失,如持续呕吐、腹泻、大量出汗等情况易引起锂中毒。服本品期间不可用低盐饮食。长期服药者应定期检查肾功能和甲状腺功能。所以对于甲亢患者,应用碳酸锂控制甲亢不是常规采用的方法。在临床工作中,碳酸锂治疗甲亢仅限于同位素治疗前后不能用 ATD 治疗的严重甲亢患者,可以试用,但风险较大,需要谨慎使用。

【禁忌证】 肾功能不全者、严重心脏疾病患者禁用。妊娠头 3 个月禁用。哺乳期妇女使用本品期间应停止哺乳。12 岁以下儿童禁用。

6. β-受体阻滞剂(β-receptor blocker)

【常用种类】 内分泌科临床常用的 β-受体阻滞剂分为选择性 $β_1$-受体阻滞剂,有阿替洛尔(Atenolol)、酒石酸美托洛尔(Metoprolol tartaric acid),常用商品名分别为氨酰心安、倍他乐克;非选择性 β-受体阻滞剂,如盐酸普萘洛尔(Propranolol hydrochloride),常用商品名为心得安,这种非选择性 β-受体阻滞剂,对 $β_1$、$β_2$ 受体均有阻滞作用。下面分别介绍心得安和倍他乐克。

(1)盐酸普萘洛尔

【药理作用和适应证】 β-受体阻滞剂主要是与 β-受体竞争性结合,从而阻断儿茶酚胺与 β-受体结合产生的激动和兴奋作用。在甲亢患者中的应用主要原理:① 从受体部位阻断儿茶酚胺的作用,减轻甲状腺毒症的症状;② 具有抑制外周组织 T_4 转换为 T_3 的作用;③ 通过独立的非肾上腺能受体途径阻断甲状腺激素对心肌的直接作用;④ 对严重心动过速导致的心功能不全有效。

【用法和用量】

① 高血压:初始剂量 10 mg,每日 3～4 次,可单独使用或与利尿剂合用。剂量应逐渐增加,日最大剂量 200 mg。

② 心绞痛:初始剂量 5～10 mg,每日 3～4 次,每 3 日可增加 10～20 mg,可渐增至每日 200 mg,分次服。

③ 快速型心律失常:每日 10～30 mg,日服 3～4 次,饭前、睡前服用。

④ 心肌梗死:每日 30～240 mg,日服 2～3 次。

⑤ 肥厚型心肌病:10～20 mg,每日 3～4 次。按需要及耐受程度调整剂量。

⑥ 嗜铬细胞瘤:10～20 mg,每日 3～4 次。术前用 3 天,一般应先用 α-受体阻滞剂,待药效稳定后加用普萘洛尔。

⑦ 甲亢伴心动过速患者可加用普萘洛尔:10～20 mg,每日 3 次。心率控制后随甲亢控制好转逐渐减量。

【不良反应】　注意本品血药浓度不能完全预示药理效应,故还应根据心率及血压等临床征象指导用药。冠心病、心律失常患者使用本品不宜骤停,否则可出现心绞痛、心肌梗死或室性心动过速。甲亢患者用本品也不可骤停,否则使甲亢症状加重。长期用本品者撤药须逐渐递减剂量,至少经过 3 天,一般为 2 周。长期应用本品可在少数患者中出现心力衰竭,倘若出现,可用洋地黄苷类和(或)利尿剂纠正,并逐渐递减剂量,最后停用。本品可引起糖尿病患者血糖降低,但非糖尿病患者无降糖作用,故糖尿病患者使用心得安应定期检查血糖。

【禁忌证】　支气管哮喘,心源性休克,心脏传导阻滞(Ⅱ~Ⅲ度房室传导阻滞),重度或急性心力衰竭,窦性心动过缓。哺乳期妇女、孕妇避免使用。

(2)倍他乐克(酒石酸美托洛尔缓释片)

【药理作用和适应证】　本药属于2A 类抗心律失常药物,即部分阻滞的 β_1-受体阻滞剂(心脏选择性 β-受体阻滞剂)。它对 β_1-受体有选择性阻断作用,无 PAA(部分激动活性),无膜稳定作用。其阻断 β-受体的作用约与普萘洛尔(PP)相等,对 β_1-受体的选择性稍逊于阿替洛尔。美托洛尔对心脏的作用如减慢心率、抑制心收缩力、降低自律性和延缓房室传导时间等与普萘洛尔、阿替洛尔(AT)相似,其降低运动试验时升高的血压和心率的作用也与 PP、AT 相似。其对血管和支气管平滑肌的收缩作用较 PP 为弱,因此对呼吸道的影响也较小,但仍强于 AT。美托洛尔也能降低血浆肾素活性。用于治疗高血压、心绞痛、心肌梗死、肥厚型心肌病、主动脉夹层、心律失常、甲状腺功能亢进、心脏神经官能症等。近年来尚用于心力衰竭的治疗,但应在有经验的医师指导下使用。

【用法和用量】　口服制剂:因个体差异较大,故剂量需个体化,一般情况下用于高血压病,开始时每日 1 次 100 mg,维持量为每日 1 次 100~200 mg,必要时增至每日 400 mg,早晚分服。用于心绞痛,每日 100~150 mg,分 2~3 次服,必要时可增至每日 150~300 mg。

【不良反应】

① 心血管系统:心率减慢、传导阻滞、血压降低、心衰加重、外周血管痉挛导致的四肢冰冷或脉搏不能触及、雷诺现象。

② 因脂溶性及较易透入中枢神经系统,故该系统的不良反应较多。疲乏和眩晕占 10%,抑郁占 5%,其他有头痛、多梦、失眠等,偶见幻觉。

③ 消化系统:恶心、胃痛、便秘(占 1%)、腹泻(占 5%),但不严重,很少影响用药。

④ 其他:气急、关节痛、瘙痒、腹膜后腔纤维变性、耳聋、眼痛等。

【禁忌证】　Ⅱ度或Ⅲ度房室传导阻滞;失代偿性心衰(肺水肿、低灌注或低血压);持续地或间歇性地接受 β-受体激动剂的变力性治疗的患者;有临床意义的窦性心动过缓;病态窦房结综合征;心源性休克;末梢循环灌注不良、严重的周围血管疾病。怀疑有急性心肌梗死,心率 < 45 次/分钟,P‐Q 间期 > 0.24 秒或收缩压 < 100 mmHg 的患者不可用。对本品中任一成分过敏者禁用。在妊娠或分娩期间不宜使用。

第三节　垂体功能替代药物

由于其疾病的特殊性,内分泌科用药非常讲究,医师必须亲自了解这些少见疾病的药物使用要点,既要训练护士正确教会患者服药,也需要经常和患者交流,确定患者正确服药,才能达到治疗疾病的目的。垂体前叶功能减退症是内分泌科常见的特殊病种,涉及多种激素的应用,简述如下:

【用药注意事项】　首先应该告知患者:只要确诊为垂体前叶功能不全(只有极少数原因为可逆性),绝大多数患者需要终生替代治疗,且需要定期复查,根据身体状况调整用药剂量,患者应和内分泌科医师保持密切联系。

其次,需要根据所缺乏激素的种类及程度进行补充或替代治疗,平时应使用生理剂量,但出现应激、感染、外伤或手术时,须视病情酌情增加剂量。全垂体前叶功能不全的患者替代顺序及参考剂量如下,糖皮质激素:口服泼尼松一日 5 ~ 10 mg 或氢化可的松一日 20 ~ 30 mg;甲状腺激素:口服甲状腺素一日 50 ~ 200 μg;性激素:酌情使用。如果垂体前叶不全累及单独 ACTH 轴或单独累及性腺轴,替代的激素种类会有所不同。其替代药物中以糖皮质激素的使用最为重要和复杂。

1. 糖皮质激素类药物

【常用种类】　目前临床上使用的糖皮质激素类药物主要分为短、中、长效3 种,具体药物名称见表4-4。

表 4-4　常用糖皮质激素类药物一览表

类别	药物	对糖皮质激素受体的亲和力	水盐代谢比值	糖代谢（比值）	抗炎作用（比值）	等效剂量（mg）	血浆半衰期（min）	作用持续时间（h）
短效	氢化可的松	1.00	1.0	1.0	1.0	20.00	90	8 ~ 12
	可的松	0.01	0.8	0.8	0.8	25.00	30	8 ~ 12

续表

类别	药物	对糖皮质激素受体的亲和力	水盐代谢比值	糖代谢（比值）	抗炎作用（比值）	等效剂量（mg）	血浆半衰期（min）	作用持续时间(h)
中效	泼尼松	0.05	0.8	4.0	3.5	5.00	60	12~36
	泼尼松龙	2.20	0.8	4.0	4.0	5.00	200	12~36
	甲泼尼龙	11.90	0.5	5.0	5.0	4.00	180	12~36
	曲安西龙	1.90	0	5.0	5.0	4.00	>200	12~36
长效	地塞米松	7.10	0	20.0~30.0	30.0	0.75	100~300	36~54
	倍他米松	5.40	0	20.0~30.0	25.0~35.0	0.60	100~300	36~54

注:水盐代谢、糖代谢、抗炎作用的比值均以氢化可的松为1计;等效剂量以氢化可的松为标准计

【药理作用】　糖皮质激素具有强大的抗炎及抗过敏作用,通过抑制多种炎症细胞如嗜酸性粒细胞、中性粒细胞、单核巨噬细胞和肥大细胞等趋化、游走、聚集和分泌,抑制过敏源经 IgE 受体激活巨噬细胞,并与嗜酸性粒细胞等一起参与 IgE 介导的迟发相炎症反应发挥抗炎作用,通过抑制花生四烯酸代谢,抑制环氧酶和脂氧酶,减少白三烯和前列腺素的合成发挥抗炎、抗过敏的作用。糖皮质激素还具有免疫抑制作用,治疗量的糖皮质激素能抑制巨噬细胞对抗原的吞噬、处理和递呈作用,抑制激活巨噬细胞产生 IL-1,还可抑制 T 细胞产生 IL-2,抑制 IFN 对巨噬细胞的作用,同时抑制补体蛋白的合成和分泌。

【适应证】

(1)内分泌系统疾病:用于原发性和继发性肾上腺皮质功能减退症、先天性肾上腺皮质增生症的替代治疗;肾上腺危象、垂体危象、甲状腺危象等紧急情况的抢救;重症亚急性甲状腺炎、Graves 眼病、激素类生物制品[如胰岛素及其类似物、促肾上腺皮质激素(ACTH)]等药物过敏的治疗等。大、小剂量地塞米松抑制试验可判断肾上腺皮质分泌状况,诊断和病因鉴别诊断库欣综合征(皮质醇增多症)。

(2)风湿性疾病和自身免疫病:此类疾病种类繁多,达 200 余种,多与自身免疫有关,尤其是弥漫性结缔组织疾病皆有自身免疫参与,常见的如红斑狼疮、类风湿关节炎、原发性干燥综合征、多发性肌病/皮肌炎、系统性硬化症和系统性血管炎等。糖皮质激素是最基本的治疗药物之一。

(3)呼吸系统疾病:主要用于支气管哮喘、外源性过敏性肺泡炎、放射性肺炎、结节病、特发性间质性肺炎、嗜酸性粒细胞性支气管炎等。

(4)血液系统疾病:多种血液系统疾病常需糖皮质激素治疗,主要为两种情况,一是治疗自身免疫病,如自身免疫性溶血性贫血、特发性血小板减少性紫癜

等;二是利用糖皮质激素溶解淋巴细胞的作用,将其作为联合化疗方案的组分之一,用于淋巴系统恶性肿瘤如急性淋巴细胞白血病、淋巴瘤、多发性骨髓瘤等的治疗。

(5)肾脏系统疾病:主要包括原发性肾病综合征、多种肾小球肾炎和部分间质性肾炎等。

(6)严重感染或炎性反应:严重细菌性疾病如中毒型细菌性痢疾、暴发型流行性脑脊髓膜炎、重症肺炎,若伴有休克、脑病或其他与感染有关的器质性损伤等,在有效抗感染的同时,可加用糖皮质激素以缓解中毒症状和器质性损伤;严重病毒性疾病如急性重型肝炎等,也可用糖皮质激素辅助治疗。

(7)重症患者(休克):可用于治疗各种原因所致的休克,但须结合病因治疗和抗休克治疗;急性肺损伤、急性脑水肿等。

(8)异体器官移植:用于异体组织器官移植排斥反应的预防及治疗;异基因造血干细胞移植后的移植物抗宿主病的预防及治疗。

(9)过敏性疾病:过敏性疾病种类众多,涉及多个专科,许多疾病如严重的荨麻疹等,需要糖皮质激素类药物治疗。

(10)神经系统损伤或病变:如急性视神经病变(视神经炎、缺血性视神经病变)、急性脊髓损伤、急性脑损伤等。

(11)慢性运动系统损伤:如肌腱末端病、腱鞘炎等。

(12)预防治疗某些炎性反应后遗症:应用糖皮质激素可预防某些炎性反应后遗症及手术后反应性炎症的发生,如组织粘连、瘢痕挛缩等。

【用量和用法】 垂体前叶功能不全患者,根据患者症状体征和检查结果,如有意识障碍和休克,立即使用 100 mg(按氢化可的松计算),以 0.9% 葡萄糖注射液或 5% 葡萄糖注射液稀释后静脉滴注。以后每 6 小时加入补液中静脉滴注 100 mg,最初每日总量可达 400 mg,第 2～3 天逐渐减至一日 300 mg,疗程不超过 3～5 日,以后逐渐减量。使用过程中容易出现精神症状,需密切观察患者神志和生命体征变化。病情好转,呕吐停止可进食者,改为口服并维持。

【不良反应】 长期应用可引起一系列不良反应,其严重程度与用药剂量及用药时间成正比,主要有:

(1)医源性库欣综合征,如向心性肥胖、满月脸、皮肤紫纹瘀斑、类固醇性糖尿病(或已有糖尿病加重)、骨质疏松、自发性骨折甚或骨坏死(如股骨头无菌性坏死)、女性多毛月经紊乱或闭经不孕、男性阳痿、出血倾向等。

(2)诱发或加重细菌、病毒和真菌等各种感染。

(3)诱发或加剧胃十二指肠溃疡,甚至造成消化道大出血或穿孔。

(4)高血压、充血性心力衰竭和动脉粥样硬化、血栓形成。

（5）高脂血症，尤其是高甘油三酯血症。

（6）肌无力、肌肉萎缩、伤口愈合迟缓。

（7）激素性青光眼、激素性白内障。

（8）精神症状如焦虑、兴奋、欣快或抑郁、失眠、性格改变，严重时可诱发精神失常、癫痫发作。

（9）儿童长期应用影响生长发育。

（10）长期外用糖皮质激素类药物可出现局部皮肤萎缩变薄、毛细血管扩张、色素沉着、继发感染等不良反应；在面部长期外用时，可出现口周皮炎、酒糟鼻样皮损等。

（11）吸入型糖皮质激素的不良反应包括声音嘶哑、咽部不适和念珠菌定植、感染。长期使用较大剂量吸入型糖皮质激素者也可能出现全身不良反应。

【禁忌证】　对糖皮质激素类药物过敏；严重精神病史；癫痫；活动性消化性溃疡；新近胃肠吻合术后；骨折；创伤修复期；单纯疱疹性角膜炎、结膜炎及溃疡性角膜炎、角膜溃疡；严重高血压；严重糖尿病；未能控制的感染（如水痘、真菌感染）；活动性肺结核；较严重的骨质疏松；妊娠初期及产褥期；寻常型银屑病。

若必须用糖皮质激素类药物才能控制疾病，挽救患者生命时，如果合并上述情况，可在积极治疗原发疾病、严密监测上述病情变化的同时，慎重使用糖皮质激素类药物。

小贴士

卫生部办公厅于2011年发布了由宁光教授等编写的《糖皮质激素类药物临床应用指导原则》，对所有应用糖皮质激素的疾病均做了详细的解读和规范指导。本书部分内容摘自该指导原则。如果对糖皮质激素的规范应用有兴趣，可以到卫生部网站上进一步阅读原文。

相关链接：http://www.gov.cn/gzdt/2011-02/24/content_1810219.htm

2. 甲状腺激素

【常用种类】

（1）左甲状腺素钠片（Levothyroxine sodium tablet），常用商品名：优甲乐（Euthyrox）、雷替斯（Letrox），常用规格：50 μg×100 片。

甲状腺片（Thyroid tablet）：系取牛、猪、羊等动物的甲状腺体制成。常用规格：40 mg×100 片。

【药理作用】　左甲状腺素钠片含有与人甲状腺产生的 T_4 完全相同的合成

甲状腺素 T_4。左甲状腺素有时又称"激素原",它几乎全部由甲状腺合成,比三碘甲状腺原氨酸的代谢活性弱。T_4 能保证依赖甲状腺素的人体代谢正常,脱碘转化为 T_3(三碘甲状腺原氨酸)。T_4 在周围组织中约有 45% 被转化为 T_3。80%的甲状腺外 T_3 是由组织中的 T_4 转化而来。T_4 在甲状腺激素转换机理中充当着 T_3 激素原的作用。甲状腺素几乎对全身所有组织具有兴奋作用,通过增加蛋白和酶的合成或酶的活化,影响人体胚胎和新生期细胞的分裂、生长和发育。对成人器官的生理激素作用与能量代谢、体温调节及蛋白质、碳水化合物和脂肪的代谢等有关。甲状腺素对心脏有增加心率和正性肌力的作用,并能增加心输出量。当甲状腺激素缺乏(甲状腺功能减退症)时,垂体前叶分泌促甲状腺素(TSH)增多,进而促使甲状腺合成和分泌 T_4。如果甲状腺素过多(甲状腺功能亢进症),垂体前叶合成和分泌 TSH 受到抑制。左甲状腺素钠片通过人体内分泌的反馈作用机理,抑制 TSH 的分泌,进而达到减少甲状腺 TSH 受体和血液中 TSH 受体抗体,起到预防甲亢复发的作用,还能够有效地抑制脑垂体 TSH 的过度分泌,从而达到预防术后甲状腺肿复发的作用。目前本品是治疗甲状腺功能减退症的首选药物。

甲状腺片主要成分包括甲状腺素(T_4)和三碘甲状腺原氨酸(T_3)。有促进分解代谢(升热作用)和合成代谢的作用,对人体正常代谢及生长发育有重要影响。甲状腺激素的基本作用是诱导新生蛋白质包括特殊酶系的合成,调节蛋白质、碳水化合物和脂肪三大物质,以及水、盐和维生素的代谢。由于甲状腺激素诱导细胞膜 $Na^+ - K^+$ 泵的合成并增强其活力,使能量代谢增强。甲状腺激素(主要是 T_3)与核内特异性受体相结合,后者发生构型变化,形成二聚体,激活的受体与 DNA 上特异的序列、甲状腺激素应答元件相结合,从而调控基因(甲状腺激素的靶基因)的转录和表达,促进新的蛋白质(主要为酶)的合成。但由于是动物甲状腺的混合制剂,每批制剂的 T_4 及 T_3 的含量和比例并不非常恒定,所以使用时需要监测甲状腺功能并进行调整。

【适应证】 治疗非毒性的甲状腺肿(甲状腺机能正常状况);预防甲状腺肿切除术后复发;作为各种原因引起的甲状腺机能减退的补充治疗;预防甲状腺功能亢进的辅助治疗;甲状腺癌的控制与补充治疗;用于甲状腺抑制实验。各种情况下服用甲状腺素均应由小剂量开始,逐渐增加至最佳剂量。应至少于早餐前半小时,或睡前空腹一次性用水送服。

【不良反应】 个别病例由于对剂量不耐受或服用过量,特别是治疗开始时剂量增加过快,可能出现心动过速、心律不齐、多汗、腹泻、体重下降、失眠等症状。

【禁忌证】 对本品及其辅料高度敏感者。未经治疗的肾上腺功能不足、垂体功能不足和甲状腺毒症。应用甲状腺素治疗不得从急性心肌梗死期、急性心肌炎和急性全心炎时开始。

【注意事项】　甲状腺功能减退症患者在妊娠期及哺乳期需继续使用左甲状腺激素进行治疗。妊娠期间本品的剂量可能增加。到目前为止,尽管妊娠妇女广泛使用本品,却没有任何报道表明本品会对胎儿产生危害。甚至在高剂量的左甲状腺素治疗的情况下,哺乳时分泌的乳汁中甲状腺激素的量也不足以导致婴儿发生甲状腺功能亢进或 TSH 分泌被抑制。妊娠期间不宜将左甲状腺素与抗甲状腺药物联合应用以治疗甲状腺功能亢进,原因是加用左甲状腺素会增加抗甲状腺药物的剂量。与左甲状腺素不同,有效剂量的抗甲状腺药物能通过胎盘,因此合用左甲状腺素治疗需要更高剂量的抗甲状腺药物,这样可能会导致胎儿甲状腺功能减退。因此,对于患有甲状腺功能亢进的哺乳妇女,必须单独使用抗甲状腺药物进行治疗。

 小贴士

垂体前叶功能不全的患者恢复月经的人工周期疗法

应用该治疗方法仅限于糖皮质激素和甲状腺激素替代正常后,有提高生活质量的强烈要求,没有性激素应用禁忌证的生育期女性患者。

方法:口服雌激素(炔雌醇 0.0125 mg qd 或共轭雌激素 0.625 mg 或戊酸雌二醇 1 mg)每日一次,连服 20~25 天,在最后 10 天加服孕激素,停药后 3~7 天即有"月经"。

3. 雌激素

【常用种类】　戊酸雌二醇片(Estradiol valerate tablets),常用商品名:补佳乐。其他种类的雌激素在第四章第四节中进行详细说明。

【适应证】　与孕激素联合使用,建立人工月经周期中用于补充主要与自然或人工绝经相关的雌激素缺乏;血管舒缩性疾病(潮热);生殖泌尿道营养性疾病(外阴阴道萎缩、性交困难、尿失禁);精神性疾病(睡眠障碍、精神衰弱);宫颈黏液的改善。

【用法和用量】　饭后服用,每日 1 mg(2 片),用水吞服,遵医嘱可酌情增减,按周期序贯疗法,每经过 21 天的治疗后,须停药至少 1 周。开始治疗前,应进行全面彻底的内科及妇科检查(包括乳房检查及宫颈的细胞涂片)。出现以下情况应立即停药:第一次发生偏头痛或频繁发作少见的严重头痛、突发性感觉障碍

（如视觉或听觉障碍）、血栓性静脉炎或血栓栓塞的前发指征（如异常的腿痛或腿肿、不明原因的呼吸或咳嗽时的刺痛感）、胸部疼痛及紧缩感、发生黄疸、肝炎、全身瘙痒、癫痫发作次数增加、血压显著增高。如果规律地服用其他药物（如巴比妥类、保泰松、乙内酰脲、利福平、氨苄西林）应告诉医师，因这些药物可干扰雌二醇的作用。另外本品会使口服降糖药或胰岛素的需要量减少，故在糖尿病女性患者使用雌二醇时需特别注意避免严重低血糖，及时调整药量。

【不良反应】 少数病例可有乳房胀感、胃部不适、恶心、头痛、体重增加及子宫出血。

【禁忌证】 下面任何一种情况存在时，不应开始激素替代治疗（HRT），如果在 HRT 用药过程中出现下列任何一种情况，应立即停药：妊娠和哺乳期女性未确诊的阴道出血；已知或可疑乳腺癌；已知或可疑受性激素影响的癌前病变或恶性肿瘤；现有或既往有肝脏肿瘤病史（良性或恶性）；重度肝脏疾病；急性动脉血栓栓塞（如心肌梗死、中风）；活动性深静脉血栓形成；血栓栓塞性疾病；或有记录的这些疾病的病史；重度高甘油三酯血症；对活性成分或任何辅料过敏（这种作用在药物治疗停止后可持续至少 4 周）。

4. 孕激素

【常用种类】 醋酸甲羟孕酮片（Medroxyprogesterone acetate tablets），常用商品名：安宫黄体酮。

【适应证】 可用于月经不调、功能性子宫出血及子宫内膜异位症等。还可用于晚期乳腺癌、子宫内膜癌。

【不良反应】 个别女性有不规则出血。治疗肿瘤时，治疗剂量大可出现类柯兴氏征。长期应用肝功能异常。

【禁忌证】 肝、肾功能不全者，脑梗死、心肌梗死、血栓性静脉炎等血栓病史患者，未确诊的性器官出血者，尿路出血者，以及对本品过敏史者禁用。心脏病、癫痫、抑郁症、糖尿病、偏头痛、哮喘患者慎用。

5. 雄激素

【常用种类】 十一酸睾酮（Testosterone undecanoate），目前常用种类有针剂、口服药和外用制剂。常用口服药的商品名为安特尔。

【适应证】 原发性睾丸功能减退，如双侧隐睾症、性腺发育不全、睾丸炎等。继发性睾丸功能减退，如低 GHRH 性睾丸功能减退症、颅脑损伤、垂体肿瘤或垂体炎等导致垂体前叶功能不全。体质性青春期延迟，小剂量短期使用睾酮可刺激骨骺生长。有文献报道，部分再生障碍性贫血也可用睾酮治疗。男性更年期综合征。男子避孕。

【不良反应】

（1）生殖系统：男性会出现阴茎勃起频繁和时间过长，刺激前列腺生长，精液中精子密度降低。

（2）胃肠系统：肝毒性多见于烷基化睾酮。

（3）血液系统：刺激红细胞增生。

（4）水电解质平衡：剂量过大时会引起水肿、高血压、头痛和高血钙。

（5）皮肤：痤疮和过敏性皮疹等。

【禁忌证】　良性前列腺增生伴排尿障碍；已知患有前列腺癌；睡眠呼吸暂停综合征；红细胞增多症；对类固醇激素过敏；严重心肝肾功能衰竭。

第四节　骨质疏松治疗常用药物

作为研究骨盐代谢的鼻祖，内分泌科的医师也许不会想到自己学科的未来竟然主要转向糖尿病的诊治。甚至现在，在某些地区，内分泌科还被老百姓称为糖尿病科。但事实上，内分泌科的病种绝不仅仅是糖尿病、甲状腺疾病。骨盐代谢紊乱、骨质疏松症也是内分泌科的重要疾病病种，且具有庞大的患者群体。随着人们对生活质量的重视，这些疾病也逐渐受到了关注。

目前，骨质疏松症的常用治疗药物有钙剂、活性 D 剂、雌激素、选择性雌激素受体调节剂、双膦酸盐、降钙素、甲状旁腺素、锶盐、维生素 K_2 等，临床常用的为前五类。

一、基础治疗

钙剂和维生素 D 是骨质疏松症的基础治疗药物。钙对骨骼的作用表现在钙是骨骼矿化的底物，钙摄入增加可以抑制甲状腺激素（PTH）的分泌。钙剂的非骨骼效应可预防结肠、直肠癌的发生，调节血压，预防妊高征和子痫的发生，有趋铅效应，预防肾结石。而活性维生素 D_3 的生理作用在于：促进肠钙的吸收，调节钙磷代谢，升高骨密度，促进骨形成，同时可以通过调节神经—肌肉的协调性，增加肌力，防止跌倒。老年人维生素 D 缺乏的主要原因是日照时间不足，肾功能减退和肠道吸收功能下降。

我国营养学会推荐成人每日钙摄入量为 800 mg（元素钙含量），这是获得理想骨峰值、维护骨健康的适宜剂量；绝经后妇女和老年人每日钙推荐剂量为 1000 mg，我国老年人平均每日从饮食中获钙约 400 mg，故平均每日应补充的元素钙量为 500～600 mg，维生素 D_3 125 IU。

市面上的钙制剂种类很多,但含钙量不相同,其中碳酸钙含钙量 40%,磷酸钙含钙量 40%,乳酸钙含钙量 13%,葡萄糖酸钙含钙量 9%,枸橼酸钙含钙量 8%。苏北人民医院常用的钙剂和维生素 D_3 的复合制剂为钙尔奇 D,每片含钙 600 mg。

钙剂需同其他抗骨质疏松药物联合使用,目前尚无充分证据表明单纯补钙可以代替其他抗骨质疏松药物的治疗。

补充活性维生素 D_3 对老年性骨质疏松是必要的,另外由于肾功能不全患者不能顺利进行羟化,对他们补充活性维生素 D_3 尤为重要。研究表明,补充活性维生素 D_3 可能会减少老年人跌倒的概率。成年人维生素 D 推荐剂是为 200 IU(5 μg/d),老年人因缺乏日照及摄入吸收障碍常有维生素 D 缺乏,故推荐剂量为 400 ~ 800 IU(10 ~ 20 μg/d)。

目前,常用活性维生素 D 的种类见表 4-5。

表 4-5 常用活性维生素 D_3

活性维生素 D_3 种类	常用商品名	常用规格	用法
阿法骨化醇[1α-(OH)D_3]	立庆(国产) 萌格旺(日本) 阿法迪三(以色列)	0.25 μg×20 片	0.5 ~ 1.0 μg QD
骨化三醇[1,25-(OH)$_2$$D_3$]	罗盖全(罗氏) 盖三醇(国产)	0.25 μg×10 粒	0.25 μg BID

【用药指导】

(1)过量服用可发生高钙血症、碱中毒及肾功能不全。高钙血症、高尿酸血症患者不宜服用钙剂或钙剂维生素 D 复合制剂。

(2)每 3 个月需要复查血钙及 24 小时尿钙,服药期间出现血钙或尿钙升高,应立即停药以使得血钙降至正常,然后以末次剂量减半给药。

(3)高钙血症、原发性甲旁亢、多发性结石患者均不宜使用活性 D_3 制剂。

(4)有肝、肾功能不全的骨质疏松患者不宜补充维生素 D,而应选择活性 D_3,避免在体内无法羟化转变为活性 D_3。

二、激素替代治疗

1932 年 Geist 和 Spielman 首先采用雌激素制剂防治更年期综合征。1963 年 Rober Wilson 首先认识到给绝经后妇女补充雌激素,不仅可以治疗绝经引起的各种症状,还可延缓及阻止与绝经相关疾病的发生,这种方法称为雌激素替代治疗(ERT)。临床上常用的雌激素的种类和推荐剂量见表 4-6,由于多数情况下

需加用孕激素,故也统称为激素替代治疗(HRT)。2002 年以后,对 HRT 的受益和风险进行了重新评估。研究发现,对绝经后妇女进行 HRT 治疗,可以对绝经症状、泌尿生殖道萎缩、骨质疏松、结肠癌、老年痴呆等有良好效果和延缓作用,但乳腺癌、心脏事件、中风、肺栓塞的发病风险也有所上升。雌激素的应用应在绝经早期,低剂量、短期用,用药前评估禁忌证,用药期间要进行安全性监测。

表 4-6　常用的雌激素种类和推荐剂量

雌激素种类	推荐剂量	使用方法
结合雌激素(倍美力)	0.625 mg/d	口服,每天一次
微粒化 17β-雌二醇	1~2 mg/d	口服,每天一次
17β-雌二醇凝胶	1.5~3 mg/d	每日皮肤涂抹一次
17β-雌二醇皮贴片	0.05 mg/d	每 3~4 天一贴

【用药指导】

(1)雌激素对骨质疏松症的治疗效果

雌激素通过逆转绝经后和切除卵巢后骨质疏松症的负钙平衡,降低骨转换相关指标,改善骨转换,增加骨量。实施 HRT 前需全面了解患者的病史及家族史。用药前需行血压测定、肝肾功能的监测、血糖及血脂测定、乳腺检查及妇科检查。如在治疗过程中出现非正常子宫出血,排除恶性肿瘤后应降低剂量。手术后血栓栓塞危险增大,需要在手术 4 周前中断。有哮喘、癫痫、偏头痛、三叉神经痛等基础疾病的患者应用 HRT 时应该严密观察。

(2)HRT 的禁忌证

妊娠、阴道出血、怀疑有乳腺癌、已知或怀疑与性激素相关的肿瘤、合并血栓栓塞性疾病、严重肝肾功能障碍、血卟啉病、耳硬化症、脑膜瘤患者禁用。

子宫肌瘤、子宫内膜异位症、子宫内膜增生史、未控制的糖尿病及严重高血压、有血栓形成倾向、胆囊疾病、癫痫、偏头痛、哮喘、高泌乳素血症、SLE、乳腺良性疾病、乳腺癌家族史患者慎用。

(3)单用雌激素仅适用于子宫切除的患者。联用孕激素和雄激素可以增强肌肉力量,增加骨密度。雌、孕激素联合使用,其中序贯疗法适用于子宫完整的女性,而联合疗法适用于年龄较大的女性。

三、选择性雌激素受体调节剂

选择性雌激素受体调节剂(selective estrogen receptor modulator,SERM)是一类必须和雌激素受体结合而发挥作用的化合物,它可以模拟雌激素的作用,但在另一些组织显示雌激素拮抗作用。对骨骼的作用表现为,降低椎体骨折的发生率,保持骨量和增加骨密度;能显著降低总胆固醇和 LDL 胆固醇;对绝经后子宫内膜无刺激作用;对乳腺组织无刺激作用。

【代表药物】 雷洛昔芬

【用法和用量】 每日口服 1 片(以盐酸雷洛昔芬计,60 mg),可以在一天中的任何时候服用且不受进餐的限制。老年人无须调整剂量。

【不良反应】 血栓栓塞事件,血管扩张(潮热,不适合更年期综合征症状严重的患者),小腿痛性痉挛。

【禁忌证】 可能妊娠的妇女,正在或既往患有静脉血栓栓塞性疾病者,对雷洛昔芬或片中所含的任何成分过敏。

四、双膦酸盐

双膦酸盐类(bisphosphonates)药物由洗涤用品发展而来,1865 年在德国首先合成,由于能够抑制碳酸钙的沉淀和去除水垢,被广泛应用于工业和洗涤用品,也成为牙膏的成分。近三十年发展为骨质疏松的治疗药物。这类药物的主要作用机理:抑制破骨细胞的骨吸收能力,促进破骨细胞的凋亡,目前是骨质疏松治疗的一线药物。

根据双膦酸盐类药物的功能基团不同,分为多种双膦酸药物,目前常用双膦酸盐的种类有阿仑膦酸钠、唑来膦酸注射剂等。根据抗骨吸收能力又不发生矿化障碍的动物试验,可分为以下几类:羟乙基膦酸盐、双氯膦酸盐、替洛膦酸盐、帕米屈膦酸盐、阿仑膦酸盐、依班膦酸盐、利噻膦酸盐、唑来膦酸盐。下面简单介绍一下阿仑膦酸盐和唑来膦酸。

1. 阿仑膦酸钠

阿仑膦酸钠(Alendronate sodium),常用商品名:阿仑膦酸钠片,福善美(Fosamax)。

【适应证】 治疗绝经后妇女的骨质疏松症,以预防髋部和脊柱骨折(椎骨压缩性骨折),治疗男性骨质疏松以增加骨量及糖皮质激素诱发的骨质疏松症。

【治疗特点】 随机双盲实验提示对腰椎 BMD 有明显改善作用。在改善骨密度方面,70 mg 每周一次或 10 mg 每日一次,一年后效果相似。无论何种服用方法,需服用 3 个月以上才能有明显的效果。

【不良反应】 胃肠道反应:恶心、呕吐,食管炎、食管糜烂,食管溃疡,肌肉疼痛,关节肿胀,皮疹。

【禁忌证】 不能用于孕妇,不适用于儿童。有食道排空延时的食道疾病者,如食管狭窄或迟缓;不能站立或坐直至少 30 分钟者;低钙血症未纠正者;双膦酸盐过敏者；严重肾功能不全患者（Ccr＜35 mL／min）禁用。

【注意事项】　应在清晨用一满杯白水送服（其他饮料包括矿泉水会降低药物的吸收），服用后直立，避免卧床休息，半小时后再进食。

2. 唑来膦酸注射液

唑来膦酸注射液（Zoledronic acid injection），常用商品名：密固达（Aclasta）。

【药理作用】　唑来膦酸属于含氮双膦酸化合物，主要作用于人体骨骼，通过对破骨细胞的抑制，从而抑制骨吸收。双膦酸化合物对矿化骨具有高度亲和力，可以选择性地作用于骨骼。唑来膦酸静脉注射后可以迅速分布于骨骼当中，并像其他双膦酸化合物一样，优先聚集于高骨转化部位。唑来膦酸的主要分子靶点是破骨细胞中的反式异戊二烯延长酶，但并不排除还存在其他作用机理。雌激素缺乏的动物的长期试验表明，在给药剂量相当于人体剂量 0.03～8 倍时，唑来膦酸可以抑制骨细胞的重吸收，增加骨密度。研究显示，骨骼强度和其他骨骼机械性能呈剂量依赖性增加。在给药剂量相当于人体剂量的 0.8～8 倍时，与未切除卵巢动物（对照组）相比，唑来膦酸可以明显改善卵巢切除动物的骨骼机械性能。组织形态分析显示：骨骼对抗骨吸收药物的典型反应是呈剂量依赖性抑制破骨细胞活性、骨小梁和哈佛氏系统重建位点活化频率。给予和临床相关剂量的唑来膦酸进行治疗的动物骨骼样本中可观察到持续的骨骼重建。在治疗动物中没有发现钙化缺陷、异常的类骨质堆积和编织骨生成。一般情况下，一年只需使用一次，药物在骨组织的循环使密固达具有长久疗效，可以增加双膦酸盐治疗的依从性。

【适应证】　用于治疗 Paget's 病，绝经后骨质疏松症。

【用法和用量】　推荐剂量为一次静脉滴注 5 mg 唑来膦酸（无水物），100 mL 水溶液以输液管恒定速度滴注。滴注时间不得少于 15 分钟。密固达不可与任何含钙溶液接触。不能与其他治疗药物混合或同时静脉给药。一次一瓶，未用完应弃之。溶液出现可见微粒或变色现象时禁用。如经冷冻，须达到室温后方可使用。配制密固达溶液过程应保持无菌操作。给药前患者必须进行适当的补水，特别是同时接受利尿剂治疗的患者。在使用密固达治疗的同时应服用足量维生素 D。此外，对于正接受治疗的变形性骨炎的患者必须至少 10 天内确保补充足量的钙剂（每次 500 mg，每日 2 次）。

【不良反应】　静脉给予密固达后，绝大多数怀疑与药物相关的不良反应出现在给药后的 3 天内，主要包括流感样症状（11.9%）、发热（6.8%）、头痛（6.2%）、恶心（5.6%）、骨痛（4.5%）、肌痛（6.2%）、关节痛（4.0%）。这些主要症状可在发作后的 4 天内逐渐消失。有报道不良反应还有代谢和营养紊乱常见低钙血症；神经系统紊乱常见头痛、昏睡；眼部疾病罕见结膜炎；呼吸道症状常见呼吸困难;胃肠道功能紊乱常见腹泻、呕吐、消化不良;肌肉骨骼系统紊乱常见骨痛、关节痛、肌痛全身性失调,注射部位情况非常常见流感样症状;常见发热、强直、疲劳,疼痛、乏力。曾有使用双膦酸盐治疗的患者出现虹膜炎、色素膜炎、表层巩膜炎的报道。

静脉给予唑来膦酸,可能会导致肾功能损害(血清清除率增加)或罕见情况下出现急性肾衰。有报道患者接受唑来膦酸治疗后出现肾功能损害,特别是有先前肾损害或存在其他危险因素的患者(如接受化疗的肿瘤患者,同时使用对肾功能有害的药物,严重脱水等)尤为严重。在 Paget's 病研究中,约有 1% 的患者会出现低血钙症状。

局部反应:0.7% 的患者在给予唑来膦酸时,在注射部位会出现例如红肿和(或)痛的局部反应。

颌骨坏死:有关骨坏死(主要是颌)最早的报道出现在癌症患者接受双膦酸药物包括唑来膦酸的治疗中(不常见)。一些患者有包括骨髓炎在内的局部感染,大多数报道为肿瘤患者在拔牙或牙科手术后。多种危险因素都可导致颌骨坏死,包括癌症诊断及治疗(化疗、放疗、皮质类固醇),以及并存的其他病理状态或疾病,例如贫血、凝血功能障碍、感染、牙科疾病。虽然并无直接的因果关系,但在骨坏死的恢复期中要慎行牙科手术。

【禁忌证】 对唑来膦酸或其他双膦酸盐或药品成分中任何一种辅料过敏者禁用。低钙血症患者,妊娠和哺乳期妇女禁用。

【注意事项】 密固达给药至少 15 分钟以上。

不推荐严重肾功能不全患者使用(肌酐清除率 <30 mL/min)。在给予密固达前,应对患者的血清肌酐水平进行评估。给药前必须对患者进行适当的补水,这对接受利尿剂治疗的患者尤为重要。在给予密固达治疗前,患有低钙血症的患者需服用足量的钙和维生素 D。对于其他矿物质代谢异常者也应给予有效治疗(例如,副甲状腺储备降低、肠内钙吸收不良)。医师应当对该类患者进行临床检测。骨转换率升高是变形性骨炎的主要特征。接受密固达治疗的患者应同时补充钙和维生素 D,尤其是用药后的最初 10 天。应告知患者低血钙症状,并对危险患者给予足够的临床监护。

密固达与用于肿瘤患者的泽泰(唑来膦酸)具有相同的活性成分,如果患者已使用了泽泰,请勿使用密固达。

颌骨坏死主要出现在双膦酸盐治疗的肿瘤患者(含密固达)中。这些患者中许多人也同时接受了化疗和皮质激素治疗。大多数患者出现颌骨骨坏死显示与牙科的一些手术有关,比如拔牙。很多患者有局部感染的症状,包括骨髓炎。对伴有危险因素(如肿瘤、化疗、放疗、皮质激素治疗、口腔卫生状况差)的患者使用双膦酸盐进行治疗前,应考虑进行口腔检查并采取适当的预防措施。在治疗中,这些患者应尽量避免进行牙科手术。在用双膦酸盐治疗时发现有颌骨骨坏死患者,牙科手术可能会加剧该病。如果患者需要进行牙科手术,目前尚无数据表明中止双膦酸盐治疗会减少颌骨坏死的风险。

国外,有专门的临床药师会对患者的合并用药和药物之间的作用进行审查和咨询。这种临床药师在国内大型医院已逐渐出现,但相对较少。在大多数情况下,临床医师还需要承担一部分临床药师的责任,在开具唑来膦酸时,需要对可能出现的不良反应等向患者做充分的告知。同时需要认真评估患者的血电解质水平、肾功能,并且仔细询问合并用药中有无利尿剂、脱水剂和抗肿瘤药物泽泰等。

五、降钙素类

降钙素(calcitonin)是由甲状腺 C 细胞分泌的一种 32 肽。所有的降钙素结构相似,为一条由 32 个氨基酸组成的单链,其 N-末端呈环状排列的 7 个氨基酸的顺序因物种不同而不同。由于鲑降钙素与受体结合部位亲和力高,作用时间长于哺乳类降钙素,且效果更好。

【作用机理】　抑制破骨细胞对骨的吸收,促进骨骼吸收血浆中的钙,对抗 PTH 对骨骼的促吸收作用,抑制肾小管对钙、磷的重吸收,可抑制肠道对钙的转运,有明显的镇痛作用。降钙素对于骨质疏松及骨肿瘤导致的骨痛镇痛效果明显,小剂量、间断性可以促进骨形成。

但是近期的"预防骨质疏松性骨折再发生"随机对照研究表明,鼻喷雾鲑鱼降钙素治疗一年可使腰椎骨矿密度轻度提高 1.0% ~1.5%,且仅有 200 IU 剂量给药组的椎骨骨折发生率减少约 21%,不能提高股骨颈的骨密度,也不能降低非椎骨骨折的风险。由于相对较弱的抗骨折效力,降钙素一般不作为一线骨质疏松症药物治疗,只作为缓解脆性骨折引起的疼痛治疗,更适合有疼痛症状的骨质疏松症患者。

【注意事项】　降低骨折风险疗效不确切,容易耐药致疗效降低(脱逸现象),可以引起低血钙和低血钙所致继发性甲状旁腺功能亢进,进而增加骨质吸收和进行性骨质丢失。降钙素为多肽类激素,有过敏休克可能,应做皮试。

目前,降钙素常用种类有鲑鱼降钙素、鳗鱼降钙素衍生物。

1. 鲑鱼降钙素

鲑鱼降钙注射液常用商品名:密钙息(Miacalcic,salmon calcitonin injection)。常用规格:针剂 50 IU/瓶,鼻喷剂 4400 IU/支。

【适应证】　适用于其他药物治疗无效的骨质疏松症患者;为了防止骨质进

行性丢失,使用本品的患者必须根据需要给予足够的钙和维生素 D;其他药物治疗无效或不适于其他药物治疗的 Paget's 骨病患者;各种肿瘤如乳癌、肺癌、肾癌、骨髓瘤和其他恶性肿瘤骨转移导致的大量骨溶解引起的高钙血症和高钙血症危象;甲状旁腺机能亢进症,缺乏活动或维生素 D 中毒(包括急救和长期治疗);痛性神经营养不良症或 Sudeck 氏病(神经营养不良性症候群);常见病因和易患因素包括创伤后痛性骨质疏松症、神经反射不良症、肩臂综合征、灼性神经痛、药源性神经营养不良症候群。

【用法和用量】 骨质疏松症患者首先推荐使用鼻喷剂,200 IU/日,如果不能耐受,考虑非肠道给药。注射剂一般每日 50 IU,或 100 IU 隔日皮下或肌注。

Paget's 骨病患者 100 IU 每日皮下或肌内注射,临床症状和体征改善后,可考虑 50 IU 每日一次,治疗可能需要持续几个月甚至几年的时间。治疗可以使血清碱性磷酸酶和尿羟脯氨酸排泄明显下降至正常值,而且疼痛可部分或完全缓解。但停药后,异常的骨代谢会在一到几个月后复发,需要重新使用本品治疗。长期使用降钙素治疗的某些患者可以出现抗体,但通常不影响药物的临床疗效,有时发生药物失效可能与结合部位饱和有关,但中断一段时间后,降钙素的治疗反应又可恢复。

高钙血症患者在急性高钙危象时,可以使用鲑降钙素静脉滴注,但仅适用于紧急状况或严重病例。5 ~ 10 IU/(kg·d)的鲑降钙素(体重 60 kg 的患者每天可用到 300 ~ 600 IU 剂量的鲑降钙素)溶解在 500 mL 生理盐水中,静脉缓慢滴注至少 6 小时以上,同时必须补足液体,紧急处理后需治疗原发病。

【不良反应】 按发生率排列,"十分常见"定义为 ≥10%;"常见"定义为 1% ~10%,含 1%;"偶见"定义为 0.1% ~1%,含 0.1%;"罕见"定义为 0.01% ~ 0.1%,含 0.01%;"十分罕见"定义为 <0.01%,包括个案报告。

神经系统常见头疼,头晕,味觉障碍。心血管系统常见面部潮红;偶见高血压。胃肠道系统常见恶心、腹泻、腹痛;偶见呕吐。肌肉骨骼及结缔组织疾病常见关节痛;偶见肌肉骨骼疼痛。免疫系统罕见过敏;十分罕见过敏反应及类过敏反应,过敏性休克。眼部疾病偶见视觉障碍。皮肤和皮下组织罕见全身皮疹。肾脏和泌尿系统罕见多尿。全身及用药局部疾病常见乏力;偶见流感样症状,水肿(面部、四肢和全身);罕见注射部位过敏,瘙痒。

【禁忌证】 已知对鲑降钙素和赋形剂(冰醋酸,醋酸钠,氯化钠,注射用水)过敏者禁用。

【注意事项】 治疗应尽可能选择最短疗程。由于鲑降钙素是一种多肽,有可能发生系统性过敏反应,一般情况下,本品不需要做皮试。但如果用前怀疑对降钙素过敏,或有多药过敏病史的患者,需行皮试。皮试方法:用 T. B. 注射器抽取鲑降钙素 0.2 mL,用 5% 葡萄糖或生理盐水稀释至 1.0 mL,充分混匀后,在前臂内侧给予 0.1 mL 皮内注射,注射后观察 15 分钟,如果出现中度红斑或水疱则为阳性反应,不能使用鲑降钙素。

2. 鳗鱼降钙素衍生物

依降钙素注射液(Elcatonin injection),常用商品名:益盖宁、斯迪诺,常用规格:针剂 10 IU/mL。

【适应证】　骨质疏松及骨质疏松引起的骨痛。

【用法和用量】　骨质疏松症:成人以依降钙素计,一周肌注一次,每次 20 IU。骨质疏松引起的骨痛:一周肌注两次,每次 10 IU,根据症状调整剂量。

【不良反应】　休克:偶见休克,故应密切观察,若有症状出现,应立即停药并及时治疗。过敏症:若出现皮疹、荨麻疹等时应停药。循环系统:偶见颜面潮红、热感、胸部压迫感、心悸。消化系统:恶心、呕吐、食欲不振、偶见腹痛、腹泻、口渴、胃灼热等。神经系统:偶见眩晕、步态不稳,偶见头痛、耳鸣、手足抽搐。肝脏:少见 GOT、GPT 上升。电解质代谢:偶见低钠血症。注射部位:偶见疼痛。其他:瘙痒,偶见哮喘、出汗、肢端麻木、尿频、浮肿、视力模糊、咽喉部有含薄荷类物质后感觉、发热、寒战、无力感。

【禁忌证】　孕妇和 14 岁以下儿童禁用,对依降钙素过敏和赋形剂(枸橼酸钠,氯化钠,枸橼酸)过敏者禁用。

【注意事项】　在睡前使用本品或用药前给予抗呕吐药可减轻不良反应。本品是多肽制剂,有引起休克的可能,故对易发生皮疹、红斑、荨麻疹等过敏反应的患者、支气管哮喘患者或有既往史的患者慎用。肝功能异常者慎用。肌内注射时,注意避开神经走向部位及血管,若有剧痛或抽出血液,应速拔针换位注射。反复注射时,应左右交替注射,变换注射部位。本品不宜长期使用。

六、甲状旁腺激素(PTH)、重组人 PTH 相关肽

重组人甲状旁腺素 1-34(Recombinant human parathyroid hormone 1-34,rhPTH 1-34)是由美国开发的一种甲状旁腺激素衍生物,该药于 2002 年在美国、澳大利亚、欧洲多国批准上市。

【药理作用】　每天皮下注射 1 次 rhPTH 1-34 能促进体内成骨细胞增殖和分化,抑制成骨细胞凋亡,促成骨作用超过促破骨作用,骨量增加,骨的力学强度增强。优点:疗效肯定,止痛迅速,轻度增加骨密度 1% ~ 5%,禁用于已患骨肿瘤或可疑患骨肿瘤者。

【适应证】　主要用于男性、女性严重骨质疏松治疗。

【不良反应】　常见恶心、呕吐、头晕和面部潮红。偶见便秘、尿路刺激症

状、高钙血症、皮疹、胃肠道反应、高钙血症原发性甲旁亢、多发性结石、多尿、寒战,必要时可暂时性减少药物剂量。罕见局部或全身性过敏反应。

【禁忌证】 合并 Paget's 病,骨骼疾病放射治疗史,肿瘤骨转移及合并高血钙患者,应避免使用抗 PTH 1-34。

【注意事项】 皮试:取 0.2 mL,用生理盐水稀释至 1 mL,皮下注射 0.1 mL(约 1IU),观察 15 分钟,注射部位不超过中度红色为阴性,超过中度红色为阳性。长期使用可能会出现作用受体的下调,一般疗程为 3 个月。该药给大鼠长期注射会诱发骨肉瘤,所以在人体不宜长期使用,但给人体注射 20 个月内未见肿瘤发生。

七、氟化物

小剂量氟化物可以刺激骨形成,大剂量会导致骨矿化延迟,骨折的风险增加,治疗窗窄,使用安全性尚有争议。

八、锶盐

锶盐是目前在治疗骨质疏松症方面最有研究前景的药物。锶是人体必需的微量元素之一,参与很多生理过程。它的结构和钙、镁相似,是新一代抗骨质疏松药物。它具有一方面抑制骨吸收,另一方面促进骨形成的双重药理作用、升高腰椎骨密度比二膦酸盐更强。

常用品种为雷奈酸锶(Strontium ranelate),常用商品名:欧思美。

【适应证】 主要用于治疗和预防绝经后妇女的骨质疏松,显著降低椎骨骨折及髋骨骨折发生的危险。

【不良反应】 恶心、腹泻、皮炎和湿疹,有报道静脉血栓发生率较安慰剂组有所升高,具体原因尚不清楚。

【禁忌证】 具有高深静脉血栓风险患者禁用,不推荐在 Ccr < 30 mL/min 的重度肾功能损害患者中使用。

【注意事项】 2 g/日,一天一次,睡前冲服,最好在进食 2 小时后服用。国内尚无类似产品。不宜和钙及食物同时服用,以免影响药物吸收。

九、不同类型骨质疏松治疗方案

骨质疏松症(osteoporosis,OP)常分为原发性骨质疏松、继发性骨质疏松和特发性骨质疏松,根据发病原因的不同,可以选择不同的药物和方案。但不管哪种骨质疏松症,钙剂和活性维生素 D 都是基础治疗药物,并且需要贯穿始终,同时非药物的预防治疗手段和教育同样重要。对于任何一种骨质疏松症,较为严重的时候,双膦酸盐的选择都是需要的,但是需要评估患者的消化道耐受能力和经济承受能力。

更重要的是,一旦确诊为骨质疏松症,需要注意排除引起继发性骨质疏松症的典型疾病,如慢性糖皮质激素增多、甲状腺激素过多、慢性肝素治疗、抗惊厥药物的使用、高维生素 A 血症、肥大细胞过多等。需要尽可能地避免漏诊和误诊。

同时,大部分治疗骨质疏松症的药物,如双膦酸盐等都是通过减少骨骼吸收率,从而减少骨质的丢失,由于骨骼吸收和形成有耦联关系,这些药物最终减少了骨骼的形成率。因此,治疗的头一两年会看到 BMD 的增加,但随着新的平衡的出现,BMD 会达到平台期。需要每 6 ~ 12 个月系统观察中轴骨骨密度的变化,有助于评价药物的疗效。不同类型 OP 的治疗方案见表4-7。

表 4-7　不同类型 OP 的推荐治疗方案

OP 种类		首选治疗药物	基础用药
绝经后 OP		① HRT/SERM ② 双膦酸盐	
老年性 OP		① 1,25-$(OH)_2D_3$ ② 双膦酸盐	
继发性 OP	继发于疾病	① 治疗原发病 ② 双膦酸盐 ③ 活性维生素 D	钙剂活性维生素 D
	继发于药物	① 尽可能停用或使用最低剂量 ② 维生素 D ③ 双膦酸盐 ④ 降钙素	
特发性 OP		双膦酸盐	

参考文献

[1]　袁梅英,牟新,陈建华:《糖尿病用药知识问答》,科学技术文献出版社,2011 年。

[2]　郭立新:《中比例预混胰岛素类似物在胰岛素治疗中的地位》,《中国糖尿病杂志》,2015 年第 2 期。

[3]　中华医学会糖尿病学分会:《中国 2 型糖尿病防治指南(2013 年版)》,《中华内分泌代谢杂志》,2014 年第 10 期。

[4]　黄孝伦:《胰岛细胞移植治疗糖尿病的历史、现状与未来》,《中国普外

基础与临床杂志》,2012 年第 2 期。

　　[5]　《中国胰岛素泵治疗指南》专家委员会:《中国胰岛素泵治疗指南(征求意见稿)》,《中国糖尿病杂志》,2010 年第 4 期。

　　[6]　余亚信,等:《胰岛素增敏剂治疗多囊卵巢综合征疗效的系统评价》,《中华临床医师杂志(电子版)》,2011 年第 22 期。

　　[7]　Chiasson J L, et al. Acarbose for Prevention of Type 2 Diabetes Mellitus: the STOP-NIDDM Randomised Trial. Lancet,2002.

　　[8]　Toft-Nielsen MB, et al. Determinants of the Impaired Secretion of Glucagon-like Peptide-1 in Type 2 Diabetic Patient. Journal of Clinical Endocrinology and Metabolism, 2001.

　　[9]　Kim S J, et al. Glucose-dependent Insulinotropic Polypeptide(GIP) Stimulation of Pancreatic Beta-cell Survival is Dependent upon Phosphatidylinositol 3-kinase(PI3K)/Protein Kinase B(PKB) Signaling, In activation of the Forkhead Transcription Factor Foxo 1, and Down-regulation of Bax Expression. The Journal of Biological Chemistry, 2005.

　　[10]　Li Y Z, et al. Glucagon-like Peptide-1 Receptor Signaling Modulates Beta Cell Apoptosis. Journal of Biological Chemistry, 2003.

　　[11]　Baggio L L,Drucker D J. Biology of Incretins :GLP-1 and GIP. Gastroenterology,2007.

　　[12]　Farilla L, et al. Glucagon-like Peptide-1 Promotes Islet Cell Growth and Inhibits Apoptosis in Zucker Diabetic Rats. Endocrinology, 2002.

　　[13]　Daniel J D. Biological Actions and Therapeutic Potential of the Glucagon-like Peptides. Gastroenterology,2002.

　　[14]　张真稳,等:《甲状腺功能亢进症复发与初发患者应用抗甲状腺药物致粒细胞缺乏症临床特征分析》,《中国医师进修杂志》,2010 年第 33 期。

　　[15]　冯尚勇,等:《568 例格雷夫斯病行[131]I 治疗 1 年随访研究》,《临床荟萃》,2014 年第 5 期。

　　[16]　蒋宁一,等:《[131]I 治疗格雷夫斯甲亢指南(2013 版)》,《标记免疫分析与临床》,2014 年第 1 期。

　　[17]　廖祥鹏,等:《维生素 D 与成年人骨骼健康应用指南(2014 年标准版)》,《中国骨质疏松杂志》,2014 年第 9 期。

　　[18]　中华医学会骨质疏松和骨矿盐疾病分会:《原发性骨质疏松症诊治指南(2011 年)》,《中华骨质疏松和骨矿盐疾病杂志》,2011 年第 1 期。

第五章
内分泌科膳食建议

　　临床上对某一种疾病讲究综合治疗,包括药物治疗、手术治疗、放射治疗和营养治疗等。对待同一种疾病可进行同质化治疗,从患者的角度出发,在同质化治疗的基础上更应注重个体差异,也就是因人而异的个性化治疗方案。同样,营养治疗作为综合治疗的主要手段之一,虽然越来越受医护人员的重视,但由于医护人员对患者缺乏专业的营养评估,对疾病引起营养状况变化的预见不足,膳食的营养指导或营养治疗停留在泛泛而谈或仅仅几种营养制剂的运用上。实际上,营养治疗也应遵循个体化原则,在共性的基础上把握个性,即结合每个人的实际情况实施。如果一个整天坐办公室的 2 型糖尿病患者和一个消瘦的胃癌术后 2 型糖尿病患者按照同一个方案进行饮食治疗,显然是不恰当而且不实用的。因此,所有的饮食建议都需要医护人员根据患者的实际情况(比如年龄、经济条件等)计算热卡,制订相应的营养支持方案,同时追踪方案实施后的患者依从性,观察实施后的效果并及时调整营养支持方案,努力做到个性化、合理化和科学化。

　　饮食营养治疗是内分泌相关疾病基础治疗和控制疾病发生发展不可或缺的一部分。由专门的营养师和专科医护人员对患者进行膳食建议、膳食指导乃至膳食治疗常常是治疗内分泌科各种代谢性疾病的一个重要手段,尤其表现在各种类型糖尿病、骨质疏松症、甲状腺功能亢进症、痛风等与营养因素密切相关的疾病上。

　　无论在知识储备的全面性上,或是专科临床诊治的手段上,还是服务患者的需要上,医学生们都应该重视课堂上及临床实习中的营养知识学习。多个疾病不同版本的膳食建议,内容可能大同小异,但也有相互矛盾的地方,这就需要我们有一双慧眼及良好的知识储备,对相关疾病的营养治疗知识进行了解、熟悉、掌握,直至融会贯通,最后运用于临床实践。

　　图 5-1 是经典的膳食宝塔图(2016 年版),该图简单明了地告诉我们该如何进行"平衡",也就是食物间的平衡,食物摄入与能量消耗间的平衡。

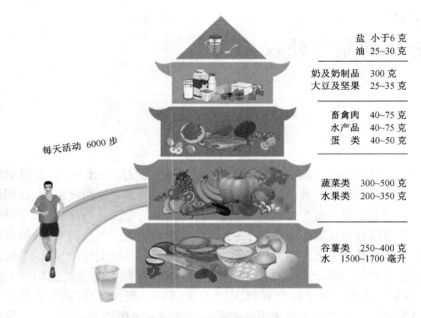

盐 小于6克
油 25~30 克

奶及奶制品 300 克
大豆及坚果 25~35 克

畜禽肉 40~75 克
水产品 40~75 克
蛋 类 40~50 克

蔬菜类 300~500 克
水果类 200~350 克

谷薯类 250~400 克
水 1500~1700 毫升

每天活动 6000 步

图 5-1　中国居民平衡膳食宝塔(2016 年)

我们对健康人群、亚健康人群及患病人群的膳食指导及营养治疗,都是建立在《中国居民膳食指南》的基础上,根据个体差异、疾病发展等,平衡能量、营养素间与个体的关系,保持个体内环境的稳定,促进疾病恢复。2016 年的《中国居民膳食指南》较 2007 年减少了畜禽肉类、水产品和水果的建议摄入量,增加了每日饮水的建议量,更注重膳食的平衡和多样。这与代谢综合征发病率在我国迅速上升的现状和趋势有关。

下面重点讲述内分泌科相关疾病的膳食建议与指导方案。

第一节　糖尿病患者的膳食建议

一、2 型糖尿病成人膳食建议

【建议目的】

（1）纠正代谢紊乱。糖尿病的代谢紊乱,可通过有针对性地摄入合理饮食,达到控制血糖、血脂、血压,补偿蛋白质及其他营养成分缺乏的目的。

（2）减轻胰岛负荷。糖尿病患者都存在不同程度的胰岛功能障碍,合理的饮食可以使胰岛细胞得到休息,部分功能得以恢复。

(3)减肥。肥胖是糖尿病的危险因素,低热量膳食可以促进自身消耗,减少过剩的脂肪,降低血脂和有利于增强胰岛素敏感性。

(4)降低餐后高血糖。合理进食富含膳食纤维的食物,降低餐后高血糖,反馈减轻对胰岛的刺激,有利于胰岛功能的恢复。

(5)防治并发症。由于血糖改善、血脂降低等,有利于糖尿病并发症的防治。

(6)改善整体的健康水平。在确保正常生长发育的前提下,对于能量消耗大于能量摄取的糖尿病患者群体,应适量增加营养,从而保证此类糖尿病患者充沛的体力。

【基本概念】

1. 食物血糖指数

食物中碳水化合物的组成不同,血糖升高幅度也不同,其影响程度可用血糖指数(glucose index,GI)来衡量,有些书中又称升糖指数。

$$血糖指数(GI) = \frac{食物餐后2小时血浆葡萄糖曲线下总面积}{等量葡萄糖餐后2小时血浆葡萄糖曲线下总面积} \times 100$$

一些常见食物的血糖指数参见表5-1。

表5-1　常见食物的血糖指数

食物	GI	食物	GI
白面包	100	土豆泥	100
意大利面(煮15分钟)	45	土豆片	77
糙米	81	苹果	53
白米(煮15分钟)	79±5	香蕉	84±7
甜玉米	80±24	果糖	31±2
橘汁(纯)	67	蔗糖	89±2

一般而言,血糖指数越低的食物对血糖的升高反应越小。但是,食物中糖类的含量并不是影响血糖指数的唯一因素。进食速度、食物中水溶性膳食纤维和脂肪的含量、胃排空速度、胃肠道的消化功能、膳食中食物的种类及食物中是否有阻碍消化吸收的因子等,都会影响食物的实际血糖指数。

一般规律是,粗粮的血糖指数低于细粮,复合碳水化合物低于精制碳水化合物,多种食物混合低于单一食物。故糖尿病治疗膳食宜多用粗粮和复合碳水化合物,食品品种尽量多样化,少用富含精制糖的甜点,如蜂蜜、蔗糖、麦芽糖等纯糖食品。必要时,为了改善食品的风味,可用少量安赛蜜、阿斯巴甜、甜菊糖等甜味剂代替蔗糖。

根据血糖指数的高低,可以将食物分为三类:(1) 低 GI 的食物是指 GI < 50,一般为低能量、高纤维的水果、蔬菜、豆类等,食用这样的食物不易产生饥饿感,因此不容易食用过量或引起血糖水平大幅波动,适用于糖尿病患者。(2) 中度 GI 食物,指 GI 在 51 ~ 74 的食物,如全麦面包、煮土豆、香蕉、西瓜等。(3) 高 GI 的食物是指 GI > 75 的食物,一般为快速分解吸收的食品,如富强粉馒头及面包、精白米饭、大米粥、烤或炸土豆等,可使血糖水平迅速升高,对糖尿病患者产生不良影响,这些食物不适合糖尿病患者,也不适合任何糖耐量异常的个体。

2. 食物血糖负荷

GI 只能反映食物中碳水化合物转变成葡萄糖的速率和能力,与该食物中碳水化合物的含量无关,而影响餐后血糖的因素除了食物中碳水化合物的来源外,更主要的是碳水化合物的总量。

食物血糖负荷(glycemic load,GL)可以更全面地反映食物对血糖的影响。

$$GL\ 值(\%) = 某食物\ GI\ 值 \times 该食物碳水化合物的含量(\%)$$

计算 GL 值时,应注意该碳水化合物的含量指可消化的碳水化合物的量,不包括膳食纤维。

GL≥20 为高 GL 食物,GL 在 11 ~ 19 为中 GL 食物,GL≤10 为低 GL 食物。

【营养治疗原则】

(1) 合理控制总热能,热能摄入量以达到或维持理想体重为宜:减少总热能、降低体重后往往可以改善血糖,减轻胰岛素抵抗。理想体重是指根据身高最适宜的体重,可以用简单的公式计算,即

$$理想体重(kg) = 身高(cm) - 105$$

实际体重与理想体重比较,其差值如果介于理想体重的 10% 之内为正常范围,介于 + 10% ~ + 20% 为体重超重,超过 20% 为肥胖;反之,介于 - 20% ~ - 10% 为体重偏轻,低于 - 20% 为消瘦。消瘦者对疾病的抵抗力降低,影响健康,也不利于治疗。孕妇、乳母和儿童要增加热量摄入以维持特殊的生理需要和正常的生长发育。糖尿病患者的每日热量供给量应结合患者的体形(肥胖、消瘦或正常)、体力活动、病情等,具体参考表 5-2 进行计算。

表 5-2 　成人糖尿病患者每日能量供给量(kcal/kg 标准体重)

劳动(活动)强度	消瘦	理想	肥胖
重体力活动(如搬运工)	45	40	35
中体力活动(如电工安装)	40	35	30
轻体力活动(如坐式工作)	35	30	20~25
休息状态(如卧床)	30	25	20

(2)平衡膳食,选择食物应多样化:平衡膳食是指一种科学、合理的膳食。这种膳食所提供的热能和各种营养素不仅全面,而且膳食的供给和人体的需要应保持平衡,既不过剩也不欠缺,并能照顾到不同年龄、性别、生理状态及其他特殊情况。具体来讲,每日应平衡摄入谷薯类、蔬菜水果类、动物性食品类(肉、禽、鱼、乳、蛋、豆等)和油脂类共四大类食品,不绝对偏食哪一种食物,搭配合理。同时应做到粗细搭配、荤素搭配。

(3)限制脂肪摄入量,适量选择优质蛋白质:脂肪常常容易被糖尿病患者忽略并超量选食。每克脂肪产热 9 kcal,应使之占饮食总热量的 25% ~30%,甚至更低。按照不饱和键的有无,脂肪分为饱和脂肪酸(主要动物油脂)和不饱和脂肪酸,应控制饱和脂肪酸的摄入量,使其不超过总脂肪量的 10%;胆固醇摄入量应控制在每日 300 mg 以下。蛋白质是生命的物质基础,糖尿病患者每日蛋白质摄入标准:肾功能正常的成年患者约为 1 g/(kg·日),孕妇、乳母为 1.5 g/(kg·日),儿童为 2~3 g/(kg·日),蛋白质应占总热能的 12% ~20%,其中至少 1/3 为优质蛋白。

(4)放宽对主食类食物的限制,减少或禁忌含单糖及双糖的食物:在合理控制总热能的基础上适当提高碳水化合物的进量,对提高胰岛素的敏感性和改善葡萄糖耐量均有益处。碳水化合物是我国居民膳食中能量的主要来源,碳水化合物的供给量应占总热能的 50% ~55%。主食类食品富含淀粉多糖、膳食纤维、维生素和矿物质,合理选用可以很好地控制血糖,并且由于它们体积大、饱腹感强,对控制体质量有利。但糖尿病患者应减少或禁忌单糖和双糖的摄入,如果喜欢甜食可以适当选用含有木糖醇、安赛蜜、甜菊糖等甜味剂的食品。

(5)无机盐、维生素、膳食纤维要合理充足:对于病情控制不好的患者,糖异生作用旺盛,应补充糖异生过程中消耗的 B 族维生素。应限制钠盐的摄入,每日食盐 6 g 以下,若合并高血压,每日食盐 3 g 以下。病程长的老年患者应注意钙的供给充足,保证每日摄入 1000 ~1200 mg,防治骨质疏松。提倡糖尿病患者的饮食中增加膳食纤维量,每日 30 ~35 g,供给方式以进食天然食物为佳,并应与含高碳水化合物的食物同时食用。研究表明,供给充足的铬、锌、锰等微量元素对于糖尿病的治疗也有一定帮助。

(6)合理安排餐次,维持血糖稳定:采用少量多餐,餐后血糖较高的患者可以将三次正餐量稍稍减少,并在三餐之间增加2~3次加餐。

【食物选择】

(1)谷类食物:碳水化合物的主要来源,其他淀粉类食物如土豆、山药、芋头、粉条、凉粉等含有的碳水化合物也较多,选用时应注意其所含热量。提倡多选用粗杂粮,如用玉米面、荞麦、燕麦等代替部分米面,并且粗粮、酵母中含铬较多可改善胰岛功能。富含植物纤维的藻类和豆类食品食后吸收慢,血糖升高缓慢,可选用。

(2)鸡、鸭、鱼、虾、猪肉、牛肉、羊肉、蛋、豆及豆制品等:这些是富含蛋白质的食品,应按照规定量选用精瘦肉和豆制品,少选肥肉和内脏等富含饱和脂肪酸、胆固醇的食品。牛奶及奶制品含有较多的钙和维生素 B_2,有条件的患者最好每日至少饮用200 mL牛奶或更多。

(3)蔬菜:富含无机盐、维生素、膳食纤维,除了应控制食用胡萝卜、蒜苗、豌豆、毛豆等含热量较高的蔬菜之外,常见的叶类、茎类、瓜类蔬菜均可选择食用。

(4)水果:按照每150~200 g带皮橘子、梨、苹果等可以换成25 g主食适当选用,如果食后血糖升高,则最好将血糖控制好以后再适量选用。红枣、香蕉、柿子、红果等含糖量较高的水果或干果应限量食用。

(5)烹调油及花生、核桃等坚果类:应限量食用。大约15粒花生米或30粒瓜子或2个核桃就相当于10 g油脂。由于动物油中含有较高的饱和脂肪酸,因此提倡尽量选用植物油,但植物油仍然含较高热量(油脂含量高),也需限量使用。

(6)酒类:每克酒精产热7 kcal。注射胰岛素和口服磺酰脲类降糖药的患者空腹饮酒容易引起低血糖,而次日导致明显高血糖,因此还是不饮或少饮为好。

【食品交换份】

食品交换份是将食物按照来源、性质分成四大类(细分可分成八小类),每份食物所含热量相仿,约90 kcal,同类食物在一定重量内所含的蛋白质、脂肪、碳水化合物和热量相似,不同类食物间所提供的热量也是相同的,同类食物或含营养素比例相近的食物间可互换。食品交换份的应用可以大大丰富糖尿病患者的日常膳食选择,并使食谱的设计趋于简单化,参见表5-3、表5-4。

表 5-3　食品交换份基本内容

组别	类别	每份重量（g）	热量（kcal）	蛋白质（g）	脂肪（g）	碳水化合物（g）	主要营养素
谷薯组	1. 谷薯类	25（1/2 两）	90	2.0	—	20.0	碳水化合物、膳食纤维
蔬果组	2. 蔬菜类	500（1 斤）	90	5.0	—	17.0	无机盐、维生素、膳食纤维
	3. 水果类	200（4 两）	90	1.0	—	21.0	
肉蛋组	4. 大豆类	25（1/2 两）	90	9.0	4.0	4.0	蛋白质脂肪
	5. 奶制品	60（3 两）	90	5.0	5.0	6.0	
	6. 肉蛋类	50（1 两）	90	9.0	6.0	—	
油脂组	7. 坚果类	15（1/3 两）	90	4.0	7.0	2.0	脂肪
	8. 油脂类	10（1 汤匙）	90	—	10.0	—	

表 5-4　不同热量糖尿病饮食内容

热量（kcal）	交换单位（份）	谷薯类 重量	份	蔬果类 重量	份	肉蛋豆类 重量	份	浆乳类 重量	份	油脂类 重量	份
1200	13.5	3 两	6	1 斤	1	3 两	3	250 g	1.5	20 g	2
1400	15.5	4 两	8	1 斤	1	3 两	3	250 g	1.5	20 g	2
1600	17.5	5 两	10	1 斤	1	3 两	3	250 g	1.5	20 g	2
1800	19.5	6 两	12	1 斤	1	3 两	3	250 g	1.5	20 g	2
2000	21.5	7 两	14	1 斤	1	3 两	3	250 g	1.5	20 g	2
2200	23.5	8 两	16	1 斤	1	3 两	3	250 g	1.5	20 g	2

案　例　糖尿病患者营养治疗方案

患者身高 170 cm，现体重 67 kg，理想体重 65 kg，属正常范围，从事极轻体力劳动，食量中等，单纯饮食控制。

第一步：计算全日热能供给量

总能量约：65 kg×25 kcal/kg≈1600 kcal

第二步：蛋白质、脂肪、碳水化合物各占总热量的百分比（以 15%、30%、55% 计算）

蛋白质：1600×15%/4＝60 g

脂肪：1600×30%/9＝53 g

碳水化合物：1600×55%/4＝220 g

第三步：按食品份数交换表计算全日食谱，见表 5-5 和表 5-6。

总能量：18.5 份×90 kcal＝1665 kcal（每份 90 kcal）

表 5-5　全日食谱示例

食品类别	交换份	重量(g)	蛋白质(g)	脂肪(g)	碳水化合物(g)
奶类	1.5	250	8	8	9
蔬菜类	1	500	5	—	17
谷薯类	10	250	20	—	200
肉蛋类	3	150	27	18	—
油脂类	3	30	—	30	—

表 5-6　食品交换份四大类(八小类)内容及其营养价值

类别		每份重量(g)	热量(kcal)	蛋白质(g)	脂肪(g)	碳水化合物(g)	主要营养素
谷薯组	1. 谷薯类	25	90	2.0	—	20.0	碳水化合物 膳食纤维
果蔬组	2. 蔬菜类	500	90	5.0	—	17.0	无机盐、维生素
	3. 水果类	200	90	1.0	—	21.0	膳食纤维
肉蛋组	4. 大豆类	25	90	9.0	4.0	—	蛋白质
	5. 奶制品	160	90	5.0	5.0	6.0	蛋白质
	6. 肉蛋类	50	90	9.0	6.0	—	蛋白质
油脂类	7. 坚果类	15	90	4.0	7.0	2.0	脂肪
	8. 油脂类	10	90	—	10.0		

第四步:按 1 : 2 : 2 分配三餐食谱

早餐:牛奶 250 g、燕麦 25 g、咸面包 35 g、咸菜少量。

午餐:瘦肉 25 g、豆腐丝 50 g、洋白菜丝 100 g、拌黄瓜 150 g、烹调油 15 g、白米饭(米 100 g)。

晚餐:酱牛肉 50 g、鸡蛋 1 个、炒莴笋 250 g、烹调油 15 g、玉米面糕 1 两(面 50 g)、白米饭(米 50 g)。

二、1 型糖尿病儿童的膳食建议

【营养相关因素】

1 型糖尿病主要是胰岛和胰岛细胞数量明显减少,胰岛呈纤维化并萎缩,胰岛素绝对缺乏,进餐后无胰岛素分泌高峰,餐后血糖升高,血糖水平超过肾阈值从尿中排出而出现多尿和多饮,脂肪动员分解代谢增加,酮体产生增多,出现酮血症、酸中毒;糖尿病酮症酸中毒时反向调节激素(如胰高血糖素、肾上腺素、糖皮质激素及生长激素)增多,加重了代谢紊乱,出现高血糖、高血脂及高酮血症,同时伴脱水,引起血浆渗透压增高,导致意识障碍甚至昏迷。不及时处理会因为糖尿病酮症酸中毒(DKA)死亡。

1 型糖尿病患者大部分为儿童,发病急骤,年龄比较小,很多尚未到青春发育期,过度控制饮食可能造成发育及生长异常,结果是出现身高不长及发育滞后等状况。所以对于 1 型糖尿病患儿的饮食需要重视,不能过分控制,也不能熟视无睹,应结合患儿的病情、发育情况、自控力等,有耐心地引导并帮助其实施饮食方案,促进其生长发育与血糖水平控制。

【营养治疗】

糖尿病的饮食治疗是综合治疗不可缺少的一部分,儿童 1 型糖尿病的饮食治疗有其特殊性,因儿童是在生长发育时期,其饮食的原则应是计划饮食,一要达到控制血糖、血脂和体重的目的,二要保证儿童正常的生长发育的需要,因此不宜过分限制,饮食营养与能量应能满足患儿的基本需要。

(一)能量供给

能量的供应以能满足患儿正常生长发育及日常活动的需要为宜。每日能量需要量可按下面的公式计算:

$$每日所需能量(kcal) = 1000 + 年龄 \times (70 \sim 100)$$

具体供应量还需依照患儿年龄、活动量、日常饮食量及发育情况而定,如年幼儿和较瘦儿童用较高能量;年龄较大和较胖儿童,特别是青春期女孩需适当控制热量,甚至可减为 60 ~ 65 kcal/岁。

儿童时期的糖尿病饮食安排应根据每个患儿的需要,而不是一味地严格控制。运动量大的患儿每日总热量可以适当增加,但不宜超过 100 kcal/岁,防止发生肥胖。

供能营养素比例:蛋白质占 15% ~ 20%,脂肪占 30%,碳水化合物占 50% ~ 55% 为宜。高蛋白质、高脂肪及低碳水化合物饮食不仅易导致或加重酮症酸中毒,且会加速动脉硬化的发生,而高膳食纤维、低脂肪饮食有利于稳定血糖、刺激胰岛素的分泌,促进葡萄糖的利用。

(二)宏量营养素

1. 蛋白质

糖尿病患儿要保证有足够的蛋白质以满足生长发育的需要,应适量选用动物性蛋白,保证优质蛋白占总量的 2/3,以瘦牛肉、瘦羊肉、鱼肉和禽肉为宜,脱脂乳制品也是补充动物蛋白的良好来源。豆制品是提供优质植物蛋白的首选食物,每日应适量摄入。一般建议每人每日每公斤体重摄入蛋白质 1.0 ~ 1.5 g,对婴幼儿来说,可以高一些,每日每公斤体重摄入蛋白质 1.5 ~ 2.0 g。对于合并或并发肾病的患者,蛋白质的摄入量则需要控制在每日每公斤体重 0.8 g 左右,或来源于植物蛋白质的热量占总能量的 10%。

2. 脂肪

脂肪要限量,烹调用油要选择富含多不饱和脂肪酸的植物油,多选择鱼类,可提高优质蛋白的摄入量。糖尿病患儿的全天胆固醇摄入量以不超过 300 mg 为宜。脂肪不超过总能量的 30%。1 型糖尿病患儿的胆固醇、脂肪和饱和脂肪酸的摄入量应接近推荐量,要谨慎考虑对 2 岁以下儿童采取严格的脂肪限制措施,因为大脑和中枢神经系统的发育部分依赖于脂肪的充足摄入。

3. 碳水化合物

美国糖尿病协会认为,在健康饮食的问题中,首先应该考虑的是摄入的碳水化合物的总量,而不是碳水化合物的来源,满足总量的要求后,尽量选择低 GI 的食物。对糖尿病患儿来说,有一个误导就是盲目增加膳食纤维的摄入量,这样可能会损害有益矿物质的吸收,如铁、锌的吸收。蔬菜和水果中含有丰富的膳食纤维,可溶性膳食纤维能延缓食物的吸收速度,从而降低餐后血糖;不溶性膳食纤维有利于排便。很多水果中糖含量较高,食用时要慎重,可以选择柚子、猕猴桃等对血糖影响较小的水果,并且注意摄入的量和时机。

(三)微量营养素

(1)铬缺乏与血糖、胆固醇、甘油三酯水平升高有关,并且会减缓身体生长及缩短寿命。美国糖尿病协会不建议对糖尿病患儿采用铬补剂,除非显著证明铬缺乏。

(2)镁缺乏与胰岛素抗性、碳水化合物不耐受、高血压和其他代谢紊乱等相关。对血糖控制差的患儿,并且治疗需要依赖于利尿剂的部分患儿,有必要检测镁。

(3)糖尿病患儿对钠的摄入量建议与正常儿童一样。如果出现肾损害,需要调整钠的摄入量。

(4)对那些低锌水平的糖尿病患儿可以补充一些儿童锌剂。

(四)饮食计划

饮食应定时、定量,安排好餐次。糖尿病患儿应注意饮食中主、副食的数量,保持基本固定为宜,均匀分配到各餐中,避免因随意增减而引起的血糖波动。1 型糖尿病患儿因需要用胰岛素治疗易发生低血糖,故在三餐之外要有适量适时的加餐,可以有效防止低血糖的发生。加餐应计算在全日总热能之内,一般患儿每日以 6 餐为宜,早、中、晚三餐摄入的能量应分别占全天总热能的 25%、25%、30%,日间两次加餐各占 5%,睡前加餐应占 10%。糖尿病患儿正处于生长发育期,此年龄阶段运动量较大,如需大运动量活动,活动前可以吃一点儿咸饼干或全麦面包等食物,防止出现低血糖。

如出现酮症酸中毒症状,宜将脂肪的摄入量控制在 20% 以下;如出现眼底病变,应多食用营养视神经的食物,如富含维生素 A 的食物及富含牛磺酸的海产品;如出现肾功能损害,每日蛋白质不超过总能量的 10% 。

【食物选择】

（一）宜用食物

（1）豆类及其制品、小米、玉米面、燕麦、全麦面包、黑麦面包、藕粉、瘦牛肉、鸡胸脯肉、新鲜蔬菜和水果,根据患儿实际情况可自制果汁、菜汁少量补充。

（2）出现酮症酸中毒昏迷时,可采用小儿特殊要素营养剂进行管饲。

（二）忌（少）用食物

精米、面、过油食物、肥肉、动物内脏及含糖的零食、饮料等。

案　例　儿童糖尿病参考食谱（以 12 岁儿童为例）

早餐:牛乳 250 mL,花卷（面粉 25 g）,蒸蛋羹（鸡蛋 50 g）

加餐:饼干 25 g

午餐:米饭（大米 100 g）,洋葱牛肉丝（洋葱 100 g,瘦牛肉 50 g）,芹菜豆腐干（芹菜 150 g,豆腐干 35 g）

加餐:酸奶 125 mL,全麦面包 25 g

晚餐:米饭（大米 100 g）,香菇鸡块（香菇 20 g,鸡块 100 g）,炒生菜（生菜 100 g）,番茄冬瓜汤（番茄 50 g,冬瓜 100 g）

加餐:苹果 100 g

能量:1680 kcal,蛋白质 75 g（18%）,脂肪 44 g（24%）,碳水化合物 243 g（58%）,膳食纤维 6 g

三、妊娠糖尿病患者的膳食建议

【营养相关因素】

妊娠糖尿病（gestational diabetes mellitus,GDM）是指妊娠期首次发生或发现的糖尿病,包含了一部分妊娠前已患有糖尿病但孕期首次被诊断的患者。1979 年 WHO 将 GDM 列为糖尿病的一个独立类型。

妊娠后母体与胎儿的生长发育均需要增加能量和各种营养素的供给,而糖尿病的胰岛素不足或胰岛素抵抗又会引起碳水化合物、蛋白质、脂肪、水和电解质代谢异常。妊娠后体内激素分泌的变化使物质代谢更为复杂,如胎盘生乳素具有脂解作用,加速母体脂肪的动员和分解,易致酮症酸中毒;胎儿胰岛 β 细胞增生、肥大,胰岛素分泌增多,继而发生高胰岛素血症。胎儿胰岛素和血糖均升高后,促使肝脏的糖原合成,脂肪合成和蛋白质合成均增加,胎儿生长迅速、机体消耗加大,导致胎儿宫内慢性缺氧,最终窒息的可能性增加。

妊娠期糖尿病除了饮食控制外,有些患者需要用胰岛素注射治疗。由于妊娠期是非常特殊的时期,在此期间的血糖控制既要保障孕妇及胎儿的血糖安全,又要保障孕妇及胎儿的营养要求,营养治疗起到举足轻重的作用。

【营养治疗目的】

(1) 维持孕产妇体重的合理增长。

(2) 保证母体的营养需要、胎儿的生长发育。

(3) 使血糖保持平稳,不出现低血糖、高血糖及酮症。

(4) 配合临床治疗防治各种糖尿病的并发症,如肾病、胃肠病变等。

【营养治疗原则】

1. 合理控制能量　妊娠前 3 个月的能量供给量与孕前相同,每日给予 126 kJ/kg(30 kcal/kg),妊娠 4 个月后,能量供给适量增加,每日增加 0.84 MJ(200 kcal),以满足胎儿生长的需要,也可以按照理想体重的 160 kJ/kg(31 ~ 38 kcal/kg)计算。若肥胖的孕妇(BMI > 30 kg/m²),在妊娠期不要求减轻体重,只要求控制体重增加的速度不要过快。能量的供给也不是一成不变的,需要通过监测母体的体重,较理想的增长速度为,妊娠早期增长 1 ~ 2 kg,妊娠中期及晚期每周增长 0.3 ~ 0.5 kg(肥胖者每周增长 0.3 kg),整个妊娠过程总体重增长 10 ~ 12 kg 为宜,但是同时必须避免过低热量摄入而发生的酮症。

应用食品交换份方法可以快速简便地制定食谱,可见表5-4。

2. 充足的蛋白质　为满足孕妇和胎儿生长发育的需要,应保证蛋白质的供给量,孕中期每日增加 15 g,孕晚期每日增加 20 g。按孕前每千克理想体重供给蛋白质 1.5 ~ 2.0 g,蛋白质占总能量的 15% ~ 20%,其中优质蛋白质占 1/3 以上。

3. 碳水化合物　碳水化合物占总能量的 55% 左右,在妊娠晚期每日不低于 250 g,过低不利于胎儿生长发育。胎儿组织中脂肪氧化酶活性很低,葡萄糖几乎成为提供胎儿能量的唯一来源,孕妇摄入碳水化合物过少,加上胰岛素的不足,导致脂肪动员过快,易产生过多的酮体,后者不利于胎儿大脑和神经系统发育。碳水化合物过低或过高均不利于血糖的控制。

4. 脂肪　应尽可能适量摄入脂肪,供给量占总能量的 30% 以下,其中饱和脂肪酸、单不饱和脂肪酸、多不饱和脂肪酸的比例约为 1 : 1 : 1。注意应适量摄入坚果类食品。

5. 维生素和矿物质　应充足,供给量可参照我国的膳食营养素参考摄入量。

6. 膳食纤维　膳食纤维有助于降低过高的餐后血糖,可适量增加其在膳食中的比例,富含膳食纤维的水果应根据血糖水平适量选用。

7. 合理安排餐次　餐次对妊娠糖尿病更为重要。除早、中、晚餐外,还应给予加餐,每日在总能量不变的基础上,可进食 4~5 餐或更多,以便使血糖尽量保持稳定,既防止高血糖,又防止低血糖,还可以减少因血糖下降幅度过大而出现的低血糖性酮症。

8. 体育锻炼　必须配合一定量的体育锻炼,不要太剧烈,整个孕期过程都要坚持。

注意:如果饮食控制后血糖仍高于理想水平(餐后 2 小时血糖≥8 mmol/L),应尽早采用胰岛素治疗。

第二节　Graves 甲亢患者的膳食建议

【营养相关因素】

1. 能量代谢　由于 T_3、T_4 分泌过多,刺激细胞膜的 Na^+-K^+-ATP 酶(即 Na^+-K^+ 泵),后者在维持细胞膜内外钠、钾梯度的过程中,需要大量的能量以促进钠的主动转移,致三磷酸腺苷(ATP)水解增多,使氧化和产热均增加,氧化加速,则散热也增多,故患者怕热多汗;甲状腺素使基础代谢率明显升高,加速营养物质的消耗。因此,需要增加能量的供给,才能缓解能量的负平衡。

2. 蛋白质　生理剂量的甲状腺素促进体内蛋白质合成,但过多的甲状腺素可加速蛋白质分解,氮排泄量增加,导致负氮平衡,肌肉组织被消耗,患者体重下降,疲乏无力。

3. 脂肪　大量甲状腺素促进体脂动员,加速脂肪氧化分解,促进肝脏胆固醇合成,同时加速胆固醇转化为胆酸排出体外,结果是血胆固醇并不高,反而偏低。

4. 碳水化合物　过量的甲状腺素可促进肠道对碳水化合物的吸收,促进葡萄糖进入细胞内并氧化,刺激糖原分解,促进糖异生,引起糖耐量降低,可能诱发或加重糖尿病。甲状腺素从多个途径使血糖升高,但同时又加速葡萄糖的氧化,故患者血糖升高并不明显。

5. 水盐代谢　大量的甲状腺素有利于尿排钾作用,加之大量钾转入细胞内,故甲亢患者时有低钾血症合并周期性麻痹;甲状腺素能兴奋成骨细胞和破骨细胞,加速骨质更新、骨质脱钙,尿钙排出增多,引起骨质疏松。甲亢时,血中镁、锌、锰等明显降低,且需要大量的碘合成甲状腺素,故摄入大量的碘可诱发或加重甲亢。

6. 维生素 甲亢患者加速能量代谢,大量消耗 B 族维生素,维生素 C 和维生素 A 的消耗量也增多,加上大量甲状腺素引起的利尿作用,加速了水溶性维生素的排出,容易发生这些维生素的缺乏。部分甲亢患者并发心肌病变,可能与维生素缺乏有关。

【营养治疗目的】

甲亢患者的基础能量消耗明显增加,蛋白质分解代谢增强。因此,营养治疗的目的是通过给予高能量、高蛋白质、高维生素饮食,以补偿代谢亢进引起的消耗,改善全身营养状况。

【营养治疗原则】

1. 增加能量供给 以补充过度消耗的能量,防止体重下降,争取体重增加。应根据病情轻重,结合临床治疗的需要,确定能量供给量,一般较正常人增加30% ~ 60%,甚至更高些,能量供给量控制在 10.5 ~ 14.7 MJ/d(2500 ~ 3500kcal/d)为宜。

2. 增加蛋白质摄入 以消除甲状腺功能亢进引起的负氮平衡。增加膳食中蛋白质的供给,使之达到 1.5 g/(kg·d)左右,总量 100 g/d 或更高。动物蛋白质有刺激作用,不宜过高,应占总蛋白质的 1/3 左右。

3. 高碳水化合物、适量脂肪 增加碳水化合物供给以满足能量的需要和节约蛋白质,碳水化合物通常占总能量的 50% ~70% 。如果有葡萄糖耐量异常的现象,应控制精制糖的供给。脂肪供给量与正常人相同或偏低。

4. 供给丰富的维生素和矿物质 甲亢的高代谢消耗较多的维生素,尤其是维生素 B_1、维生素 C 及维生素 A。为了预防骨质疏松,应适量增加钙、磷、镁的供给,此外,锌、铁、锰等微量元素供给也应充足,但要适当控制碘的摄入量。碘是合成甲状腺素的重要成分,高碘饮食会诱发或加重甲亢。虽然过量碘对甲状腺合成有抑制作用,但作用不能持久,长期高碘会加速甲状腺素的合成。

5. 限制食物纤维 甲亢患者常伴有排便次数增多或腹泻的症状,适当限制含纤维素多的食物,如韭菜、笋等。

6. 适当增加餐次 由于每日能量供给量增加,为了避免一次性摄入过多,应适当增加餐次,除正常 3 次主餐外,可另外加 2 ~3 次副餐。

【食物选择】

1. 宜用食物 各种谷类,动物性食物,如畜肉、禽肉、蛋类等,各种淡水产品,豆类,乳类,各种新鲜蔬菜和水果。

2. 忌(少)用的食物　刺激性强的浓茶、咖啡、酒等,含碘丰富的食物如海带、紫菜、海藻、昆布等。

第三节　骨质疏松症患者的膳食建议

【营养相关因素】

骨质疏松是由各种原因引起的生理性或病理性骨矿物质丢失,导致机械性骨功能不全或骨折危险性增加的疼痛综合征。临床分原发性和继发性骨质疏松症。原发性骨质疏松症包括绝经后骨质疏松症和老年性骨质疏松症,指低骨量和骨组织微细结构破坏,致使骨的脆性增加和容易发生骨折的一种全身性骨骼疾病。骨质疏松的发生与营养素,特别是钙、磷、维生素 D 有着密切的关系。

1. 钙　钙是骨的主要成分,机体总钙量的 99% 存在于骨质和牙齿中。老年人骨质疏松的发生发展与一生中钙摄入状况有密切关系,在青少年期开始就有足够的钙供给,增加骨矿化程度,可使成年后骨密度峰值增加,长期保持足量钙摄入,可使女性进入闭经后及进入老年的骨密度较高,骨质疏松速度减慢,骨折的危险性也会降低。随年龄增长而出现的骨矿物质丢失可能是长期钙摄入不足、吸收不良和排泄增多综合作用的结果。调节体内钙代谢的因素主要包括维生素 D、甲状旁腺素、降钙素和雌激素等。雌激素分泌能力下降,以致肾脏保留钙以减少排出的能力降低,加上缺乏运动,可能是绝经后妇女骨质疏松的重要原则。

2. 磷　一般饮食中含磷丰富。高磷摄入,会引起血磷偏高,抑制 $1,25-(OH)_2D_3$ 生成,最终使钙吸收下降。增加磷摄入可减少尿钙丢失,总而言之对钙平衡影响不大。一般认为钙磷比值在 $(1:2) \sim (2:1)$ 较合适。

3. 维生素　$1,25-(OH)_2D_3$ 可促进小肠钙吸收,减少肾钙磷排泄,有利于骨质钙化。维生素 A 和维生素 C 参与骨胶原和黏多糖的合成,后两者是骨基质的成分,对骨钙化有利。

4. 蛋白质　蛋白质是组成骨基质的原料,但摄入高蛋白膳食可增加尿钙排泄。一般情况下,高蛋白膳食常伴有大量的磷,后者可减少尿钙排出,故对钙平衡影响相互抵消,不会产生明显的尿钙。

【营养治疗目的】

营养治疗的目的是在合理能量和蛋白质供给的基础上,通过膳食补充钙、磷、维生素 D 及重视日照,预防和治疗骨质疏松症。

【营养治疗原则】

1. 充足的钙　膳食钙的供给量在接受雌激素治疗的绝经期妇女为 800 mg/d,无使用雌激素的妇女和老人应达到 1000~1200 mg/d。奶和奶制品含钙量多且吸收率也高,是优先选用的食物,对于伴高脂血症的患者可选用脱脂奶。可以连骨或壳吃的小鱼、小虾和坚果类,含钙也较多。必要时可补充适量钙剂,但总钙摄入量不超过 2 000 mg/d,这是钙的可耐受最高摄入量,过量摄入会增加患肾结石等的风险。

2. 适量的磷　膳食磷的适应供给量为 700 mg/d,合适的钙磷比例有利于钙的利用和减慢骨钙丢失。如磷摄入过多可能会加重骨质疏松。磷的可耐受最高摄入量是 3000 mg/d,值得注意的是食物中普遍含磷,而且一些食物在加工时会添加多种含磷的添加剂。

3. 充足的维生素　维生素 D 可促进钙的吸收和利用,推荐摄入量为 10 μg/d,适量多晒太阳可以增加体内维生素 D 的合成。维生素 A 促进骨骼发育,维生素 C 促进骨基质中胶原蛋白的合成,故应足量供给。

4. 适量的蛋白质　蛋白质既有好的一方面,即能促进钙的吸收和存储;也有不好的一方面,过量可促进钙的排泄。其中奶中的乳白蛋白、蛋类的白蛋白及骨中的骨白蛋白,均含有胶原蛋白和弹性蛋白,适合选用。

5. 科学烹调　食物中的钙可与某些谷类、蔬菜中的植酸或鞣酸形成不溶性钙盐,影响钙的吸收。科学烹调尤其重要,比如对植酸含量高的蔬菜,可在沸水中焯一下,溶解部分植酸,再烹调。

【食物选择】

(1) 牛奶及乳类制品、豆类及豆制品、芝麻、芝麻酱、绿叶蔬菜、海产品(如海藻、紫菜)中含有较多的钙质。如果对牛奶过敏,可选用低乳糖牛奶或酸奶;豆腐含脂量低,含钙量更适合老年人。水果、肉类中一般含钙量不高。鱼肉中含钙量不高,如果在烹饪时加醋处理可使钙质从骨中游离出来,同时,如果能够食用鱼骨可提高钙摄入量,如小鱼干、虾米等。

(2) 增加饮食中钙吸收,多摄入含维生素 D 丰富的食物,同时还要多晒太阳。

第四节　痛风患者的饮食要点

【营养相关因素】

高尿酸血症和痛风的发生实际上是嘌呤代谢的异常。嘌呤的生物合成主要是指核酸碱基成分的腺嘌呤和鸟嘌呤的生物合成。嘌呤核苷酸的合成主要有两条途径,一是"从头合成"途径,即由一些氨基酸和二氧化碳、四氢叶酸携带的甲酰基及次甲基一碳单位等在肝脏合成;二是"补救合成"途径,即利用体内游离嘌呤或嘌呤核苷,在脑、淋巴、骨髓中通过简单反应再次合成嘌呤核苷酸。然后嘌呤核苷酸在体内进行分解代谢,经脱氨基作用生成次黄嘌呤及黄嘌呤,在黄嘌呤氧化酶催化下,最终生成尿酸。

一个正常成年人在低嘌呤、低蛋白膳食条件下,每天产生 500 ~ 1000 mg 尿酸。尿酸的排出主要经过肾脏,血清尿酸经肾小球滤过,在近曲小管几乎完全吸收,再由远曲小管主动分泌一部分尿酸随尿排出体外,约占人体尿酸排出量的3/4。另外 1/4 经肠道排出,肠道内有很多含尿酸酶的细菌,可分解尿酸为氨和二氧化碳排出体外。

【营养治疗目的】

限制外源性高嘌呤食物,减少尿酸的来源,降低血清尿酸水平并增加尿酸的排出,防治痛风的急性发作,减少药物用量。

【营养治疗原则】

1. 限制总能量,保持适宜体重,避免和治疗超重或肥胖

总能量一般给予 0.08 ~ 0.10 MJ/(kg·d)[20 ~ 25 kcal/(kg·d)],与当前实际摄入的能量相比,如相距不大,可立即按指导量执行;如差距较大,可分阶段减少,每阶段减少 2.1 MJ(500 kcal),并与实际活动消耗保持平衡,使体重逐步达到适宜体重。切忌减得过快,否则易导致机体产生大量酮体,酮体与尿酸相互竞争排出,使血尿酸水平升高,促使痛风急性发作。

2. 多食用素食为主的碱性食物

尿液的 pH 值与尿酸盐的溶解度有关。大部分痛风患者尿液的 pH 值常较低,尿酸过饱和易出现肾结石。有些食物含有较多的钠、钾、钙、镁等元素,在体内氧化生成碱性离子,故称为碱性食物。属于此类的食物有各种蔬菜、水果、鲜果汁、马铃薯、甘薯、海藻、紫菜、海带等。增加碱性食物的摄入量,使尿液 pH 值升高,有利于尿酸盐的溶解,如西瓜与冬瓜不但属于碱性食物,且有利尿作用,对痛风治疗有利。

3. 合理的膳食结构

在总能量限制的前提下,蛋白质的占比为 10% ~ 15%,或每公斤理想体重给予 0.8 ~ 1.0 g。蛋白质不宜过多,因为合成嘌呤核苷酸需要氨基酸作为原料,高蛋白食物可过量提供氨基酸,使嘌呤合成增加,尿酸生成也多,高蛋白饮食可能诱发痛风。脂肪占比 <30%,其中饱和脂肪酸、单不饱和脂肪酸、多不饱和脂肪酸比例约为 1∶1∶1,全日脂肪包括食物中的脂肪及烹调油(50 g 以内)。碳

水化合物占比 55% ~ 65% ,充足的碳水化合物可防止产生酮体。注意补充维生素与微量元素。

4. 选择低嘌呤食物

一般人日常膳食摄入嘌呤为 600 ~ 1000 mg。在急性期,嘌呤摄入量应控制在 150 mg/d 以内,对于尽快终止急性痛风性关节炎发作,加强药物疗效均是有利的。在急性发作期,宜选用第一类含嘌呤少的食物,以牛奶及其制品、蛋类、蔬菜、水果、细粮为主。在缓解期,可适量选含嘌呤中等量的第二类食物,如肉类食用量每日不超过 120 g,尤其不要集中在一餐中进食过多。不论在急性期或缓解期,均应避免含嘌呤高的第三类食物,如动物内脏、沙丁鱼、凤尾鱼、小鱼干、牡蛎、蛤蜊、浓肉汁、浓鸡汤及鱼汤、火锅汤等。

5. 液体摄入量充足

液体摄入量充足能促使尿酸溶解,有利于尿酸排出,预防尿酸肾结石,延缓肾脏进行性损害。每日应饮水 2000 mL 以上,约 8 ~ 10 杯,伴肾结石者最好能达到 3000 mL,为了防止夜尿浓缩,夜间亦应补充水分。饮料以普通开水、淡茶水、矿泉水、鲜果汁、菜汁等为宜。

6. 禁酒

乙醇可抑制糖异生,尤其是空腹饮酒可使血乳酸和酮体浓度升高。乳酸和酮体可抑制肾小管分泌尿酸,使肾排泄尿酸降低。饮酒过多,产生大量乙酰辅酶 A,使脂肪酸合成增加,甘油三酯进一步升高。啤酒本身含大量嘌呤,可使血尿酸浓度增高。酗酒如与饥饿同时存在,常是痛风急性发作的诱因。

7. 建立良好的饮食习惯

暴饮暴食,或一餐中进食大量肉类常是痛风性关节炎急性发作的诱因,要定时定量,也可少食多餐。注意烹调方法,少用刺激性调味品,肉类煮后弃汤可减少嘌呤量。

【食物选择】

1. 宜用食物

痛风急性发作患者宜选用嘌呤含量少于 25 mg/100 g 的食物。

2. 忌(少)用食物

在缓解期可按个人情况限用嘌呤含量中等(25 ~ 150 mg/100 g)的食物;禁用嘌呤含量高于 150 mg/100 g 的食物。一般食物嘌呤含量为:内脏、鱼 > 干豆、坚果、肉 > 叶菜 > 谷类 > 淀粉类、水果。

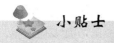 小贴士

常用食物的嘌呤含量

第一类　含嘌呤较少,每100 g含量<25 mg

（1）谷薯类：大米、米粉、小米、糯米、大麦、小麦、荞麦、面粉、通心粉、挂面、面条、面包、馒头、麦片、白薯、马铃薯、芋头等。

（2）蔬菜类：白菜、卷心菜、芥菜、芹菜、青菜叶、空心菜、芥蓝、茼蒿、韭菜、黄瓜、苦瓜、冬瓜、南瓜、丝瓜、西葫芦、菜花、茄子、豆芽、青椒、萝卜、胡萝卜、洋葱、番茄、莴苣、泡菜、咸菜、葱、姜、蒜头、荸荠、鲜蘑、四季豆、菠菜等。

（3）水果类：橙、橘、苹果、梨、桃、西瓜、哈密瓜、香蕉、果干、果酱等。

（4）乳蛋类：牛奶、奶粉、奶酪、酸奶、炼乳、鸡蛋、鸭蛋、皮蛋等。

（5）坚果及其他：猪血、猪皮、海参、海蜇皮、海藻、红枣、葡萄干、木耳、蜂蜜、瓜子、杏仁、栗子、莲子、花生、核桃仁、花生酱、枸杞子、茶、咖啡、苏打、巧克力、可可、油脂（在限量中使用）。

第二类　含嘌呤较高,每100 g含25～150 mg

米糠、麦麸、麦胚、粗粮、绿豆、红豆、花豆、豌豆、菜豆、豆腐干、豆腐、青豆、黑豆;猪肉、牛肉、小牛肉、羊肉、鸡肉、兔肉、鸭、鹅、鸽、火鸡、火腿、牛舌;鳝鱼、鳗鱼、鲤鱼、草鱼、鳕鱼、鲑鱼、黑鲳鱼、大比目鱼、鱼丸、虾、龙虾、乌贼、螃蟹、海带。

第三类　含嘌呤高的食物,每100g含150～1000 mg

猪肝、牛肝、牛肾、猪小肠、猪脑、白带鱼、白鲶鱼、沙丁鱼、凤尾鱼、鲢鱼、鲱鱼、鲭鱼、小鱼干、牡蛎、蛤蜊、浓肉汁、浓鸡汤及肉汤、火锅汤、酵母粉。

参考文献

［1］　蔡东联:《营养师必读》,人民军医出版社,2006 年。

［2］　马学毅:《现代糖尿病诊断治疗学》,人民军医出版社,2007 年。

［3］　American Diabetes Association. Nutrition Recommendations and Interventions for Diabetes. Diabetes Care,2008.

［4］　刘志民,石勇铨:《糖尿病饮食治疗学》,第二军医大学出版社,2009 年。

［5］　张爱珍:《医学营养学》,人民卫生出版社,2009 年。

［6］　焦广宇,蒋卓勤:《临床营养学》第三版,人民卫生出版社,2010 年。

［7］　蔡东联,糜漫天:《营养师必读》第三版,人民军医出版社,2014 年。

［8］　中华医学会妇产科学分会产科学组,中华医学会围产医学分会妊娠合并糖尿病协作组:《妊娠合并糖尿病诊治指南(2014)》,《中华妇产科杂志》,2014 年第 8 期。

［9］　中华医学会糖尿病学分会,中国医师协会营养医师专业委员会:《中国糖尿病医学营养治疗指南(2013)》,《中华糖尿病杂志》,2015 年第 2 期。

［10］　中国营养学会:《中国居民膳食指南(2016)》,人民卫生出版社,2016 年。

［11］　王卫平:《儿科学》,人民卫生出版社,2010 年。

第六章
内分泌科知识更新和检索

联合国教科文组织曾经做过一项研究,结论是:信息通信技术带来了人类知识更新速度的加速。18 世纪时,知识更新周期为 80~90 年,19 世纪到 20 世纪初,缩短为 30 年,20 世纪六七十年代,一般学科的知识更新周期为 5~10 年,而到了八九十年代,这个周期缩短为 5 年。进入新世纪后,许多学科的知识更新周期已缩短至 2~3 年。2001 年我从医科大学毕业进入医院工作以来,这 20 年间学习方式的变化已经不能用"迅速"这个词来形容,很多既有概念已经被颠覆。一不留神,连患者都会懂得比我们多。不断地进行知识更新已经成为每个立志学医者的重要任务和必经流程。终身学习是每个医学生必须养成的良好习惯和观念。

更新医疗技术和知识可以通过深造、学术交流、进修等方式进行。在苏北人民医院有很多举措推动员工进行知识更新,比如要求员工不断提高学历或学位水平,开展各种学术讲座、学术沙龙,鼓励进修、对外交流等。外部条件很重要,但自我的知识更新显然更为重要。书籍、网络都是获取知识的途径。随着科学技术的发展,途径会越来越多,越来越便利,你可以通过尝试筛选出最合适自己的方式。

第一节　内分泌医生常用案头书

"前人栽树,后人乘凉",阅读前辈的专著是非常重要的,因为这些书都具有系统性、实用性、科学性和新颖性(根据不同的时代而言)。相对于其他职业,医生比较难速成,就是因为这个职业不仅有传承的客观要求和不断积累经验的必要性,还有知识更新的压力。记得我们科的创始人施法兴主任曾经说过,如果今后有志于从事内分泌工作,就需要不断读书,不断学习,用别人喝咖啡的时间来写作。七十多岁高龄的施法兴主任每天还抽出时间看《新英格兰医学》期刊,已退休的内科邓惟德主任一直关注专业期刊和血液学最新研究进展,宗文九主任在为我们修改论文时引用了最新的《中医糖尿病辨证治疗指南》,满头白发的田成功教授在给我们讲课时对各国的最新临床治疗指南和医疗进展如数家珍。年轻医师实在没道理不努力、不继续学习。

下面列出了内分泌科医师的常用案头书,由于我们的水平有限,加上新书不断推出,这个书单并不全面。只是希望用这种方式抛砖引玉,促动对内分泌学科有兴趣的规范化培训医师能够进一步阅读相关的书籍。

一、入门篇

1.《内分泌及代谢疾病学住院医师手册》 雷闽湘,科学技术文献出版社,2009 年

由湖南湘雅医院内分泌代谢科一线专家编写而成。

2.《协和内科住院医师手册》 李剑,吴东,中国协和医科大学出版社,2008 年

由北京协和医院代谢内分泌科一线专家编写而成。

3.《实用重症医学》 高友山,人民军医出版社,2010 年

4.《内分泌科临床随身查》 杨涛,江苏科学技术出版社,2013 年

列出了大部分临床试验的具体步骤。

5.《内分泌代谢病临床用药及点评.2014 年版》 母义明,天津科技翻译出版有限公司,2015 年

以上这五本书都比较实用,为常备书,应经常翻阅学习。如果仔细阅读并掌握前两本的基本内容,就可以应对日常工作了。这几本书的共同特点是都非常重视住院医师培训和经验传授。

6.《探·泌:杨文英教授论文集》 杨文英,北京大学医学出版社,2011 年

通过本书可以体会一个医学大家是如何在学术研究中逐渐成长的,她的关注点是怎么变化和更替的。

7.《突破:胰岛素发现创造的医学奇迹》 〔美〕西娅·库珀,〔美〕亚瑟·恩斯伯格,上海人民出版社,谢琨译,2012 年

本书以小史的形式介绍了胰岛素的发现过程及如何用于临床和工业生产的过程,展现了重大科学研究过程中不为人知的一面和科学家们真实的人性。

8.《内科临床思维》 张希德,科学出版社,2000 年

本书可以帮助初学者培养进入临床学习内科的思维方式。内分泌科医生可不能只想着内分泌科的病,那可是要出大事的。

9.《内分泌那些事儿》(AME 科研时间系列医学图书) 田建卿等,中南大学出版社,2015 年

内分泌科医师的心头爱,拿起书就很难放下来。

10.《傻瓜统计学》(AME 科研时间系列医学图书)　胡志德,周支瑞,中南大学出版社,2015 年

这是两个在读博士的关于医学统计学应用的网络文章合集,是一本能够激发学习统计学兴趣的书,最近两人又出版了《聪明统计学》值得年轻医师好好阅读。

二、进阶篇

1. *Essential Endocrinology and Diabetes*(6th edition)　Richard IG Holt,Neil A Hanley. Wiley,2012

本书讲述了内分泌生理学的关键原理,是美国执业医师资格考试(USMLE)内容。

2. *Williams Textbook of Endocrinology*(12th edition)　Shlomo M,et al. Saunders,2001

3.《Joslin 糖尿病学》(第 14 版)　潘长玉主译,人民卫生出版社,2007 年

4.《内分泌学.上下册》(第 2 版)　廖二元,莫朝晖,人民卫生出版社,2007 年

5.《协和内分泌和代谢学》　史轶蘩,科学出版社,1999 年

6.《临床内分泌学》　陈家伦,上海科学技术出版社,2011 年
内容很全很权威,现在几乎是我们的案头书。

7.《内分泌内科学》(第 2 版)　宁光,周智广,人民卫生出版社,2014 年

8.《内分泌和代谢性疾病诊断流程与治疗策略》　刘超,狄福松,唐伟,科学出版社,2007 年

9.《内分泌与代谢性疾病症状鉴别诊断学》　刘超,科学出版社,2009 年

10.《内分泌疾病影像学诊断》　白人驹,张云亭,冯敢生,人民卫生出版社,2003 年

11.《基础与临床内分泌学》(第 7 版)　Francis S. Greenspan,David G. Gardner,人民卫生出版社,郭晓蕙等译,2009 年
在讲授内分泌疾病的同时,讲解了大量生理和病理生理的知识,便于理解。

12.《哈里森内分泌学》　J. Larry Jameson,人民卫生出版社,胡仁明等译,2010 年

13.《痰饮浅说》　宗文九,上海科学技术出版社,1985 年
宗文九曾任江苏苏北人民医院大内科主任、呼吸科主任。他最初学西医,后学中医,目前行医全开中药方。他在学习的过程中笔耕不辍,著有此书。本书为

内科疾病的中西医结合治疗找到了新的出路。

14.《实用医学信息资源检索与利用》 周毅华,南京大学出版社,2006 年

周毅华老师在扬州大学检索工作站工作,专攻医学信息检索,长期担任江苏苏北人民医院的医学检索课程讲师。本书结合医学,内容实用详细。

15.《网络信息资源检索与利用》 周毅华,南京大学出版社,2011 年

16.《SPSS 软件应用指导:常用医学生物统计》 李湘鸣,东南大学出版社,2000 年

本书简明直观,可作为初学 SPSS 者的参考用书。

17.《医学统计学》(第 2 版) 陆守曾,陈峰,中国统计出版社,2007 年

18.《爱上统计学》(第 2 版) 〔美〕尼尔·J·萨尔金德,重庆大学出版社,史玲玲译,2011 年

19.《统计与真理:怎样运用偶然性》 〔美〕C. R. 劳,科学出版社,2004 年

在上面的推荐图书中有很多统计学著作,这和内分泌临床工作有什么关系呢? 太有关系了,因为医学统计学渗透在临床研究设计和工作全过程中。随着大数据时代的到来,也许统计学扮演的角色在不断变化,但是,统计学的思维方式和设计思路在临床工作中的作用不会变。

第二节 内分泌科常用网络资源

随着技术的进步,互联网已经成为人们获取信息的重要渠道。医学专业大都开设了文献检索或医学信息检索等课程,正是为了适应信息时代的发展。获取医学信息资源的常见来源有:期刊资源、网络数据库、网络信息检索工具、专业网站、特种文献资源、引文信息资源、循证医学信息资源(EBM)、在线图谱、医学专业人才的微博和个人网站、微课、云课堂等。下面仅对编者们个人使用过的内分泌科常用网络资源进行介绍,分为医学期刊、常用相关网站、内分泌大 V 个人网站 3 个部分。

一、医学期刊

医学教科书和专著的平均半衰期为 7 年,医学期刊文献的半衰期为 5 年,临床医师平均每天需要阅读 19 篇专业文献才能跟上医学发展的速度,但实际情况是大多数临床医师很难做到。在校时知识主要从教科书和听课中获得,毕业后的知识积累则主要来自专业期刊、教科书和参考书。指导临床医师进行医疗决策的信息主要来源于专业书刊上的知识和个人的临床实践经验。在编写这本书

的过程中,我们也不断地通过各种专业期刊、专业网站和数据库、权威专家的微信微博更新补充新的知识点。

阅读文献时,临床医师主要面临以下两个问题:

(1)文献数量多,发展速度快。目前全世界有2万余种生物医学期刊,每年发表论文200万余篇,而且期刊和论文的数量以每年7%的速度递增。繁忙的临床医师要想在有限的时间内获取所需的知识变得十分困难。

(2)有相当数量的论文质量不高。有的对问题并没有完全说明或根本未说明,有的应用的方法有错误或不恰当,有的甚至给读者以误导,这些都需要临床医师在阅读时加以分析、判定与评价,离直接应用有一定的距离。

所以,我们需要广泛关注,重点阅读,掌握一定的方法和技巧,根据自己的需要、爱好、影响因子(IF)等多种因素筛选出几本合适的期刊,锁定后长期阅读。IF并不是评价期刊质量的唯一指标,且处于动态变化中,但JCR分区和高IF还是能说明一些问题。以下是内分泌科中影响力较高的期刊。

【中文期刊】

1.《国际内分泌代谢杂志》

主办单位:中华医学会,天津医科大学

收录情况:中文核心期刊,统计源期刊

国际刊号:ISSN 1673-4157

国内刊号:CN 12-1383/R

邮发代号:6-53

影响因子:IF 0.1018(2014)

原刊名《国外医学内分泌学分册》,综述较新,可看到一些最新研究进展,也有很多高质量的论文。

2.《中国糖尿病杂志》

主办单位:北京大学

收录情况:中文核心期刊,统计源期刊

国际刊号:ISSN 1006-6187

国内刊号:CN 11-5449/R

邮发代号:82-623

影响因子:IF 1.4567(2014)

偏重临床研究和临床问题应用基础方法解决。

3.《中华内分泌代谢杂志》

主办单位:中华医学会

收录情况:中文核心期刊,统计源期刊

国际刊号:ISSN 1000-6699

国内刊号:CN 31-1282/R

邮发代号:4-413

影响因子:IF 0.3171(2014)

偏重内分泌领域的基础研究和重大临床问题应用基础方法解决。

4.《中华内分泌外科杂志》

主办单位:中华医学会

收录情况:统计源期刊

国际刊号:ISSN 1674-6090

国内刊号:CN 11-5807/R

邮发代号:78-165

影响因子:IF 0.0891(2014)

着重于内分泌外科的新理论、新进展、新技术,指导临床实践,提高诊治水平。

5.《感染、炎症、修复》

主办单位:解放军总医院第一附属医院

收录情况:统计源期刊

国际刊号:ISSN 1672-8521

国内刊号:CN 11-5225/R

邮发代号:4-413

影响因子:IF 0.1398(2014)

内容涉及各有关学科疾病所致的全身/局限性感染、炎症反应与组织修复再生的发病机理、诊断技术和临床防治经验。

【英文期刊】

表 6-1　2019 年糖尿病和内分泌代谢学重要期刊

排名	英文期刊名	对应中文期刊名	2019 年 IF
1	*Nature Reviews Endocrinology*	自然评论:内分泌学	28.800
2	*Diabetes Care*	糖尿病医疗	16.019
3	*Endocrine Reviews*	内分泌评论	14.661
4	*Trends in Endocrinology and Metabolism*	内分泌和代谢趋势杂志	11.641
5	*Diabetes*	糖尿病	7.720

续表

排名	英文期刊名	对应中文期刊名	2019 年 IF
6	*Diabetologia*	糖尿病学	7.518
7	*Obesity Reviews*	肥胖评论	7.310
8	*Reviews in Endocrine & Metabolic Disorders*	内分泌代谢疾病评论	6.192
9	*Diabetes Obesity & Metabolism*	糖尿病、肥胖和代谢	5.900
10	*Journal of Clinical Mineral Research*	骨和矿物研究杂志	5.854
11	*Journal of Clinical Endocrionology & Metabolism*	临床内分泌代谢杂志	5.399
12	*European Journal of Endocrinology*	欧洲内分泌学杂志	5.308
13	*International Journal of Obesity*	国际肥胖杂志	4.419
14	*Endocrinology*	内分泌学	3.934
15	*Obesity*	肥胖	3.742
16	*Best Practice & Research Clinical Endocrinology & Metabolism*	临床内分泌代谢最佳实践与研究	3.701
17	*Molecular Endocrinology*	分子内分泌学	3.628
18	*Molecular and Cellular Endocrinology*	分子和细胞内分泌学	3.606
19	*Journal of Molecular Endocrinology*	分子内分泌学杂志	3.562
20	*Current Opinion in Endocrionology Diabetes and Obesity*	内分泌、糖尿病和肥胖症新观点	3.504

【期刊选择】

虽然有的医院用 IF 分值奖励作者,有的大学用 IF 分值作为硕博的毕业标准,但就我们获取信息和知识而言,它并不是评判期刊质量的唯一标准,也不能作为其承载的信息准确度的绝对保证,它只是部分说明了该期刊的影响力而已。

用统计学老师的话来说,知名期刊上发表的论文中仍有很多统计学问题,甚至有些错误是无可救药的。在学习的过程中,需要学会独立的判断和分析,持有勇于批判的精神,从而正确地传承和学习。

广泛涉猎和阅读,用 web of science 的被引频次降序检索方法可以很快找到高影响力的论文,但还是需要经过一个过程,就是确定 1~2 个精读期刊,长期认真阅读。所谓的精读,就是要在阅读的过程中体会这些论文是怎样研究设计的,到底有哪些精妙的地方打动了编辑和同行评审;都有哪些作者在写你所关心的领域的文章;写文章的作者的单位、科研机构;他们应用了哪些研究方法,和你所做的实验有无区别;用了哪些统计方法,是否正确。这个过程说起来容易,做起来难。如果真的想在学业上有所建树,想学有所成,想研究点什么,这个过程就必须要经历。

我们现在也在经历这个过程,在工作多年之后,终于有了脱产全面更新知识的机会,业余时间几乎都泡在图书馆里,广泛阅读和筛选,分析和比较,最终确定自己的兴趣点和研究领域。换句话说,生命和时间是如此的宝贵,要把它用在自己最感兴趣和最有价值的信息上。

当你跟上了精读期刊的节奏和步伐,并且熟悉了所属领域的最前沿或最热点的研究时,你就能将临床中的疑问整理成一个个的研究题目或是假说,并且开始学会应用这些结构化的方法和流程解决问题,这才是我们应用期刊等手段进行知识更新的本质目的。

二、常用相关网站

【公众搜索引擎】

百度和谷歌都是著名的公众搜索引擎。但是搜索相关信息的时候,由于信息量大而杂,还有广告优化因素,需要进一步甄别,不能拿来就用,只能起到了解基本概念、启发思路的作用。以下是常用的公众搜索引擎。

1. 百度　http://www.baidu.com/

2. 果谷　http://www.guog.org/

3. Google 学术搜索　http://scholar.google.com/

4. 谷粉搜搜　http://gfsoso.991b.net/

【中文搜索引擎和数据库】

这类搜索引擎适合医学生和医务人员使用,而且大多数是可以免费获得中文全文的。

1. 中国国家图书馆

http://www.nlc.gov.cn/

实名制注册,提供文津跨库搜索,每天开放一个免费数据库,可最多免费下载 10 篇文章。

2. 大医医学搜索

http://www.dayi100.com/

专门为医务人员提供服务的搜索网站,如果需要下载信息,必须先在购买了其网站的医院的内网上注册,才能在外网上使用。

3. 中国知网

http://www.cnki.net/

中国知网主要涵盖了我国自然科学、工程技术、人文和社会科学方面的知识信息资源,包括期刊、特种文献(学位论文、专利、会议论文)、年鉴等各类文献。特点是可以跨库搜索。

4. 维普资讯——维普期刊资源整合服务平台

http://lib.cqvip.com/

维普是收费的,多和高校、单位合作,从各高校图书馆入口进入后可查询下载原文。

5. 万方数据知识服务平台

http://www.wanfangdata.com.cn/

期刊更新较快,收录自 1980 年以来的国内出版的各类期刊,每周更新两次。一般下载文献都要付费。

6. 国家科技图书文献中心 国家科技数字图书馆

http://www.nstl.gov.cn/

这里包括理、工、农、医各学科领域的科技文献资源。提供的服务栏目主要有文献检索、期刊浏览、全文文献、引文检索、代查代借、参考咨询、自助中心等。

7. 中国生命科学知识服务平台

http://www.lifescience.com.cn/

收录生物学、农学、医学领域及相关学科专业的生命科学信息资源。

8. 中国医学生物信息网

http://cmbi.bjmu.edu.cn

提供很多生物医学杂志的链接。

9. 首席医学网

http://www.9med.net/

一个医学学术交流网站。栏目有医学期刊、医学会议、医学论坛、医学书店、中医药、医学资讯、医学文献、医学院校、医学知识、医学护理、医学教育等。医学期刊栏目主要对已收录的 300 余种医学专业期刊,按学科分类,提供"过刊浏览",不同期刊所提供过刊阅读的时间,从 2000 年开始至今,各不相同。浏览到的期刊论文的全文,有的以 HTML 格式提供,有的以 PDF 格式提供。

10. 医脉通指南

http://guide.medlive.cn/

专门收集各种临床指南,可以进行搜索和下载,截至 2015 年 10 月 1 日已经有临床指南 9869 份。同时也可以免费下载医学文献王、全医药学大词典等非常好用的软件。

【外文搜索引擎和数据库】

1. PubMed

http://www.ncbi.nlm.nih.gov/pubmed/

可能是初学者应用最多的搜索医学外文文献的工具,但是速度不快。

2. Med Site

http://www.medsite.de/

MedSite 是由美国 Medsite Publishing 公司于 1997 年 7 月建立的著名医学搜索引擎,共收录了 1 万多个医学及与健康相关的站点,收录范围主要以美国、加拿大为主。提供医学主题的分类目录浏览和站点检索的功能。

3. Web Health

http://webhealth.com/

WebHealth 是美国中西部地区健康科学图书馆合作开发的健康相关资源指南系统。该系统收录了全球范围的医学信息资源,提供按医学主题词浏览相关资源站点和按关键词检索相关资源站点的功能。

4. Health A to Z

http://www.healthatoz.info/

Health A to Z 是美国 Medical Network 公司于 1996 年建立的健康与医学专业搜索引擎。该引擎收录了全球范围的网上生物医学资源(以美国为主),资源类型有 Web、FTP、Gopher、讨论组和新闻组等,所有资源都经过医学专业人员人工分类和标注。

5. MedExplorer

http://www.medexplorer.com/

MedExplorer 是由加拿大人 Marlin Glaspey 在 1996 年 3 月建立的医学信息资源搜索引擎。该引擎主要收录了美国和加拿大的医学资源,有少量其他国家和地区的资源,收录不丰富。提供分类目录浏览和目录检索的功能。

6. Med Engine

http://www.themedengine.com/

MedEngine 是由美国 Goldberger & Associates 公司在网上建立的生物医学信息资源的专业搜索引擎。它提供分类目录浏览和网站检索的功能。收录范围是全球网站的医学信息资源,是网上生物医学资源搜索引擎的引擎或导航系统。

7. Medical Matrix

http://www.medmatrix.org

Medical Matrix 是由美国 Healthtel 公司基于 Web 建立的临床医学信息资源指南系统,是一个以医学主题词为基础的智能型检索引擎,主要提供临床医学资源分类目录浏览和医学主题词检索的功能,是临床工作者重要的网上资源导航系统。

8. Web of Science

http://login. webofknowledge. com/

这是由汤森路透公司开发的专业在线二次文献搜索和分析系统。由于收费昂贵,常常被称为"贵公司",大部分是由各大学或专业医学机构购买,并且仅限于固定 IP 地址的使用。主要工作原理是通过文献的引用和被引频次分析文章的重要性,IF 排名是汤森路透的强项。Endnote 也是他们开发的。

9. BioMedNet

http://www. bmn. com/

BioMedNet 由美国许多大学、政府机构、非盈利学术机构合作的 Internet Community for Biological and Medical Researches 支持。它向用户免费提供多个生物医学数据库,含 Evaluated Medline。

10. Cliniweb International

http://www. ohsu. edu/cliniweb/

Cliniweb International 版权属美国 Oregon Health Sciences University,是网上临床信息的索引及目次页,可用英、德、法、西、葡五种文字检索。它可直接连通 Medline 免费检索文献,也可输入自由词或医学主题词,检索相关网站的信息。

11. NIH

http://www. nih. gov/

NIH(National Institutes of Health),美国国立卫生研究院,是世界上一流的生物医学研究中心,其网上生物医学信息资源丰富多样。共有 6 个栏目:Health Information(卫生信息)、Grants and Funding(科研资助)、News & Events(新闻事件)、Research Training & Scientific Resources(研究训练与科学资源)、Institutes Centers & Offices(研究所、中心和办公室)、NIH 介绍等。

【循证医学信息网站】

1. The Cochrane Library 循证医学资源中心

http://www. cochranelibrary. com/

2. UpToDate 临床顾问

http://www. uptodatechina. com/

【在线图谱】

在线医学图谱品种多样,按学科内容分主要有医学形态学图谱、寄生虫学图谱、血液学图谱、外科手术图谱、皮肤病皮损图谱、眼底图谱、影像学检查图谱、全脑图谱等,而且大多提供免费浏览与检索功能。

1. the whole brain 全脑图谱

http://www. med. harvard. edu/AANLIB/home. html

2. HONmedia

http://www.hon.ch/HONmedia/

一个非常独特的医学图像搜索引擎。

三、内分泌科治疗指南和规范学习网站

中国的治疗指南和治疗规范往往首先发表在重要期刊或卫健委的官方网站上,所以关注这些网站也是很重要的学习方法。

【新闻类网站】

1. 中华医学会内分泌学分会

http://www.china-endo.org/

2. 丁香园内分泌频道

http://endo.dxy.cn/

3. 医脉通内分泌科

http://www.medlive.cn/branch/index.php? branch=5

4. 医脉通临床指南

http://guide.medlive.cn/

5. 医学论坛网内分泌区

http://endo.cmt.com.cn/

6. 好医生论坛内分泌科

http://bbs.haoyisheng.com/forum-258-1.html

7. 爱爱医论坛内分泌与代谢病专业讨论版

http://www.iiyi.com/med/forum-160-1.html

8. 丁香园论坛内分泌与代谢病讨论版

http://www.dxy.cn/bbs/board/92

9. 糖医网

http://www.itangyi.com/

10. 国际糖尿病

http://www.idiabetes.com.cn/

各种会议进展快递,同时有纸质版和电子版。

11. Endocrine Society 美国内分泌学会

http://www.endo-society.org/

12. European Society of Endocrinology 欧洲内分泌学会

http://www.ese-hormones.org/

13. Diabetes

http://www.diabetes.diabetesjournals.org/

14. Diabetes Education for Healthcare Professionals 美国国家糖尿病教育

http://www.ndei.org/index.aspx

15. American Diabetes Association(ADA)美国糖尿病协会

http://www.diabetes.org/

16. Euopean Association for the Study of Diabetes(EASD)欧洲糖尿病研究协会

http://www.easd.org/

17. Endocrine Society Journals and Publications

http://www.endojournals.org/

18. Society for Endocrinology 内分泌学会

http://www.endocrinology.org/new-era/

19. Society for Endocrinology Journals 内分泌学会杂志

http://www.endocrinology-journals.org/

20. The American Association of Clinical Endocrinologises(AACE)美国临床内分泌学家协会

https://www.aace.com/

21. International Diabetes Federation(IDF)国际糖尿病联盟

http://www.idf.org/

22. Joslin Diabetes Center(JDC)

http://www.joslin.harvard.edu/

23. NIH Endocrine & Metabolic Diseases A-Z 美国国立卫生研究所内分泌代谢专题(按病名检索)

http://www.niddk.nih.gov/health-information/health-topics/endocrine/Pages/default.aspx

24. MedlinePlus 糖尿病专题

http://www.nlm.nih.gov/medlineplus/diabetes.html

25. Mdlinx 内分泌学专题新闻

http://www.mdlinx.com/endocrinology/

26. 美国 FDA 糖尿病专题

http://www.fda.gov/ForPatients/Illness/Diabetes/default.htm

27. MedSci 内分泌科

http://www.medsci.cn/article/list.do? s_id=6

28. 美国 Mayo 医院官网

http://www.mayoclinic.org/

29. 美国霍普金斯医院官网

http://www.hopkinsmedicine.org/

30. Joslin 糖尿病研究中心

http://www.joslin.org/

31. steno 糖尿病研究中心

http://www.stenodiabetescenter.com/

32.《糖皮质激素类药物临床应用指导原则》

http://www.moh.gov.cn/mohyzs/s3585/201102/50752.shtml

【继续教育类网站】

1. 医爱网

http://www.yiaiwang.com.cn/? r=web/default/index

2. 果壳网

http://www.guokr.com/

其中的 MOOC 版块里有很多继续教育课程,医学生可以关注。

3. Ewant 育网开放教育平台

http://www.ewant.org/

台湾创办的教育平台,有很多很好的微课程,考试通过可发证。

4. 网易云课堂

http://study.163.com/

微课程很多,但医学类较少。

【医学界名人微博和官方微博】

1. 许樟荣教授

http://weibo.com/p/1005051927013245/home? from=page_100505&mod=TAB#place

2. 刘超教授

超人在线 http://drliuchao.blog.sohu.com/

3. 邹大进教授

http://weibo.com/u/2023983335? refer_flag=1001030101_&is_all=1

4. 廖新波主任

http://liaoxinbo.blog.sohu.com/

5. 顾锋教授

http://weibo.com/u/1141154105? topnav=1&wvr=6&topsug=1&is_all=1

6.《糖尿病之友》杂志官方微博

http://weibo.com/u/2178994292? topnav=1&wvr=6&topsug=1&is_all=1

7．丁香园内分泌频道官方微博

http：//weibo.com/u/2339204487？topnav = 1&wvr = 6&topsug = 1&is_all = 1

第三节　内分泌科的微信公众号

　　微信以令人难以置信的速度闯进了人们的生活，成了重要的社交工具。由于方便交流和传播，它的影响正在逐渐扩大。不少医学界的杂志、网站、医疗单位、医疗界名人都纷纷开设了自己的微信平台，我们应利用好这一新的获取知识的渠道。

　　医学生们可以关注一些内分泌专业的微信公众号。这些公众号的信息更新速度快，资讯新，但是需要进行信息的甄别。下面列举了一些我们平时关注的微信公众号。

内分泌时间　　　　　idiabetes　　　　　内分泌科频道

解螺旋　　　　医学界内分泌频道　　江苏省扬州市苏北人民医院

江苏省扬州市苏北人民医院图书馆　　中华医学会内分泌学分会　　中华医学会糖尿病学分会

国家图书馆 医脉通 MedSci

内分泌空间 爱唯医学网内分泌 丁香园-科研论文时间

中国医学论坛报 全科医学周刊 AME科研时间

清华长庚影像中心 医师科学家

附　录
内分泌学科的起源和发展

内分泌学科激素概念的建立和发展

按照 Robert K. G. Temple 的说法,公元前 200 年中国人就从尿和皂荚树中提取激素并用于制药。根据伊朗作者 Nabipour I 的研究,在中世纪的波斯,阿维森纳(Avicenna,980—1037)在公元 1025 年描述了糖尿病患者有异常食欲,性功能减退和尿液甘甜的症状。他提到白羽扇豆、葫芦巴和莪术种子混合后可以治疗糖尿病,并且非常精确地描述了尿崩症。后来 Johann Peter Frank(1745—1821)第一个区分糖尿病和尿崩症。Graves 病是以爱尔兰医生 Robert James Graves 的名字命名的,他在 1835 年首先报道了该病有甲状腺肿大和突眼的症状。

1849 年建立了内分泌学。德国哥廷根的柏尔陶德(A. A. Berthold)发表了一篇题为《睾丸的移植》的论文,通过精巢的移植,使阉割过的公鸡恢复原状,他得到的结论是睾丸是可移植的器官,不依赖局部的神经支配,由此可证明睾丸是内分泌腺体。他被称为内分泌创始人,这个时代也被认为是现代内分泌学的开端。

美国名医 Thomas Addison 是第一个完整描述一种内分泌疾病并把此疾病归因于内分泌腺体的人。1855 年,他报告了 Addison 病,被称为"内分泌之父"。

1856 年,法国著名医学家布朗—塞卡(C. E. Brown-Sequard,1817—1894)证实切除两侧肾上腺必定导致死亡。1859 年由 C. Bermard 创立了"内环境"及内分泌的概念。

1901 年,Takamine 和 Aldrich 将从肾上腺提取的一种纯净结晶物注射于兔,极微量即可见血压显著升高的效果,故命名为肾上腺素。虽然以后证明此物质不是来源于肾上腺皮质而是髓质,但却是腺体分泌物质提纯的开端。

1902 年英国两位生理学家伯利兹(W. M. Bayliss)和史达灵(E. H. Starling)将动物的十二指肠的内膜,加入酸性溶液,再注入另一只实验狗的静脉,狗的胰脏就分泌了大量胰液,定名为"胰泌素"(secretin)。他们发现不同器官之间,有互相调控的化学物质,这种物质以血液输送。1905 年 6 月 20 日,史达灵在英国皇家医学会的克鲁年讲座(Croonian Lecture)的演讲中首次提出"激素"(hormone)这一名词,音译则是"荷尔蒙"。他在演讲中提到:"生物体持续出现的生理需求,必然决定了这种物质的不断生成以及在全身的循环。"1921 年,格次茨大学药物学教授奥托(Otto Loewi)观察青蛙心脏的跳动,首次发现神经激素,并且发现了副交感神经的神经介质为乙酰胆碱。

1889 年,Josephvon Mering 和 Oskar Minkowski 就已观察到切除胰腺可导致糖尿病,但一直未有进展。直至 1921 年,弗雷德里克·格兰特·班廷(Fredrick Grant Banting)和查尔斯·赫伯特·贝斯特(Charles Herbert Best)重复了梅林和明科夫斯基的实验,然后,他们进一步证明,通过注射健康狗的胰岛提取物可以使患了糖尿病的狗恢复。班廷、贝斯特及他们的同事,特别是化学家科利普(Collip)在多伦多大学继续从事提纯牛胰岛素的工作。直到 1922 年,第一位糖尿病患者接受了胰岛素注射疗法。班廷也因此获得了 1923 年的诺贝尔生理学或医学奖。

20 世纪 60 年代,"肠促胰素效应"被发现,随后 GLP-1 和 GIP 均被分离鉴定,并发现 GLP-1 有保护 β 细胞,减少胰岛细胞凋亡,血糖依赖性降糖的作用,到现在应用于临床,更新了胰岛素是体内唯一一降糖激素的观念。

20 世纪 70 年代,H. W. Sutherland 提出激素作用的"第二信使"学说,为人们探索激素的胞内作用打开了大门。Roger Guillemin 和 Andrew V. Schally 在各自的实验室里发现了 TRH 和 GnRH。

20 世纪 80 年代以来,内分泌学家们从脑内发现了大量的神经多肽和神经递质,更进一步证实了脑也是一个复杂的内分泌器官。对脑的肽类激素和神经递质的研究,主要集中在生理、病生理及受体方面。揭示中枢肽类激素、神经肽的相互关系,多肽与神经递质的相互关系,多肽与内分泌调控的关系成了神经内分泌学的主要研究课题和现代内分泌学的研究热点。

最近,胃肠道和脂肪组织被认为是新一代内分泌器官。最新研究发现,脂肪组织不仅是能量储存器官,还是通过分泌各种激素及细胞因子参与能量代谢及肥胖相关疾病发生的内分泌器官。而胃肠道及肠道菌群微环境均和内分泌激素的合成、分泌有着密切的关系。

内分泌学科的发展

内分泌学是研究激素及其相关物质对生命活动进行调控的生物医学。随着现代医学的飞速发展,研究发现内分泌系统与神经系统、免疫系统的联系十分紧密,它们构成神经、内分泌、免疫网络,调控生物整体功能,以保持机体代谢稳定,脏器功能协调,促进生长发育、性成熟和生殖等生命过程。有关内分泌激素及其相关物质的研究已深入到分子生物学水平,随着新激素的不断发现,相关概念发生了很大变化,促进了内分泌学的迅速发展。

内分泌激素结构和功能的异常均可造成内分泌疾病,和其他系统疾病一样,其病因主要有遗传因素及环境因素。由遗传因素决定者,是指起因于基因突变的单基因病,如肽类激素基因突变、激素膜受体基因突变、激素核受体基因突变、合成激素所需酶基因突变等。如各种酶缺乏导致先天性肾上腺增生(CAH)的分型几乎完全依赖基因的检测。

很多环境因素也可引起内分泌疾病,如生态环境中碘缺乏导致的地方性甲状腺肿及甲状腺功能减低症,经济发达地区高热量饮食导致的肥胖症,还有感染也可引起多种内分泌疾病。此外,还有一些是遗传因素和环境因素共同作用引起的内分泌疾病,如糖尿病等。这类环境因素所致的内分泌疾病也常有遗传学背景,但非单基因,而是多基因(包括多态性)异常导致。由于内分泌功能与生长发育密切相关,其功能障碍常导致生长障碍、性分化和激素功能异常,严重影响智能和体格发育,若不早期诊治,易造成残疾甚至夭折。

随着激素测定技术快速发展和影像学检查的不断更新,一系列具有临床诊断价值的动态试验(兴奋或抑制)方法的建立和完善,极大地提高了内分泌疾病的临床诊断水平。

由于分子生物学在理论、方法学等方面的迅速发展,内分泌代谢病领域也随之迅猛发展。基因研究的蓬勃发展给内分泌病发病机理的研究与治疗带来了曙光,但是由于大部分内分泌病都不是单一基因突变造成的,牵涉基因众多,因此目前尚不能把基因治疗应用于临床。内分泌病的基因机理的研究前途光明,任重道远。

内分泌发展面临的主要任务和挑战包括多学科的交叉融合。目前发展趋势有交叉学科与转化医学新学科的产生;以病种为中心研究;遗传病因学研究;从基因及多基因病研究;发病机理研究中的新思路、新概念、新技术;生物模式和生物信息学的建立开发和广泛应用;内分泌代谢病的治疗策略进展;功能缺陷性疾病从激素替代向细胞、组织、器官替代转变;功能亢进性疾病从抑制激素生物合成到基因表达调控转变;sRNA、反义核酸在内分泌疾病的诊断应用;单克隆抗体和信号传递、抑制剂在内分泌代谢疾病临床的应用前景研究;等等。

当今内分泌学的研究热点

内分泌学的范围很大,各个分支进展很快,热点也比较分散。目前的热点之一是对一些非经典内分泌器官的再认识。由于免疫组织化学在内分泌学中的应用,人们在一些非经典内分泌器官的黏膜上皮间检测出多种内分泌细胞,它们的存在和作用的意义引起了研究者的关注。比如 GLP-1 就是肠黏膜分泌的。胃肠道、大脑、脂肪组织这些非经典内分泌组织都是研究内分泌激素的新热点战场。

已知激素的未知功能,激素药理作用的研究及激素受体的研究将继续深入发展。对若干激素的来源和作用,目前还不够了解,有待进一步研究。阐明靶细胞受体的各种激素间的关系,信号通路的调控的研究将会对很多疾病的发病机理和治疗靶点的探索有着重要的意义。

内分泌疾病与遗传学、内分泌与衰老也是研究热点。很多内分泌疾病的发病与遗传有关,弄清这些需要在遗传学方面做更多的研究工作。研究老年内分泌的改变,有助于了解一些老年性疾病的发病影响因素,从而延缓衰老。

内分泌代谢疾病的治疗中研究热点更多。就内分泌科发病率和发病人数最多的糖尿病和代谢综合征来说,内分泌腺的移植和人工分泌腺装置的应用的快速发展也许终将改变激素代替治疗的方式。胰腺移植、胰岛移植、干细胞移植等均在各地开展,但是需要更多的基础、临床试验确定疗效。现在的胰岛素泵还是开环式,闭环式泵虽然问题重重,但是 CGMS 的普及已经改变了部分脆性糖尿病患者的命运。GnRH 泵已经为很多促性腺激素分泌减少的患者带来了福音。目前,各国研究减重手术的很多,无论是临床研究还是基础研究都已经非常深入。

此外,内分泌新药研究更是如火如荼,特别是糖尿病新药开发速度惊人,现在有很多药物正在基础研究或者临床试验中。

总之,人体的每一个器官都与内分泌有关,免疫学和分子生物学将会对内分泌的发展起到举足轻重的作用,代表了内分泌学研究的主流方向。

后　记

更新本书是我们科所有临床医师的心愿,因为临床带教工作就是要教会学生切实可用的本领。随着规范化培训制度的建立健全,我们在以本书为蓝本进行带教时,发现很实用,颇受学生欢迎。这些带教经验和思路的理论化、系统化,让学生在规范化培训中更容易入门。2019 年,《内分泌科规范化培训手册》(第一版)被评为"苏北人民医院优秀教材"。时隔四年,如何在书中增加新的知识、增加哪些知识,同时淘汰过时的内容,让本书更接近临床工作,让学生能更好地跟上时代的发展,是我们一直在思考的问题,也是我们一直努力的方向。

我们都是临床医生,在繁忙的工作中来抽出时间总结、归纳、更新,工作量确实不小。我自己更是用 5 年时间完成了博士学业,终于可以坐下来重新审视第一版图书,觉得更新本书的工作不能再拖了。好在院领导们鼎力支持,医务处领导们暖心鼓励,让我们这些临床医生能够鼓起勇气,向自己的极限挑战。教学相长,我们团结在一起,在编著更新此书的过程中,自己也获得了成长。

也许第二版图书并没有预期的那么好,但它和第一版图书确实都是我们这些年来在全科临床工作和教学中的"结晶"。也许本书不能代表我们科的真实教学水平,但它标志着一个回顾和审视自己的新的开始。第二版和第一版相比,主要增加了出院记录部分内分泌科疑难病种的内容,希望能帮助准备或已经进入内分泌科轮转的规范化培训学生更好地理解本科室的重点难点疾病。授人以鱼不如授人以渔,更希望用一种全新的方式教会规培医师如何更有效地学习,如何利用众多的临床资源不断提高诊疗水平。

本书主要参考南京医科大学、东南大学医学院、扬州大学的教学实习大纲,《内科学》(第 7 版,人民卫生出版社)、《诊断学》(第 7 版,人民卫生出版社)、《内分泌学高级教程》(人民军医出版社)、《内分泌与代谢性疾病症状鉴别诊断学》(科学出版社)等编写而成。穿插其中的临床工作案例均为我院真实案例,但为了保护患者隐私,均隐去了患者信息。所用患者图片均获得了患者的授权。在此,对所有为医学事业发展甘愿提供自己病症和资料的患者表示感谢!

　　本书的编者几乎都是年轻的临床医师,其中吴蔚大夫以惊人的耐心和细心对全书的文字、更新部分和更新数据进行了逐一核对。江苏省中西医结合医院的刘超副院长,东部战区空军医院的内分泌科王爱萍主任,苏北人民医院的潘云龙副院长、朱妍副院长,医务处的柏斗胜、王正东主任等均对本书的再版给予了鼓励和指导。

　　成书之际,我们不由得想到苏北人民医院内分泌科的所有临床医师在这本书的更新写作期间都给予了实质性的支持。此外,还要感谢科教处主任们的悉心指导,感谢审计处等行政处室老师们的鼎力协助,感谢各位前辈的关心,感谢父母为我们做出的牺牲,感谢我们的孩子这么听话懂事,感谢编者伴侣的支持和理解,感谢为第一版提出宝贵修改意见的读者们,感谢出版社编辑老师的辛勤劳动。没有你们,本书不可能诞生。所以,再次感谢所有在本书写作中给予帮助的领导、同事和朋友们!

　　由于临床工作繁重,我们的水平和精力有限,编写过程中,很多新观点、新证据、新方法和新理论还在层出不穷地涌现。所以,本书注定会有很多缺点、瑕疵,甚至在以后看来是错误的地方。如果您在阅读中有任何疑问、意见和建议,欢迎和我们进行交流讨论。我们希望和您共同进步。

刘彦医生的联系方式:
电子邮箱 cathylsun@126.com
QQ 2262902966